Fundamentos de Nutrição para os Desportos

Segunda Edição

Fundamentos de Nutrição para os Desportos

Segunda Edição

FRED BROUNS PhD
Nutrition and Toxicology Research Institute, Maastricht University, Maastricht, Países Baixos

CERESTAR–CARGILL
Vilvoorde R&D Center, Vilvoorde, Bélgica

Traduzido por

Giuseppe Taranto
Médico Especializado em Medicina Desportiva.
Médico do Departamento de Futebol do Clube de Regatas do Flamengo

GUANABARA KOOGAN

NOTA DA EDITORA: A área da saúde é um campo em constante mudança. As normas de segurança padronizadas precisam ser obedecidas; contudo, à medida que as novas pesquisas ampliam nossos conhecimentos, tornam-se necessárias e adequadas modificações terapêuticas e medicamentosas. Os autores desta obra verificaram cuidadosamente os nomes genéricos e comerciais dos medicamentos mencionados, bem como conferiram os dados referentes à posologia, de modo que as informações fossem acuradas e de acordo com os padrões aceitos por ocasião da publicação. Todavia, os leitores devem prestar atenção às informações fornecidas pelos fabricantes, a fim de se certificarem de que as doses preconizadas ou as contra-indicações não sofreram modificações. Isso é importante, sobretudo em relação a substâncias novas ou prescritas com pouca freqüência. Os autores e a editora não podem ser responsabilizados pelo uso impróprio ou pela aplicação incorreta do produto apresentado nesta obra.

No interesse de difusão da cultura e do conhecimento, os autores e os editores envidaram o máximo esforço para localizar os detentores dos direitos autorais de qualquer material utilizado, dispondo-se a possíveis acertos posteriores caso, inadvertidamente, a identificação de algum deles tenha sido omitida.

Editoração Eletrônica: Nova Estrutura

EDITORA GUANABARA KOOGAN S.A.
Travessa do Ouvidor, 11
Rio de Janeiro, RJ — CEP 20040-040
Tel.: 21–3970-9480
Fax: 21–2221-3202
gbk@editoraguanabara.com.br
www.editoraguanabara.com.br

Conteúdo

Capítulo 1: Introdução, 1

Parte I: ASPECTOS NUTRICIONAIS DOS MACRONUTRIENTES NOS DESPORTOS, 5

Capítulo 2: Carboidratos, 7

Reservas de carboidratos, 7
- Glicogênio hepático, 7
  - Influência do exercício, 7
- Glicogênio muscular, 8
  - Influência do exercício, 8
- Evolução temporal da depleção de glicogênio, 10
  - Intensidade e duração do exercício, 10
  - Estado de treinamento, 11

Ingestão de carboidratos durante o exercício, 13
Ingestão de carboidratos em repouso, 17
Medidas práticas para a modulação do glicogênio, 19

Capítulo 3: Gordura, 21

Reservas de gorduras, 22
- Gordura intramuscular, 23
- Gordura como combustível para o músculo, 23
- Captação dos ácidos graxos pelo músculo, 23
- Oxidação dos ácidos graxos pelo músculo e possíveis limitações, 24

Estratégias para melhorar a oxidação dos ácidos graxos, 25
- Treinamento físico, 26
- Ingestão de triacilglicerol de cadeias médias (TCM), 26
- Gordura oral e infusões de gordura, 27
- Cafeína, 28
- L-Carnitina, 28
- Dieta rica em gordura, 29
- Ingestão de gordura, 32

Capítulo 4: Proteína, 34

Reservas de proteínas, 34
- Proteínas/aminoácidos plasmáticos, 34
  - Influência do exercício, 35
- Proteína muscular, 35
  - Influência do exercício, 35
- Proteína visceral, 36
  - Influência do exercício, 36

Ingestão de proteína, 37
Suplementação com proteína, 39

Parte II: ASPECTOS DA DESIDRATAÇÃO E DA REIDRATAÇÃO NOS DESPORTOS, 41

Capítulo 5: Líquidos e Eletrólitos, 43

Reservas de líquidos, 43
- Líquidos e eletrólitos intracelulares, 44
  - Influência do exercício, 44
- Líquidos e eletrólitos extracelulares, 45
  - Influência do exercício, 45
- Ingestão de líquidos e eletrólitos, 47

Soluções para reidratação, 47

Parte III: ASPECTOS NUTRICIONAIS DOS MICRONUTRIENTES NOS DESPORTOS, 55

Capítulo 6: Minerais, 57

Reservas minerais, 57
- Potássio, 57
  - Influência do exercício, 58
  - Ingestão de potássio, 58
- Magnésio, 58
  - Influência do exercício, 59

Ingestão de magnésio, 60
Cálcio, 60
Influência do exercício, 61
Ingestão de cálcio, 61
Fosfato, 62
Influência do exercício, 62
Ingestão de fosfato, 62
Ferro, 63
Influência do exercício, 63
Ingestão de ferro, 63
Zinco, 64
Influência do exercício, 64
Ingestão de zinco, 66
Reposição e suplementação de minerais, 66

Capítulo 7: Oligoelementos, 68
Estado dos oligoelementos, 68
Cobre, 68
Influência do exercício, 68
Ingestão de cobre, 69
Cromo, 69
Influência do exercício, 69
Ingestão de cromo, 70
Selênio, 70
Influência do exercício, 70
Ingestão de selênio, 71
Reposição/suplementação de oligoelementos, 71

Capítulo 8: Vitaminas, 72
Estado das vitaminas, 72
Vitaminas individuais e influência do exercício, 72
Vitamina B_1 (tiamina), 72
Vitamina B_2 (riboflavina), 72
Vitamina B_6 (piridoxina), 73
Vitamina B_{12} (cianocobalamina), 73
Niacina, 73
Ácido pantotênico (AP), 73
Folato, 74
Biotina, 74
Vitamina C (ácido ascórbico), 74
Vitamina E (alfa-tocoferol), 74
Vitaminas A, D e K, 75
Ingestão de vitaminas, 75
Restauração e suplementação de vitaminas, 75
Utilização de vitaminas e minerais pelos atletas, 77

Capítulo 9: Antioxidantes e Radicais Livres Induzidos pelo Exercício, 81
O que é um radical livre?, 82
Produção de radicais livres, 82
Sistemas enzimáticos, 83
Co-fatores antioxidantes, 83
Sistemas proteináceos não-enzimáticos, 84
Pequenas moléculas não-enzimáticas: antioxidantes, 84
Antioxidantes, 85
Radicais livres no desporto, 85

Parte IV: ERGOGÊNICA NUTRICIONAL E METABOLISMO, 87

Capítulo 10: Ergogênica Nutricional, 89
Ribose, 89
Creatina, 90
Efeitos sobre o desempenho, 91
Efeitos colaterais, 92
Lecitina e colina, 92
Aminoácidos individuais, 93
Arginina e ornitina, 94
Triptofano e aminoácidos de cadeia ramificada (AACR), 94
Glutamina, 96
Aspartatos, 96
L-Carnitina, 96
CoQ10 (ubiqüinona), 97
Inosina, 98
Pólen de abelha, 98
Sais de fosfato, 98
Bicarbonato de sódio, 99
Cafeína, 99
Como funciona a cafeína?, 100
Sistema nervoso central, 101
Efeitos ergonômicos e desempenhos de *endurance*, 102
Efeitos viciantes, 102
Eventos de alta velocidade, 103
Eventos de força e de potência, 103
Momento mais apropriado para a ingestão, 103
Efeitos sobre o balanço hídrico, 104
Níveis de detecção da cafeína, 104
Efeitos colaterais da cafeína, 104
Suplementos para os fisiculturistas, 105

Capítulo 11: Distúrbios Alimentares em Atletas, 107
- Preocupação com o peso baixo: bailarinos, 107
- Preocupação com o peso excessivo: lutadores, 108

Capítulo 12: Da Teoria à Prática, 110
- Nutrição antes do exercício, 110
  - Sobrecarga com glicogênio, 110
  - Qual a quantidade necessária de carboidrato?, 110
  - Refeições pré-competição, 111
  - Diretrizes nutricionais pré-competição, 111
- Nutrição durante o exercício, 112
  - Bebidas para os desportos, 112
  - Sugestões acerca das bananas, 114
- Nutrição após o exercício, 114
  - A quantidade de carboidrato ingerido, 114
  - O tipo de carboidrato, 114
  - Momento da ingestão de carboidrato, 115
  - Considerações práticas, 117
- Aprimoramentos no "treinamento nutricional", 117
- Fundamentos para a ingestão de líquidos durante os desportos, 118
  - Momento apropriado para a ingestão de líquidos, 118
  - O que é correto?, 118
- Qual é a composição ótima de uma bebida para o desporto?, 118
- O que significa osmolaridade?, 119
- Que composição da bebida resulta em uma disponibilidade rápida do líquido?, 119
- O que consumir quando a disponibilidade rápida de líquido não é importante?, 119
- Qual é a melhor temperatura da bebida?, 120
- As mulheres precisam beber mais que os homens?, 120
- Como beber durante uma competição de futebol?, 120

Capítulo 13: Um Esboço Resumido do Metabolismo, 121
- Glicogênio, 121
  - Metabolismo do glicogênio e da glicose, 121
- Tecido adiposo/triacilglicerol, 122
  - Metabolismo dos triacilgliceróis, 123
  - Metabolismo dos ácidos graxos, 123
- Proteína, 123
  - Metabolismo da proteína, 124
  - Oxidação dos aminoácidos, 124
  - Metabolismo energético, 124

Referências, 126

Índice Alfabético, 145

Prefácio

Este livro pretende fornecer uma visão global científica, porém facilmente compreensível, dos aspectos relacionados à nutrição e à atividade física, em especial das pessoas envolvidas em treinamento regular com o objetivo de melhorar o desempenho nos desportos intensivos.

O livro faz referência a inúmeras revisões críticas e publicações científicas, que apareceram em revistas científicas revisadas por profissionais qualificados. Por aí se vê que essas publicações sobreviveram às apreciações dos revisores e que as interpretações estão de acordo com o consenso científico existente.

Para conseguir um grau máximo de consenso científico, o primeiro rascunho do manuscrito foi enviado a inúmeros peritos no campo do exercício e das ciências da nutrição. A escolha desses peritos baseou-se em suas atuais atividades de pesquisa e em sua perícia, reconhecida internacionalmente, em diferentes campos da nutrição para os desportos. Suas revisões e críticas foram aceitas com gratidão e resultaram no texto final, publicado em 1993. Esse texto recebeu atenção internacional, resultando na publicação em alemão, francês, espanhol e japonês. A ampla utilização do livro como texto educacional nos cursos de graduação das ciências dos desportos, da educação física e de medicina desportiva deu origem a numerosas sugestões para melhorar ainda mais o conteúdo. O livro atual, revisado e atualizado, representa o resultado desse processo.

Fred Brouns

Agradecimentos

As valiosas contribuições dos seguintes peritos, que fizeram uma revisão crítica e analisaram a Primeira Edição, com o intuito de reconhecer o consenso científico no texto final, são reconhecidas com gratidão:

Prof. M. Williams	EUA	Prof. Dr. Peter Baumgartl	Áustria
Prof. W.H.M. Saris	Países Baixos	Prof. Michael Hamm	Alemanha
Prof. Abel Mariné-Font	Espanha	Dr. Klaus-Jürgen Moch	Alemanha
Prof. Dr. Clyde Williams	Inglaterra	Prof. Michel Rieu	França
Prof. Ron J. Maughan	Escócia	Dr. Charles-Yannick Guezennec	França
Prof. Sigmund B. Strömme	Noruega	Dra. Nancy J. Rehrer	Nova Zelândia

Introdução 1

Um dos aspectos nutricionais mais importantes relativos aos atletas, reconhecido desde as primeiras competições na antiga Grécia, é a maior necessidade de energia. Os atletas envolvidos em atividades físicas pesadas necessitam de mais alimento que as pessoas mais sedentárias e menos ativas. O dispêndio de energia de um homem/mulher adulto sedentário é de aproximadamente 1.800-2.800 kcal/dia. A atividade física representada por treinamento ou competição aumentará o dispêndio diário de energia em 500 a > 1.000 kcal/hora, dependendo da aptidão física, tipo e intensidade do desporto. Por essa razão, os atletas terão que adaptar sua ingesta energética aumentando o consumo de alimentos, de conformidade com o nível de dispêndio diário de energia, para atender as necessidades energéticas. Essa maior ingestão de alimento deve ser bem balanceada com relação aos macronutrientes (carboidratos, gorduras e proteínas) e aos micronutrientes (vitaminas, minerais e oligoelementos). Entretanto, isso nem sempre é fácil. Muitos eventos atléticos se caracterizam por intensidades do exercício extremamente altas. Como resultado, o dispêndio de energia durante um curto período de tempo pode ser extremamente alto. Por exemplo, uma corrida de maratona custa cerca de 2.500-3.000 kcal (137). Dependendo do tempo necessário para completar esse evento, poderá haver um dispêndio de energia de aproximadamente 750 kcal/hora em um atleta amador e de 1.500 kcal/hora no atleta que consegue completá-la em cerca de 2 a 2,5 horas. Uma prova de ciclismo profissional, como o "Tour de France", custa cerca de 6.500 kcal/dia, número este que aumentará para cerca de 9.000 kcal/dia ao pedalar através do desfiladeiro de uma montanha (165).

A tentativa de conseguir compensar esse dispêndio de energia tão alto ingerindo refeições sólidas normais criará um problema para qualquer atleta envolvido nessas competições, pois os processos de digestão e de absorção serão afetados durante a atividade física intensiva. Esses problemas não se restringem aos dias das competições. Durante os dias de treinamento intensivo, o dispêndio de energia também é alto (24). Nessas circunstâncias, os atletas tendem a ingerir um grande número de "refeições extras" representadas o mais das vezes por lanches ricos em energia que, no entanto, costumam ser pobres em proteínas e micronutrientes. Assim sendo, com freqüência, a dieta deixa de ser balanceada. Alimentos e bebidas facilmente digeríveis e absorvidos rapidamente podem solucionar esse problema (23,30). Durante a atividade desportiva de *endurance* o corpo utilizará também suas próprias reservas de energia (gordura armazenada como tecido adiposo e carboidrato armazenado como glicogênio no fígado e no músculo). Além disso, pequenas atividades de proteína (funcional) (no fígado, no trato gastrintestinal e no músculo) serão fracionadas em virtude dos estresses mecânicos e metabólicos. Essas perdas terão de ser compensadas pelo suprimento dos nutrientes necessários. Ao mesmo tempo, haverá a produção de calor que, em sua maior parte, será eliminado pela secreção e evaporação do suor. Como resultado, serão perdidos líquidos e eletrólitos.

As grandes perdas de suor podem representar um risco para a saúde por induzirem desidratação severa, circulação sangüínea e transferência de calor deterioradas, que darão origem à exaustão e ao colapso induzidos pelo calor (129, 143, 166, 167, 168). A reposição insuficiente de carboidratos pode resultar em hipoglicemia, fadiga central e exaustão (16, 39, 43, 44, 113, 136, 137, 173, 174, 189). A ingestão insuficiente de proteínas induz perda protéica especialmente por parte do músculo e, conseqüentemente, um equilíbrio nitrogenado negativo e um desempenho reduzido (106, 107, 125).

Essas observações mostram que as necessidades de nutrientes e de líquidos devem ser atendidas de conformidade com o nível de atividade física diária e de exercício. O tipo, a intensidade e a duração do exercício determinarão que medidas nutricionais e intervenções dietéticas devem ser ado-

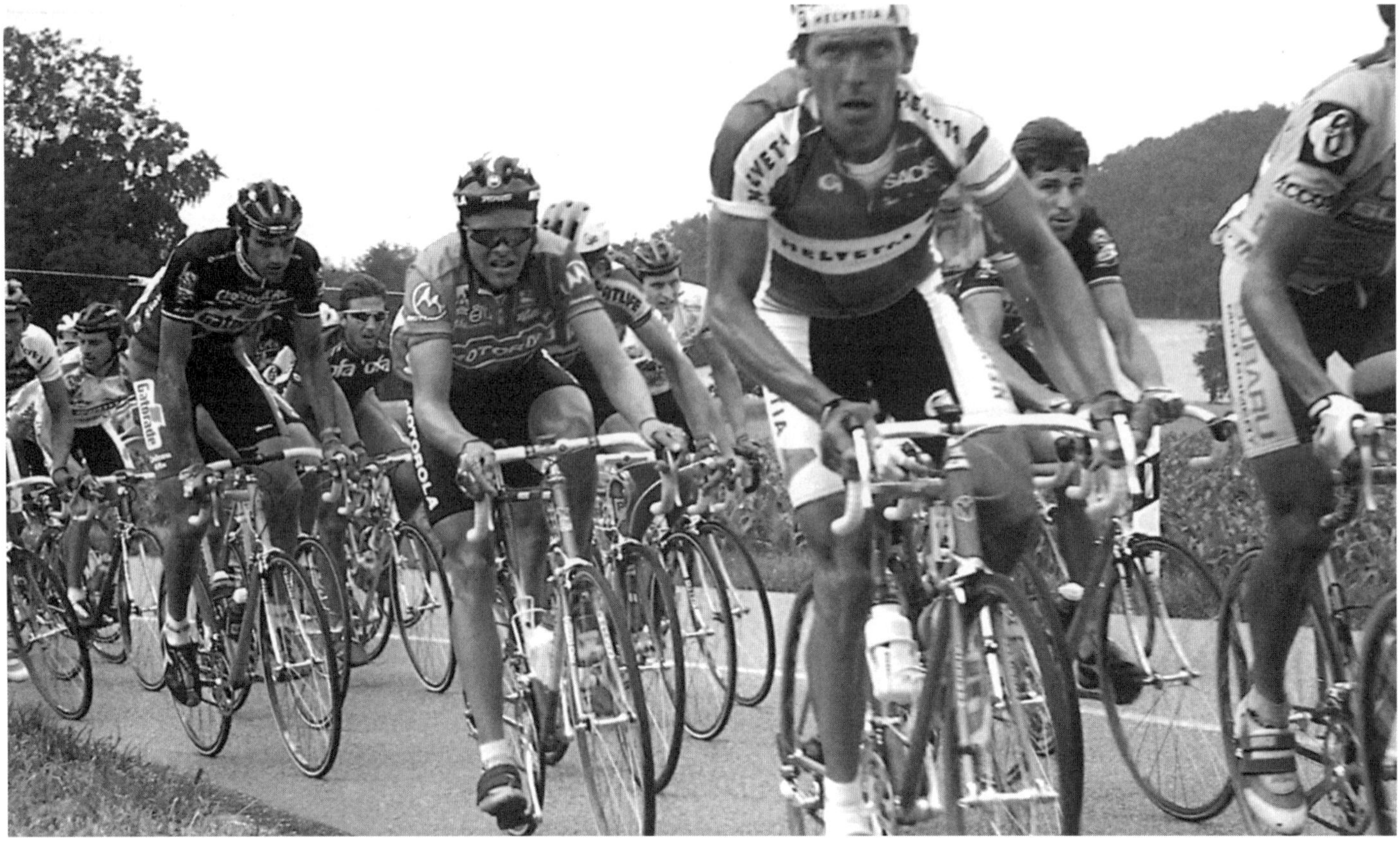

Fig. 1 No ciclismo profissional, o dispêndio de energia pode ultrapassar as 9.000 kcal (37ml) por dia ao competir nos Alpes.

tadas, particularmente nas fases de preparação, de competição e de recuperação.

Os problemas relacionados às maiores necessidades de alimentos e líquidos, assim como as medidas nutricionais capazes de solucioná-los, dizem respeito não apenas aos atletas de elite altamente treinados mas também aos desportistas menos treinados. Isso é particularmente verdadeiro quando estes últimos, para cargas de trabalho absolutas iguais,

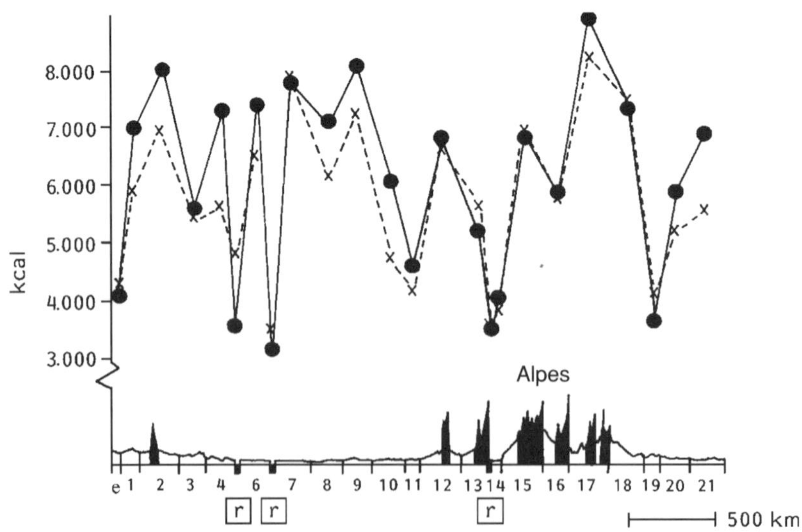

Fig. 2 Dispêndio energético diário (●—●) e ingesta energética (× — — ×) quando medidos em ciclista durante o Tour de France. Observar o dispêndio de energia extremamente alto assim como a capacidade de se estabelecer um paralelismo entre o equilíbrio energético e o uso de nutrição líquida além das refeições normais. e = estágio; r = dia de repouso. Reproduzido com permissão de W. Saris *et al.* (165)

estão propensos a mais estresse, transpiram mais profusamente, utilizam mais carboidratos como combustível para o trabalho muscular, utilizam/fracionam mais proteína e se recuperam mais lentamente após a realização desse trabalho. Os indivíduos altamente treinados trabalharão mais economicamente e gastarão menos energia para alcançar determinado rendimento de trabalho mecânico que as pessoas destreinadas. Assim sendo, todos os que tentam alcançar o melhor nível pessoal e se exercitam num nível mais alto de suas capacidades funcionais induzirão uma demanda metabólica máxima destinada a atender melhor as necessidades energéticas com a capacidade orgânica disponível. Isso é válido para um atleta olímpico mas também para um atleta de lazer que está se esforçando ao máximo para completar uma maratona. Os atletas bem treinados terão desenvolvido uma maior capacidade metabólica e, conseqüentemente, terão uma melhor capacidade de correr com maior velocidade e de se recuperar mais rapidamente. Entretanto, ao se exercitar com velocidade (capacidade) máxima, o atleta treinado sofrerá também uma depleção de energia, desidratação e exaustão num determinado momento. Portanto, do ponto de vista qualitativo, as diretrizes relativas ao treinamento e ao exercício, incluindo as medidas nutricionais, são as mesmas para os atletas profissionais e amadores. Os alimentos e as refeições a serem ingeridos imediatamente antes ou durante o exercício, ou durante uma pequena pausa entre os períodos com exercícios, devem ser adaptados às condições específicas de ingestão e de assimilação, que dependem da natureza e das circunstâncias do desporto praticado. Por exemplo, as demandas nutricionais são totalmente diferentes para os atletas que competem em eventos de ciclismo, de corrida ou de natação.

Alguns grupos de atletas competem em eventos desportivos em que é necessário um peso corporal baixo para ter um bom desempenho ou para poder competir em determinada categoria ponderal. Por um lado, esses atletas estão treinando freqüente e intensivamente e despendem muita energia; no entanto, por outro lado, deverão tomar cuidado com a ingestão de alimentos ricos em energia, pois precisam manter um baixo peso corporal. As baixas ingestas energéticas podem, nessas situações, resultar em fornecimento marginal de nutrientes essenciais, tais como proteína, ferro, cálcio, zinco, magnésio e vitaminas. A necessidade de uma ingestão relativamente alta de carboidratos, para contrabalançar aquelas usadas no trabalho muscular, também pode ficar comprometida. Esse aspecto deve receber atenção especial, pois muitos desses atletas são jovens e ainda estão em um período de crescimento e de desenvolvimento (163).

Dependendo do tipo de desporto e de treinamento, é possível classificar os atletas que correm risco de uma ingestão marginal de nutrientes. Esses atletas e aqueles que combinam um treinamento pesado com programas de redução ponderal devem ser aconselhados mais intensamente, para serem beneficiados pelas medidas nutricionais destinadas a otimizar a dieta (Quadro 1). A possibilidade de serem adotadas medidas nutricionais seguras depende da disponibilidade de diretrizes padronizadas e bem documentadas e de regulamentos legais apropriados para essa categoria de produtos. As pessoas concentradas em aptidão e saúde devem ser informadas por profissionais de saúde/desporto acerca do papel da dieta em seu desporto (180).

Especialmente nos eventos de *endurance* os atletas devem ser capazes de fazer uma escolha apropriada entre os vários produtos alimentares disponíveis, incluindo aqueles produzidos e comercializados para eles. A educação nutricional dos atletas e de seus técnicos chama atenção a esse respeito. Vários estudos mostraram que seu conhecimento nutricional é marginal, não obstante o fato de o reconhecimento acerca da importância da nutrição estar crescendo e de os

Quadro 1 Desportos de alto risco para nutrição marginal

Critérios	Disciplina desportiva
Peso baixo — ingesta energética cronicamente baixa para conseguir uma gordura corporal baixa	Ginástica, jóqueis, balé, dança, ginástica rítmica, dança no gelo, aeróbica
Peso para a competição — esquemas com perda drástica de peso para enquadrar-se na categoria ponderal desejada	Desportos com classes ponderais (p. ex., judô, boxe, lutas, remo, saltos com esqui)
Gordura baixa — perda drástica de peso para conseguir a gordura corporal mais baixa possível	Fisiculturismo
Atletas vegetarianos	Especialmente nos eventos de *endurance*

artigos sobre nutrição serem publicados regularmente nas revistas de atletismo (46, 149, 198). Existem regulamentos legais para os alimentos que atendem as necessidades especiais em circunstâncias especiais como, por exemplo, produtos alimentares dietéticos para as pessoas enfermas ou outros indivíduos com condições fisiológicas especiais. Entretanto, ainda não dispomos de um regulamento desse tipo para os alimentos e os suplementos utilizados nos desportos. O objetivo da regulamentação dos produtos alimentares consiste em estabelecer condições cientificamente aceitáveis que permitam garantir que esses produtos são de um padrão de qualidade aceitável. Além disso, as reivindicações (benefícios) feitas a favor do produto devem possuir uma base científica que, em geral, seja aceita como válida. Isso deve aplicar-se também aos produtos alimentares que são rotulados como alimentos para o desporto. Um problema geral a esse respeito é que as ingestas dietéticas atualmente recomendadas, que são diferenciadas para idade, sexo e nível de atividade diária, podem não ser apropriadas para o atleta em relação a inúmeros nutrientes. Este livro tem como meta descrever sistematicamente os aspectos nutricionais dos desportos. Os capítulos apresentados podem formar uma base prática para todos aqueles que desejam estar informados acerca dos fundamentos da nutrição para os desportos. Recentemente, foram publicadas importantes revisões científicas relativas a esses tópicos. Uma revisão completa foi a conseqüência de uma reunião de consenso científico internacional sobre nutrição e desporto, realizada na sede do COI (março de 1991, Lausanne, Suíça, cujas atas foram publicadas em um número especial do *Journal of Sport Sciences*, Volume 9, versão de 1991). O progresso no conhecimento, baseado em pesquisa confiável realizada durante os últimos 10 anos, foi tremendo. As referências são fornecidas no final do livro e proporcionam ao leitor mais detalhes acerca dos tópicos descritos.

Pontos-chave

- Em atletas, uma ingesta adequada de nutrientes é essencial para a manutenção de um estado nutricional apropriado, um desempenho e uma recuperação ótimos assim como a redução dos riscos de saúde associados com o exercício regular altamente intensivo.
- Uma renovação (*turnover*) energética muito alta, por exemplo, aquela que ocorre durante os eventos de *endurance* intensivos, requer uma ingesta suficiente de energia e de nutrientes para se poder manter o equilíbrio energético, nitrogenado e hídrico.
- A grande massa gastrintestinal associada com uma dieta rica em carboidratos, quando é consumido um alimento normal, faz com que muitos atletas de *endurance* modifiquem seus hábitos alimentares de três refeições principais para refeições menores e mais freqüentes, e venham a ingerir 30-50% da energia diária na forma de refeições/lanches complementares. Estes costumam ser ricos em energia mas pobres em fibras dietéticas, proteínas e micronutrientes. Essa conduta pode resultar em redução na qualidade da dieta em termos de densidade de nutrientes.
- A educação nutricional de atletas e técnicos é importante. No entanto, apesar de muitas publicações orientadas para a nutrição terem aparecido em revistas de atletismo, a evidência mostra que o conhecimento nutricional entre os atletas e outros profissionais importantes para suas carreiras terá de ser aprimorado (ver também Partes I e III).
- Os atletas que ingerem crônica ou repetidamente dietas pobres em energia, tais como ginastas, bailarinos(as), atletas que competem nas classes com baixos pesos corporais, fisiculturistas e mulheres corredoras de longa distância, correm um risco potencial de virem a desenvolver distúrbios nutricionais e um estado nutricional precário. Esses atletas poderão aprimorar sua ingestão de nutrientes e seu estado nutricional escolhendo alimentos, produtos alimentares e suplementos alimentares que tenham uma melhor densidade em termos de nutrientes específicos. A esse respeito, é essencial o aconselhamento nutricional apropriado tanto do atleta quanto dos seus técnicos/progenitores.

Aspectos Nutricionais dos Macronutrientes nos Desportos I

Carboidratos 2

O carboidrato é o combustível mais importante para o trabalho muscular de alta intensidade. Para demonstrar a importância dos carboidratos para o desempenho e a recuperação, este capítulo descreve sucintamente de que maneira eles fazem parte da reserva energética em nosso corpo e como seu metabolismo é influenciado pelo exercício (ver também Cap. 13).

RESERVAS DE CARBOIDRATOS

O carboidrato é armazenado no corpo na forma de longas cadeias de unidades de glicose, denominadas glicogênio, no fígado e nos músculos. Esta forma de armazenamento é, em princípio, comparável àquela do amido presente nas batatas, nas bananas e em outros alimentos de origem vegetal.

GLICOGÊNIO HEPÁTICO

A quantidade de glicogênio armazenado no fígado é de aproximadamente 100 g. Essa quantidade sofre mudanças periódicas, dependendo da quantidade de glicogênio que é fracionada para o suprimento de glicose sangüínea nos períodos de jejum e da quantidade de glicose que é fornecida ao fígado após a ingestão de alimento. Assim sendo, as reservas hepáticas de glicogênio aumentam após as refeições, mas diminuem nos períodos intermediários, especialmente durante a noite, quando o fígado lança constantemente glicose na corrente sangüínea para manter um nível sangüíneo normal de glicose (89-91, 135, 158). Um nível sangüíneo constante de glicose, dentro de uma estreita variação fisiológica, é importante, pois a glicose sangüínea é a fonte energética primária para o sistema nervoso.

Influência do Exercício

Durante o exercício físico, inúmeros estímulos metabólicos e hormonais induzirão uma maior captação de glicose sangüínea pelos músculos ativos a fim de funcionar como combustível para as contrações musculares. Para evitar que o nível sangüíneo de glicose caia até abaixo do valor fisiológico normal, o fígado será estimulado ao mesmo tempo para fornecer glicose à corrente sangüínea. Esse suprimento deriva principalmente do reservatório de glicogênio hepático e, em menor grau, do processo de gliconeogênese (síntese de glicose *de novo*) por parte das células hepáticas a partir de precursores tipo aminoácidos (1, 90, 135, 158). Assim sendo, a disponibilidade de uma quantidade apropriada de glicogênio no fígado é um fator chave para a manutenção de um nível sangüíneo normal de glicose durante o exercício prolongado. Logo que a reserva de glicogênio hepático é esvaziada e que o exercício passa a ser executado sem ingestão alimentar concomitante, o fígado pode evidenciar uma depleção de glicogênio. Levando-se em conta que a utilização e a captação de glicose sangüínea durante o exercício pelos músculos ativos continuam sendo altas, a glicose sangüínea pode cair então para níveis hipoglicêmicos. A captação de glicose pelos músculos a partir do sangue cairá para níveis marginais e os músculos ativos passarão a depender então totalmente do suprimento local de carboidratos provenientes do glicogênio muscular restante. Dependendo da velocidade com que se instala a hipoglicemia, isso pode ou não afetar a capacidade de desempenho. A fadiga central assim como local poderá ocorrer então. Esse fenômeno foi bem descrito tanto na prática dos desportos quanto em estudos científicos (39, 44, 63, 65, 91, 173, 174).

Uma condição de hipoglicemia durante o exercício induzirá gradualmente a utilização máxima de combustíveis alternativos, tais como gordura e proteína e, portanto, estimulará a mobilização de gorduras, o fracionamento de proteínas e o uso de ácidos graxos e de aminoácidos. A melhor maneira de se evitarem as conseqüências de uma escassez de carboidratos durante o exercício consiste em manter um suprimento apropriado de carboidratos para o sangue através da ingestão oral.

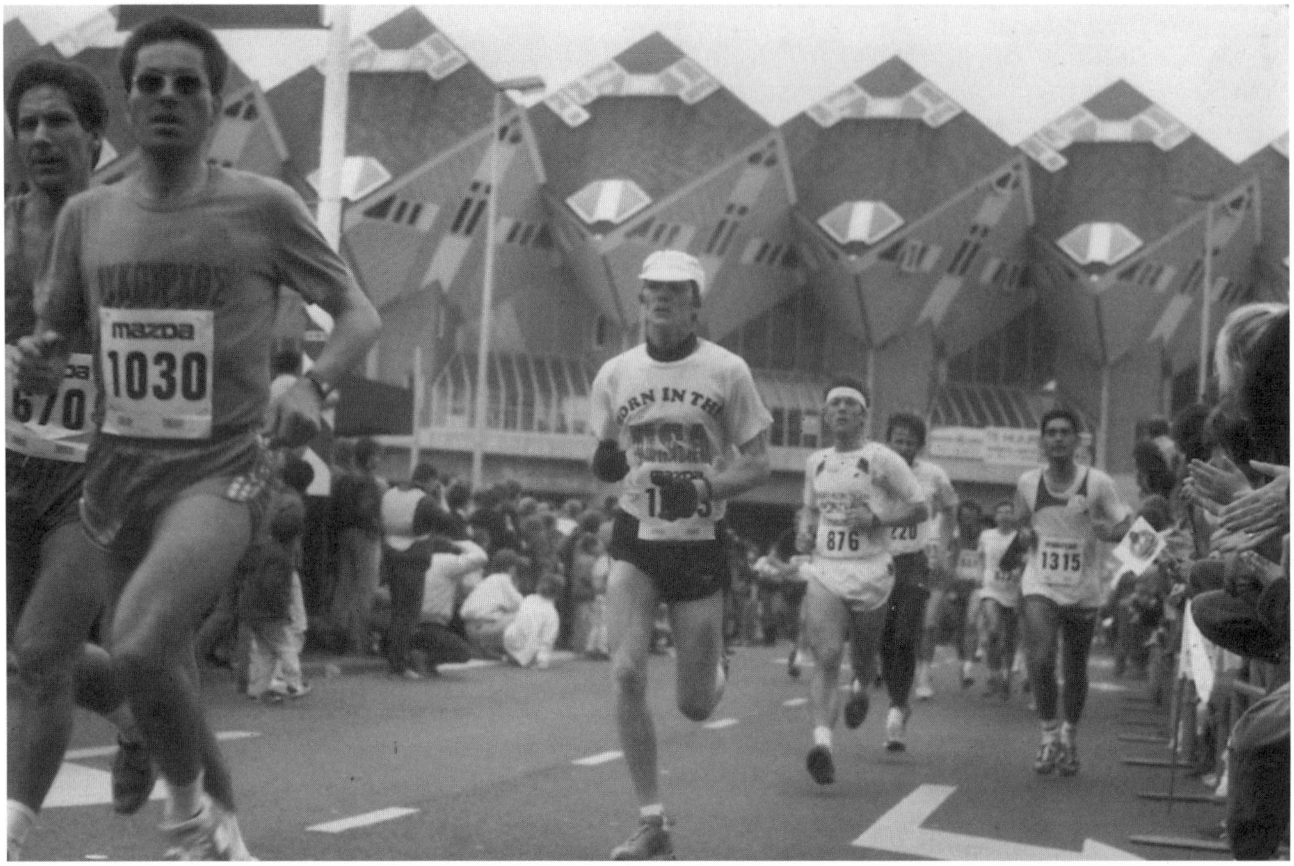

Fig. 3 Corredores amadores realizando competições de longa distância e tentando estabelecer um melhor desempenho em um desporto de elite.

GLICOGÊNIO MUSCULAR

A quantidade de glicogênio que é armazenada em todos os músculos do corpo chega a aproximadamente 300 g nas pessoas sedentárias e pode aumentar para > 500 g nos indivíduos treinados por uma combinação de exercício e do consumo de uma dieta rica em carboidratos (16, 90, 174). Assim sendo, os carboidratos intramusculares totais armazenados podem variar em equivalente energético de 1.200 a 2.000 kcal.

Influência do Exercício

O ritmo com que o glicogênio muscular é mobilizado para a produção da energia necessária para a contração muscular depende do estado de treinamento do atleta assim como da duração e da intensidade do exercício.

A pesquisa mostrou que um reservatório muito pequeno de fosfatos ricos em energia (trifosfato de adenosina e fosfato de creatina), que se torna disponível imediatamente para as contrações musculares em qualquer momento no qual ocorre um aumento súbito na necessidade de energia, pode fornecer energia por um período de até 10-15 segundos de atividade máxima. Para quaisquer eventos de maior duração, as demandas energéticas para o trabalho muscular terão de ser atendidas pela mobilização e subseqüente metabolismo de substratos provenientes dos reservatórios de carboidratos e de gorduras existentes nos tecidos muscular, hepático e adiposo (15, 16, 19, 90, 136, 137, 173). A utilização de qualquer um desses reservatórios nunca será exclusiva. Assim sendo, em qualquer momento o músculo utilizará uma mistura de carboidrato, gordura e (num grau muito menor) proteína/aminoácidos para a produção de energia.

Entretanto, dependendo da duração e da intensidade do exercício, um dos combustíveis pode vir a ser o principal fornecedor de energia. Por exemplo, em repouso praticamente toda a energia necessária para o metabolismo basal deriva das gorduras, com exceção do sistema nervoso central e das hemácias, que dependem principalmente da glicose sangüínea. Em tal situação, a possível relação do suprimento energético pode ser na ordem de 90% a partir das gorduras e de aproximadamente 10% a partir dos carboidratos. Em uma situação com atividade física aumentada, isto é, trabalho físico leve, ou com uma atividade desportiva moderadamente intensiva, o corpo utilizará mecanismos de controle metabólicos, hormonais e neurais para mobilizar a glicose a partir dos reservatórios de glicogênio que funcionarão como um fornecedor rápido de energia (133). Sincronicamente, será estimulada a mobilização de ácidos graxos. Após cerca de 20-30 min, será alcançado um novo estado estável metabólico no qual a relação do suprimento de energia de gordura para carboidrato poderá ser de aproximadamente 50%:50%. Assim sendo, ocorre um desvio gradual da utilização de fontes ricas em gordura/pobres em carboidratos em repouso para uma utilização exacerbada de carboidratos durante a atividade física.

Com intensidades de trabalho ainda mais altas o corpo começará a usar mais e mais carboidratos como combustível. Conseqüentemente, durante a atividade desportiva extenuante, como as corridas de meia distância, a patinação de velocidade de 1.000 m e outros eventos que duram por 1-3 min, o carboidrato passa a ser o combustível mais importante (13, 39, 44, 79, 174). Nesse caso, a relação de gordura para carboidrato pode ser de 10%:90%. A razão desse desvio para o uso dominante de carboidrato é que a quantidade máxima de energia que pode ser produzida a partir do carboidrato, por unidade de tempo, é mais alta que aquela que poderia ser obtida a partir da gordura. Além disso, a quantidade de oxigênio necessária para a produção de energia a partir do carboidrato é cerca de 10% menor que aquela da gordura (119). Além dessas vantagens energéticas, também desempenha algum papel o processo de mobilização do substrato, do transporte desse substrato para as células musculares e a captação dele por elas. Esse processo é relativamente rápido no caso do carboidrato e lento com a gordura. Portanto, constata-se que o músculo executa um desvio para a fonte de energia mais econômica e mais rapidamente disponível nos períodos com aumentos súbitos nas demandas energéticas. Essa regulação magistralmente afinada da escolha do substrato rico em energia permite aos atletas trabalharem com uma intensidade mais alta quando recorrem aos carboidratos como a principal fonte de energia.

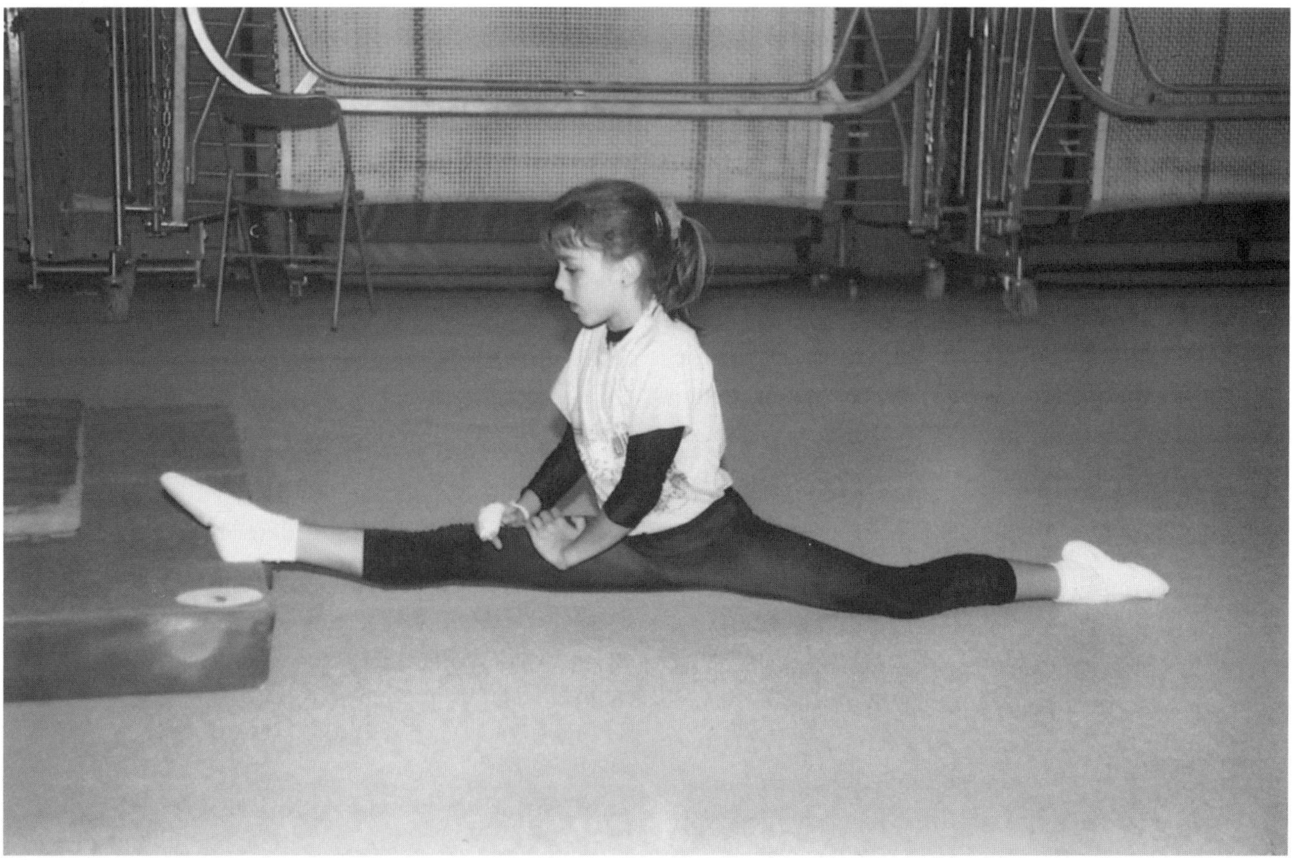

Fig. 4 Os indivíduos engajados em um desporto e que adotam dietas com baixo valor energético estão propensos a uma ingestão marginal ou insuficiente de nutrientes essenciais.

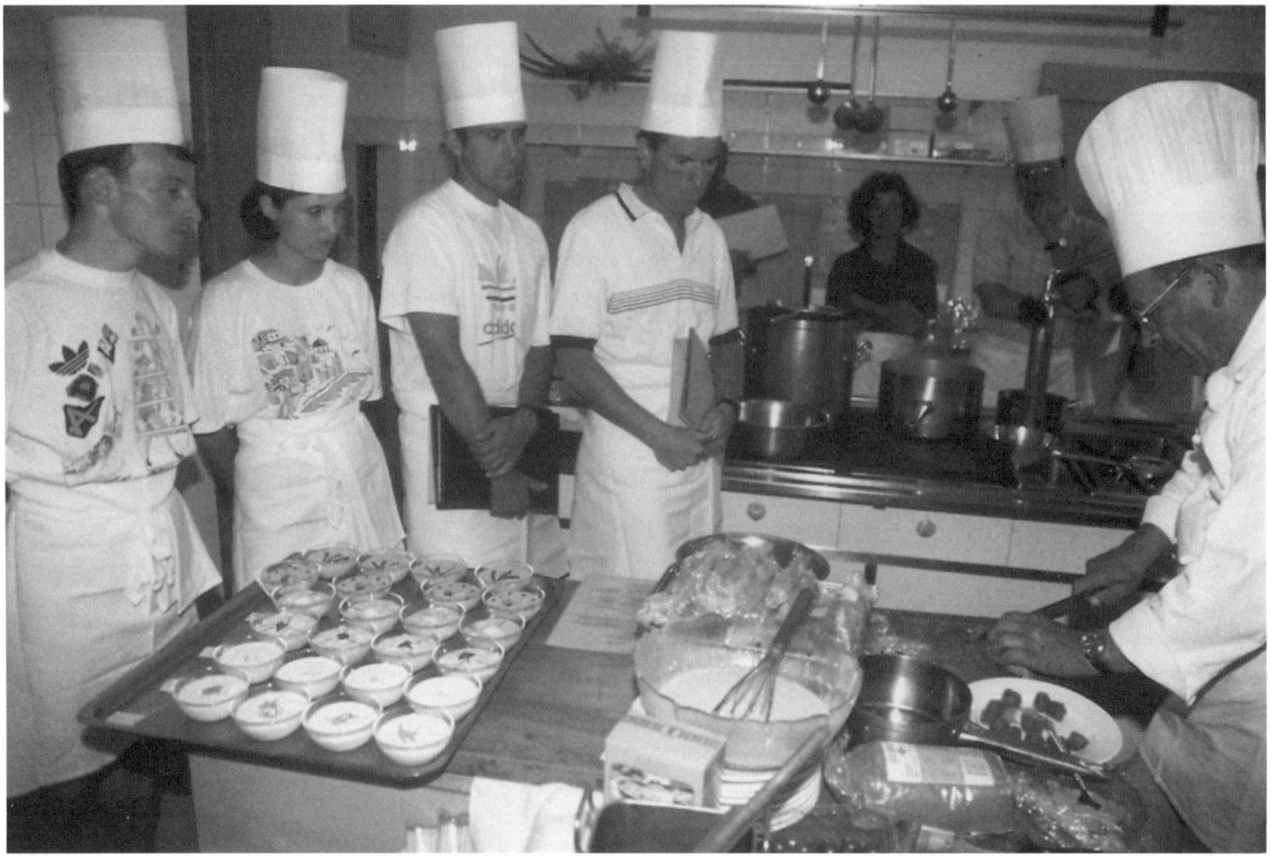

Fig. 5 Técnicos nacionais suíços aprendem sobre alimentos e seu preparo em cursos especiais sobre nutrição e desporto de elite.

Em verdade, várias linhas de evidência mostram que o trabalho muscular intenso e duradouro não pode ser realizado sem a disponibilidade apropriada de carboidrato. Logo que determinados músculos específicos ou fibras musculares sofrem uma depleção de glicogênio, serão prejudicados em sua capacidade de executar contrações repetidas de alta intensidade (16, 39, 90, 113). A pesquisa mostra que a depleção de glicogênio, induzida pelo exercício ou por uma combinação de exercício e baixa ingestão de carboidratos, acarreta uma redução na capacidade de trabalho de aproximadamente 50% da capacidade laborativa máxima normal (39, 113, 137). Como alternativa, quando as reservas de carboidratos nos músculos e no fígado aumentam em virtude da manipulação dietética, os atletas tornam-se capazes de se exercitar por mais tempo e com uma intensidade mais alta. Esses exemplos mostram que a disponibilidade de carboidratos e o tamanho das reservas de glicogênio são fatores importantes e limitantes para o desempenho de *endurance*.

Ainda mais, o carboidrato é também a fonte energética primária para o sistema nervoso central e para as hemácias. O carboidrato é necessário também para o fornecimento de piruvato ao ciclo do ácido cítrico (ciclo de Krebs). A oxidação dos ácidos graxos (e também dos aminoácidos) no ciclo do ácido cítrico ficaria comprometida se houvesse falta dos compostos intermediários necessários. (Ver também metabolismo das gorduras no Cap. 3.) Nessas circunstâncias, o corpo começará a produzir glicose a partir de outros substratos (processo denominado gliconeogênese) nas condições que resultam em carência na glicose sangüínea circulante (135, 138).

EVOLUÇÃO TEMPORAL DA DEPLEÇÃO DE GLICOGÊNIO

Quatro fatores importantes determinam a velocidade e o grau em que são esvaziadas as reservas de carboidratos.

1. Intensidade do exercício.
2. Duração do exercício.
3. Estado de treinamento.
4. Ingestão de carboidratos.

Intensidade e Duração do Exercício

Como explicado anteriormente, a utilização de glicogênio depende principalmente da intensidade e da duração do exercício. Para intensidades baixas a moderadas, a gordura tam-

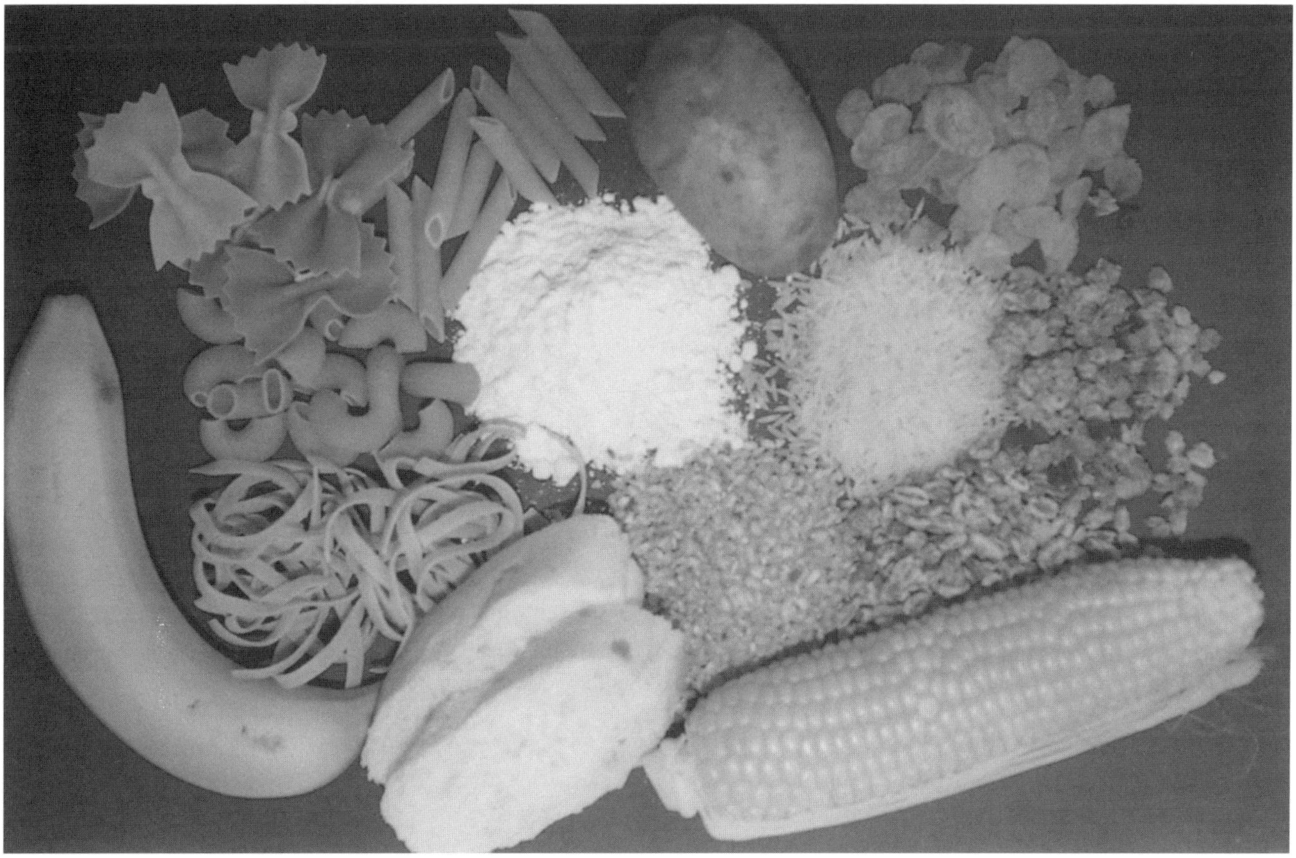

Fig. 6 Diferentes tipos de alimentos ricos em amido, que são excelentes fornecedores de carboidrato/energia para os desportos intensivos.

bém funcionará como fonte energética substancial, enquanto as reservas de carboidratos serão utilizadas lentamente, por exemplo, em uma prova de ciclismo com duração de 4 horas, durante a qual a intensidade do exercício se aproxima de 55%-60% do $VO_{2máx}$. Além disso, a contribuição relativa da produção de gordura será menor durante as provas de menor duração com uma intensidade mais alta, como uma corrida de 1,5 hora com 65% do $VO_{2máx}$. Haverá uma contribuição máxima dos carboidratos e uma contribuição relativamente baixa de gorduras nos eventos que exigem uma capacidade máxima de exercício como ocorre, por exemplo, durante as sessões de treinamento de alta intensidade tipo provas intercaladas e de treinamento com tempo marcado (44). ($VO_{2máx}$ = captação máxima de oxigênio. A captação de oxigênio aumenta com os aumentos na intensidade do exercício até ser alcançado um valor máximo. Nesse ponto, a intensidade do exercício é determinada como 100% do VO_2.)

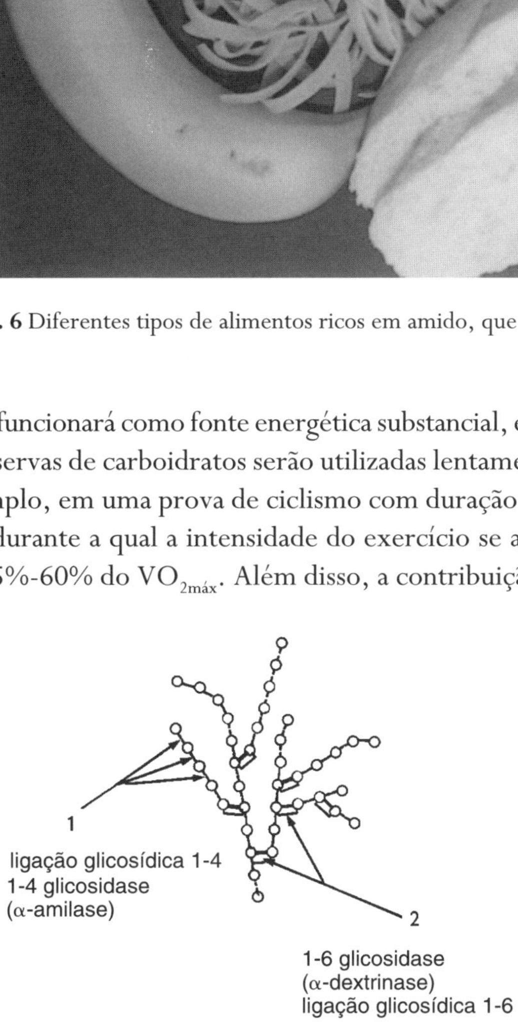

Fig. 7 O amido é constituído por moléculas de glicose (círculos) que estão unidas por ligações 1-4 e 1-6. Ambas as ligações são desfeitas por enzimas específicas durante o processo de digestão. A glicose, que é o produto terminal da digestão do amido, é absorvida pelo intestino e lançada no sangue. Após a captação pelo músculo e fígado, a glicose pode ser restaurada na forma de glicogênio, que possui uma estrutura comparável àquela do amido vegetal.

Estado de Treinamento

A evolução temporal da depleção de glicogênio também será influenciada pelo estado de treinamento do indivíduo. Quando comparados aos indivíduos menos treinados, os indivíduos altamente treinados possuem uma maior capacidade de mobilizar os ácidos graxos a partir dos depósitos de gordura, de transportá-los para o músculo e de utilizá-los como

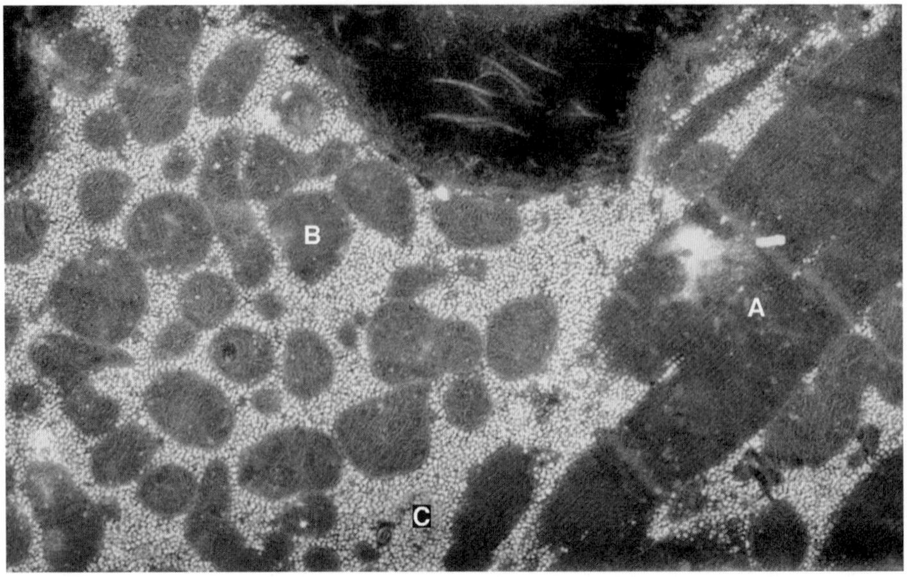

Fig. 8 O glicogênio muscular é armazenado como grânulos de "amido" (C) dentro das fibras musculares (A) entre as mitocôndrias (B). A quantidade de glicogênio armazenada pode ser medida pela análise bioquímica de uma amostra de biópsia muscular. A ressonância magnética nuclear, uma técnica mais moderna, não é invasiva e torna possível o estudo das modificações relativas no conteúdo em glicogênio.

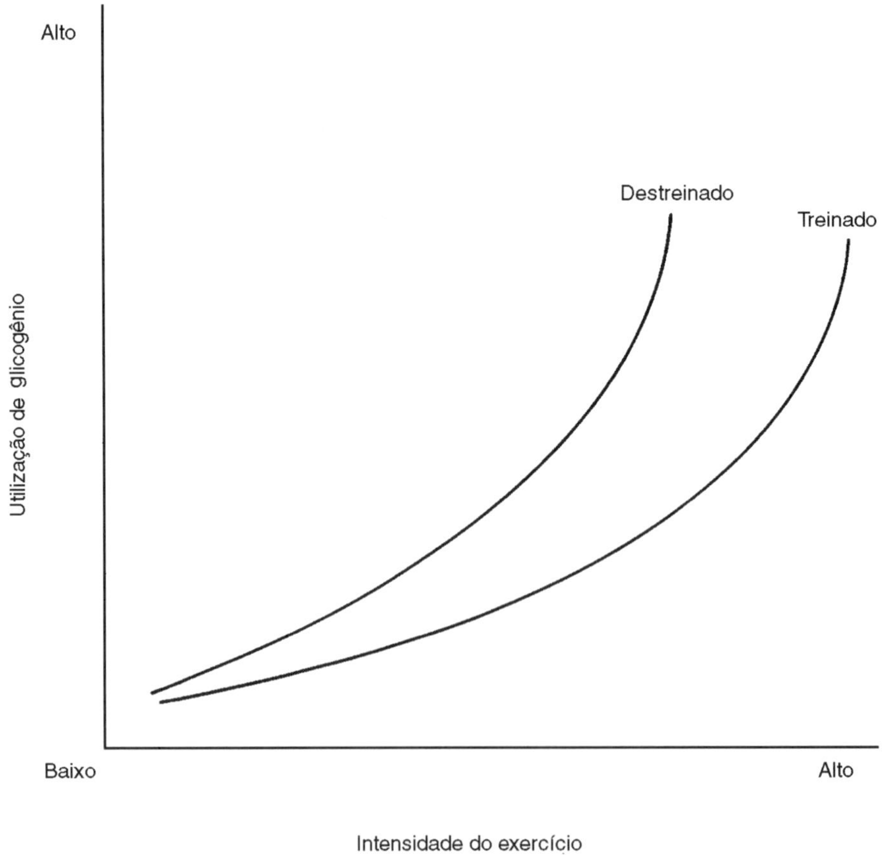

Fig. 9 O ritmo de depleção do glicogênio depende da intensidade do exercício. Os indivíduos treinados utilizam menos glicogênio e mais gordura nas intensidades submáximas do exercício. Nas intensidades máximas, essas diferenças são menos pronunciadas.

fonte de energia. Assim sendo, quando trabalham com a mesma intensidade absoluta do exercício (p.ex., correndo com uma velocidade de 1,5 km/h), os indivíduos treinados utilizarão menos carboidratos e mais gordura para as contrações musculares (19, 71). Entretanto, em se tratando de uma competição, nem sempre será esse o caso, pois então qualquer indivíduo trabalhará com sua capacidade individual máxima. Por exemplo, o corredor treinado adotará uma velocidade de 20 km/h enquanto o corredor menos treinado se valerá de uma velocidade de 15 km/h.

INGESTÃO DE CARBOIDRATOS DURANTE O EXERCÍCIO

O ritmo de utilização da glicose a partir do glicogênio armazenado no corpo pode ser reduzido pelo suprimento de carboidrato oral. Por exemplo, quando é ingerido, digerido e absorvido um alimento que contém carboidrato, após a digestão esse carboidrato penetrará na circulação na forma dos monossacarídios componentes, principalmente glicose e frutose. Conseqüentemente, a glicose sangüínea

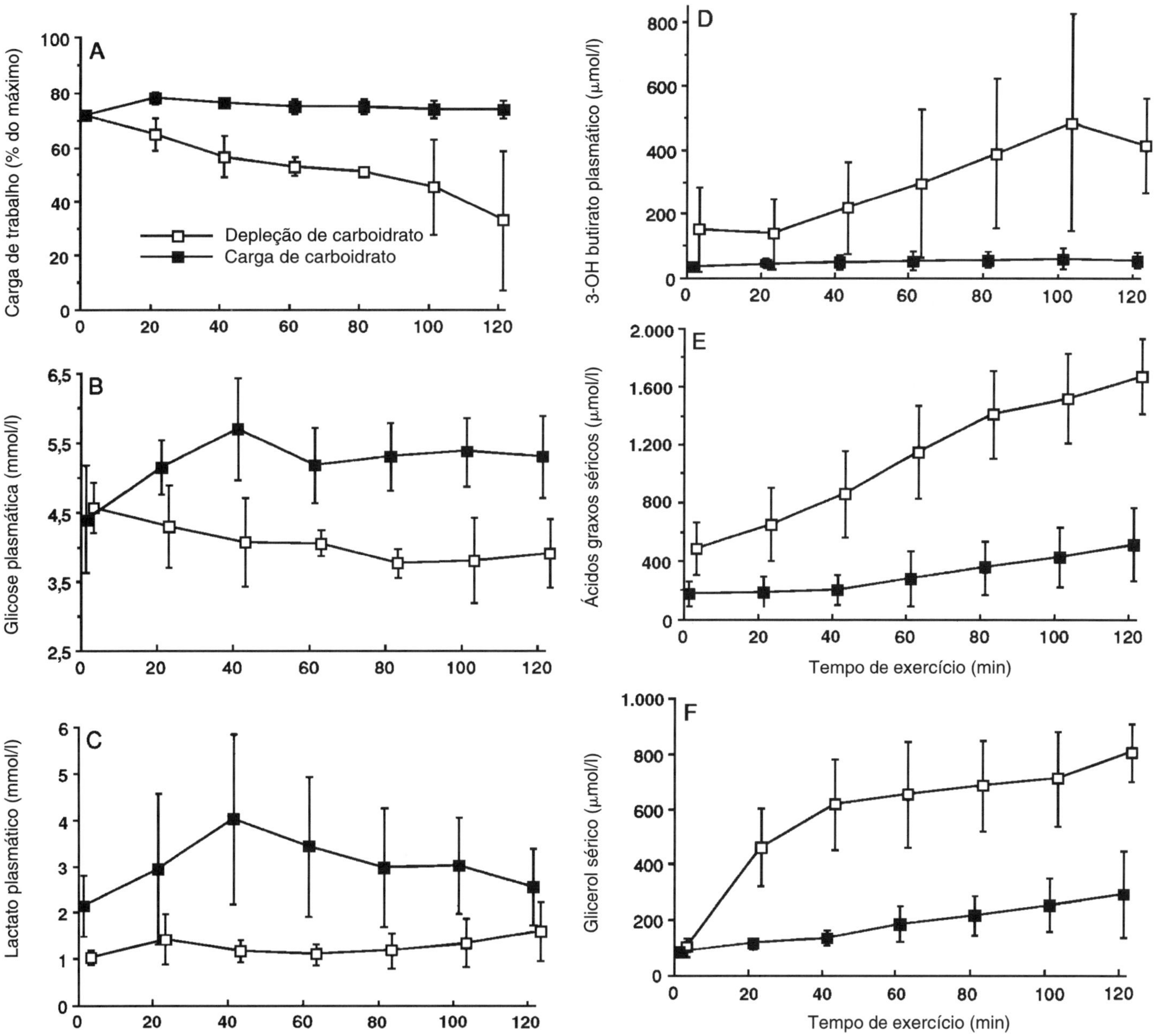

Fig. 10 Estas figuras fornecem uma representação típica do metabolismo em um estado com depleção de glicogênio. Por causa da falta de glicogênio no fígado, a glicose sangüínea cai, a produção de ácido lático é reduzida e o metabolismo das gorduras aumenta para compensar os déficits de energia. A conseqüência é que o nível de desempenho cairá para aproximadamente 50% da capacidade máxima. Reproduzida de Wagenmakers (189) com permissão de American Physiological Society.

aumenta após a ingestão oral de carboidratos. Essa elevação reduz a necessidade de fracionar o glicogênio hepático para a manutenção de um nível sangüíneo apropriado de glicose. Conseqüentemente, o suprimento de glicose pura e a captação de glicose pelo músculo serão elevados. Em verdade, uma grande evidência científica mostra que a ingestão oral de carboidrato reduz o rendimento (produção) de glicose pelo fígado (492), mas eleva a glicose sangüínea com um ritmo semelhante. A glicose sangüínea aumentada após a ingestão de carboidrato estimulará a liberação de insulina e, com ela, a captação de glicose pelo músculo assim como a oxidação subseqüente do carboidrato (49, 75, 82, 124, 148).

Teoricamente, esses eventos reduzirão o ritmo de degradação do glicogênio e da proteína dos músculos para a produção de energia, e retardarão o início da fadiga além de aprimorar o desempenho. Yaspelkis (218) observou que a ingestão de uma solução de polímeros da glicose a 8,5% reduzia o ritmo de depleção do glicogênio muscular durante o exercício de baixa intensidade em um clima quente, ao mesmo tempo que mantinha um alto ritmo de oxidação dos carboidratos.

Assim sendo, nos estudos em que o carboidrato era ingerido durante o exercício, a utilização total de carboidrato não era diferente daquela dos grupos controles que não haviam ingerido carboidrato. Por ter sido mostrado nesses estudos que o carboidrato oral era oxidado, a conclusão é que o glicogênio deve ter sido poupado. Entretanto, por não se ter comprovado que a ingesta de carboidrato seja capaz de reduzir o ritmo de degradação do glicogênio muscular no músculo ativo, esse efeito de preservação do glicogênio deve ocorrer provavelmente no fígado e no músculo inativo (45).

Isso não significa necessariamente que o glicogênio muscular no músculo ativo não pode ser modificado pelo consumo de carboidrato durante o exercício. Pode-se imaginar simplesmente que o suprimento de carboidrato durante o exercício seja maior que a demanda para produção de energia. Nesse caso o músculo terá que armazenar o carboidrato na forma de glicogênio. Isso poderia reduzir a degradação do glicogênio ou até mesmo resultar em acúmulo de glicogênio durante o exercício. A questão é: Isso é possível? A resposta é sim! No entanto, existe um pré-requisito para se conseguir a preservação ou o acúmulo dos reservatórios endógenos de carboidratos durante o exercício, ou seja, que o carboidrato ingerido deve ser digerido facilmente, absorvido rapidamente e elevar substancialmente os níveis sangüíneos de glicose.

Para o exercício que dura mais de 45 minutos, recomenda-se que sejam consumidos pelo menos 20 g, porém preferencialmente até 60 g, com uma quantidade de líquido suficiente, durante cada hora subseqüente de exercício (39, 44). Foi mostrado que essas quantidades não retardam o esvaziamento gástrico num grau fisiologicamente importante e estimulam a absorção de água no intestino. Este aspecto é de particular importância nos eventos de *endurance* em um clima quente, quando a disponibilidade tanto de carboidrato quanto de líquido pode ser um fator capaz de limitar o desempenho (ver também Cap. 5). As fontes de carboidratos usadas devem ser rapidamente digeríveis e absorvíveis. São mais eficientes as fontes de carboidratos (solúveis) que podem ser ingeridas com um líquido. O ritmo de esvaziamento gástrico deve ser relativamente rápido e a forma física do carboidrato deve permitir a digestão/hidrólise enzimática rápida. Isso não ocorre com todas as fontes de carboidrato. Por exemplo, as fibras dietéticas nas quais estão "acondicionadas" algumas fontes de carboidratos podem formar uma barreira física para as enzimas digestivas (47) e podem reduzir também o ritmo de esvaziamento gástrico. As refeições diárias normais devem conter principalmente alimentos ricos em carboidratos lentamente digeríveis e fibras dietéticas que resultem em um baixo índice glicêmico. Os exemplos desses alimentos são os produtos com grãos integrais e os cereais. No entanto, os alimentos ingeridos pouco antes e durante o exercício devem ser pobres em fibras dietéticas e possuir um alto índice glicêmico, para proporcionar um esvaziamento gástrico e uma digestão/absorção rápidos (30, 44).

A razão para esse aparente paradoxo consiste no fato de que as fibras dietéticas podem reduzir o esvaziamento gástrico e diminuir o grau em que as enzimas conseguem alcançar o amido para a hidrólise. As fibras aumentam também o volume do conteúdo gastrintestinal por causa da captação de água e da tumefação. As fibras aceleram o trânsito no intestino e podem estar sujeitas à fermentação bacteriana, acarretando a produção de gases. O amolecimento do conteúdo intestinal pelas fibras e o conseqüente trânsito intestinal acelerado são desejáveis nos indivíduos sedentários, mas podem criar um problema durante o exercício intensivo. Esses fatores podem explicar por que os atletas que ingerem alimentos com grãos integrais de digestão lenta, antes e depois do exercício, experimentam mais problemas gastrintestinais que os atletas que ingerem produtos pobres em fibras (30, 156).

Quando a fibra dietética é excluída como fonte de carboidrato, o amido se tornará plenamente acessível à digestão enzimática. Foi mostrado que os polímeros do amido e da glicose são tão efetivos no suprimento de energia quanto a glicose livre (75). Outras fontes de carboidratos complexos, tais como arroz, espaguetes e batatas, são particularmente interessantes para a ingestão diária de glicídios, entre as sessões de desportos, embora tenha sido mostrado que são oxidados mais lentamente durante o exercício que as fontes de carboidratos solúveis (76). Contudo, durante períodos de exercício não-intensivo, como a caminhada em uma montanha, essas fontes de carboidratos podem ser consumidas satisfatoriamente antes e também durante a atividade.

As fontes ótimas de carboidratos para os eventos de *endurance* de alta intensidade são aqueles carboidratos processados (pré-digeridos) que são pobres em fibras dietéticas:

- Monossacarídios (glicose)
- Dissacarídios (sacarose, maltose)
- Polímeros da glicose (maltodextrinas)
- Amidos (amido em suspensão).

Esses tipos de carboidratos proporcionam um benefício adicional por serem dissolvidos facilmente nos líquidos, o que constitui um aspecto importante, pois as demandas de carboidratos e de líquidos (ver Cap. 5) são determinadas pela intensidade e duração do exercício. Os tipos de carboidratos listados anteriormente se revelaram igualmente efetivos no sentido de aumentar os níveis sangüíneos de glicose e os ritmos de oxidação durante o exercício, assim como de aprimorar o desempenho (43, 44, 82). Os efeitos sobre os níveis sangüíneos de insulina durante o exercício também não parecem ser diferentes (44).

Alguns dos primeiros estudos mostraram que a ingestão de 50-70 g de carboidratos rapidamente absorvíveis antes do exercício induz uma elevação rápida na glicose e insulina sangüíneas e uma hipoglicemia de rebote, assim como um desempenho reduzido, durante o exercício subseqüente. Entretanto, esses estudos foram realizados após um jejum noturno e o carboidrato era ingerido no estado de repouso, 45-60 min antes do exercício. Essas condições não são comparáveis àquelas do atleta de *endurance*, que tomará um desjejum pré-jogo e realizará um aquecimento antes do iní-

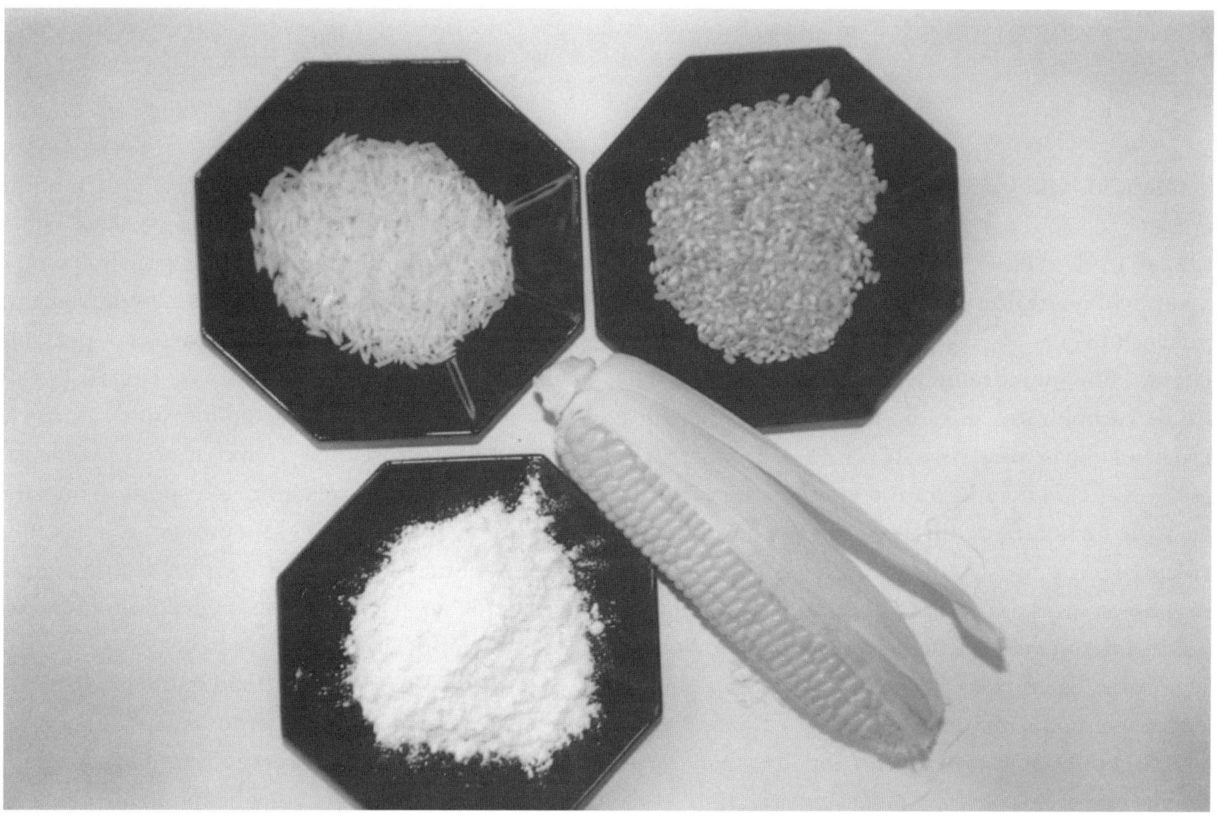

Fig. 11 A diferença entre as fontes de carboidratos "puros" e as fontes refinadas é o conteúdo em fibras dietéticas. As fibras dietéticas reduzem o ritmo de esvaziamento gástrico, tornam mais lentas a digestão e a absorção, e acarretam um aumento no volume do conteúdo intestinal, que promove o trânsito normal.

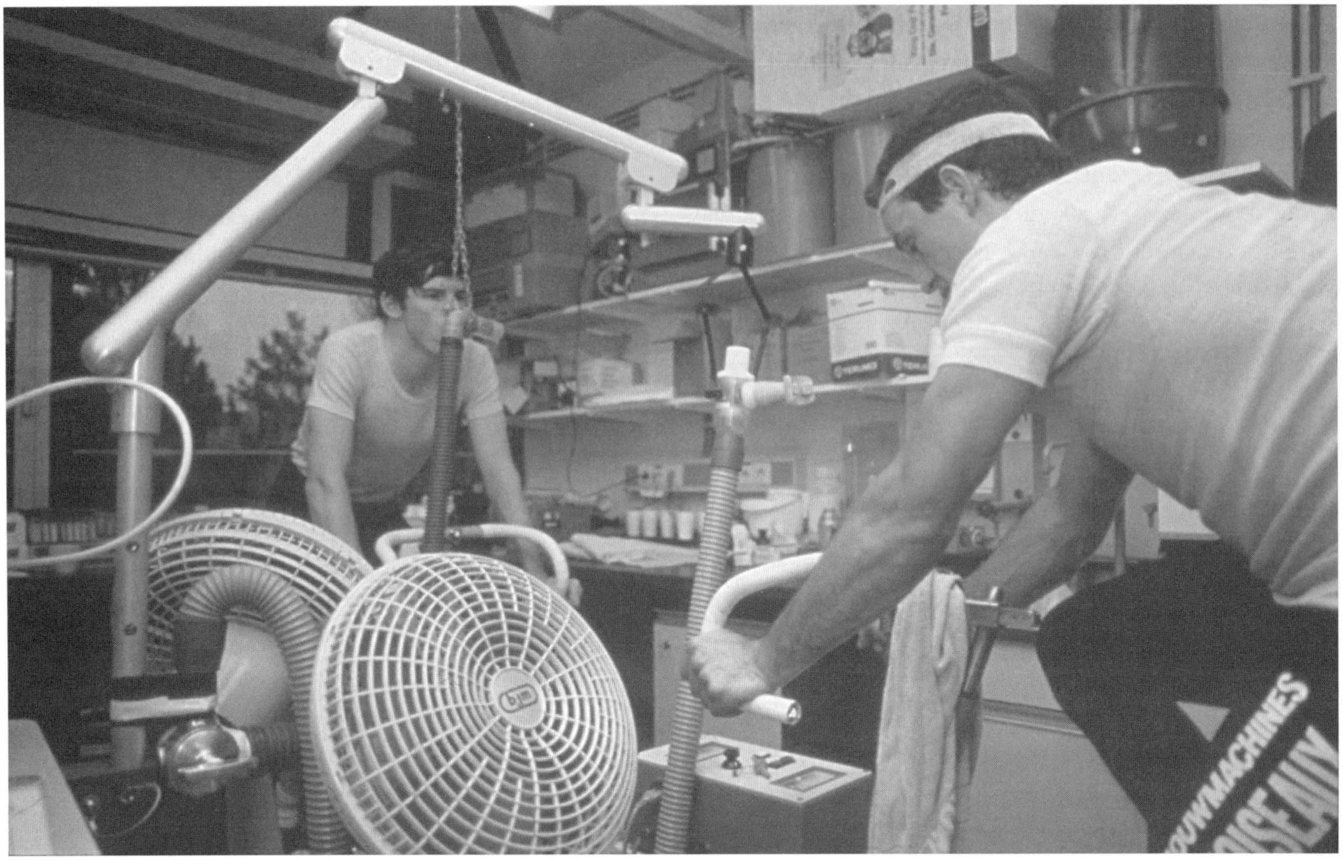

Fig. 12 Teste de esforço (com exercício) em circunstâncias controladas no laboratório. Com base nas amostras do ar expirado, é possível calcular a oxidação dos carboidratos medindo-se o conteúdo de carbono-13, um isótopo naturalmente estável, no dióxido de carbono.

cio da competição. Os estudos realizados nas condições reais da competição não mostraram qualquer hipoglicemia de rebote (26, 27). Além disso, a ingestão de carboidratos durante o exercício neutraliza o efeito da dieta adotada antes dos exercícios (487).

No entanto, um grande número de estudos mostrou que a ingestão de carboidratos antes do jogo pode ser benéfica por retardar a fadiga (para revisão,ver 44, 45) Chryssanthopoulos *et al.* (217) compararam o efeito da ingestão de uma solução de carboidratos durante um teste de 30 km na esteira rolante com a ingestão de uma refeição rica em carboidratos 4 horas antes da corrida. Os tempos de desempenho foram idênticos e não houve diferenças nas velocidades auto-selecionadas da corrida. Em ambos os casos, a glicose sangüínea era mantida acima de 4,5 mmol/l, enquanto a glicose sangüínea era ± 50% mais alta no ensaio com ingestão de líquido que no ensaio com ingestão de uma refeição. Uma exceção pode ser considerada ao se ingerir frutose pura, que se revelou capaz de manter um nível sangüíneo normal de glicose, porém sem influenciar a secreção de insulina. Isso resultará em inibição menos acentuada da mobilização de ácidos graxos livres do que após a ingestão de glicose, que elevará os níveis de insulina até o ponto de ser inibida a mobilização dos ácidos graxos livres. Por outro lado, porém, sabe-se que a frutose é absorvida passiva e, portanto, lentamente. Isso pode acarretar efeitos colaterais intestinais devidos ao acúmulo de frutose no intestino sempre que o suprimento de frutose ultrapassa o ritmo com que ela é absorvida. Alguns autores relataram indisposição intestinal quando eram ingeridos > 30 g/l, tanto em repouso quanto durante o exercício (128). Entretanto, em um estudo com a ingestão de até 1 g/kg de peso corporal durante o exercício, esse efeito não foi observado.

Além disso, o ritmo de oxidação da frutose durante o exercício costuma ser mais lento. Isso pode ser causado pela ação conjunta de uma absorção relativamente lenta e pela afinidade mais alta da enzima hexoquinase pela glicose que pela frutose. Isso faz com que a frutose seja uma fonte de energia menos atraente durante o exercício (24, 44, 45, 49, 112, 128). Em baixas concentrações, < 35 g/l, ou em com-

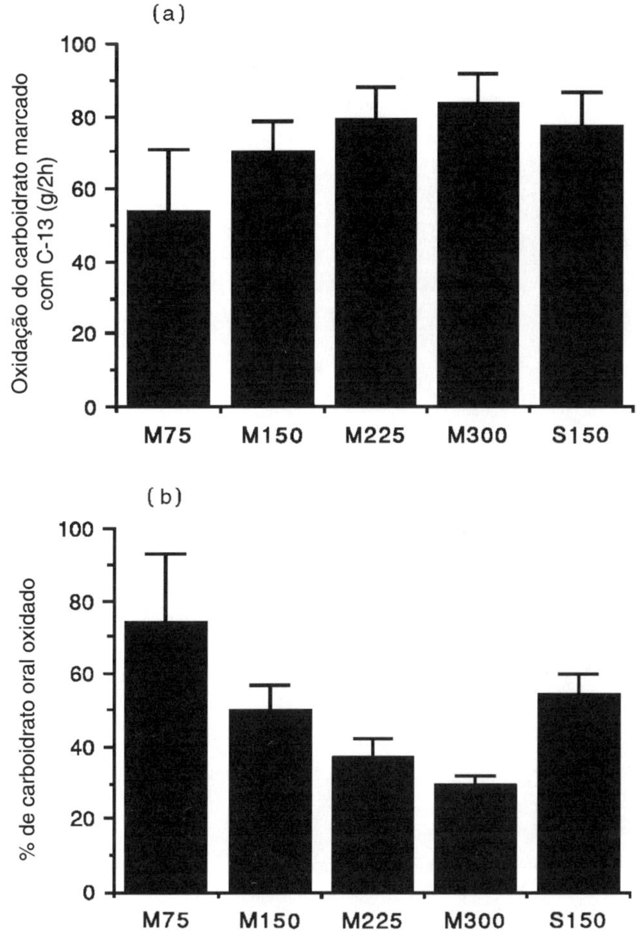

Fig. 13 (a) Oxidação do carboidrato ingerido durante o exercício. (b) Oxidação do carboidrato oral como percentual da dose fornecida (gramas). M, maltodextrinas (dp20); S, sacarose. O carboidrato oral é oxidado durante o exercício e, portanto, contribui para a produção de energia. A maior ingestão de carboidratos, para cerca de 100 g/h, faz aumentar sua oxidação. As ingestões mais altas de carboidrato não exercem qualquer efeito, mais provavelmente por causa de um esvaziamento gástrico retardado. Isso é representado claramente pelo percentual mais baixo de carboidrato oxidado com as ingestões mais altas. Curiosamente, os polímeros da glicose (maltodextrinas) são tão bem oxidados quanto a sacarose. Reproduzido de Wagenmakers *et al.* (213).

binação com fontes de carboidratos que suprem glicose (p.ex., glicose, sacarose, maltose, maltodextrinas, amido), a frutose pode não induzir efeitos colaterais gastrintestinais. Foi mostrado que, quando a frutose é ingerida em quantidades iguais com glicose ou é ingerida como sacarose, sua absorção é acelerada e depende da dose (160). O mecanismo exato é desconhecido. Além disso, o acréscimo de uma quantidade igual de carboidrato à frutose reduzirá a transferência do estômago para o intestino (gramas/minuto) para aproximadamente a metade, reduzindo assim o risco de ultrapassar a lenta capacidade absortiva. Foi mostrado que a galactose é oxidada lentamente e, portanto, é uma fonte inadequada de carboidratos para a suplementação (219).

Com relação ao paladar e ao conforto gastrintestinal, os hidrolisados de amido (maltodextrinas/polímeros da glicose) e o amido que pode entrar em dispersão (porém sem ser solúvel) podem comportar o benefício de ser menos doces que os mono e os dissacarídios. Eles exercem também menos efeito sobre a osmolalidade dos líquidos, e foi mostrado que maximizam a absorção quantitativa de glicose, o que é vantajoso nas concentrações mais altas dos carboidratos (155). Com concentrações mais altas (100-200 g/l), as bebidas seriam extremamente hipertônicas com mono-/dissacarídios dissolvidos, porém não com maltodextrinas/polímeros ou amido.

INGESTÃO DE CARBOIDRATOS EM REPOUSO

Após o exercício, o reservatório de carboidratos endógenos deve ser reabastecido. Dependendo do tempo disponível para a recuperação total, isto é, o tempo transcorrido entre o término do exercício e a próxima atividade desportiva, pode ou não ser necessário acelerar a recuperação. Foi mostrado que a síntese de glicogênio é mais rápida durante as primeiras horas após o exercício. Daí em diante, o ritmo de síntese declinará gradualmente (44, 45, 90). A própria síntese de glicogênio só será possível se forem fornecidas as substâncias estruturais necessárias, isto é, as moléculas de glicose. O ritmo de síntese global de glicogênio, portanto, depende da velocidade de regulação ascendente dessa síntese e do suprimento quantitativo de glicose (39, 44, 45). Este último depende em grande parte do tipo de alimento ingerido, isto é, da velocidade de digestão e de absorção. A própria fonte de carboidrato também pode ser importante. A glicose favorece a recuperação do glicogênio muscular, enquanto a frutose é captada principalmente pelo fígado, favorecendo assim a recuperação do glicogênio hepático (17, 91). Quando é realizada a próxima atividade após um ou dois dias, o atleta poderá recuperar-se convenientemente ingerindo refeições normais com um alto conteúdo de carboidratos, isto é, 55-65 en% (en% = como percentual da ingesta energética diária total). Essas refeições devem constar preferencialmente de alimentos com um baixo índice glicêmico, tais como grãos integrais, cereais, legumes, frutas, vegetais etc. Nessa condição, é favorável uma digestão e absorção relativamente lentas. Nessas condições, 400-600 g de carboidratos por dia devem ser suficientes para recupe-

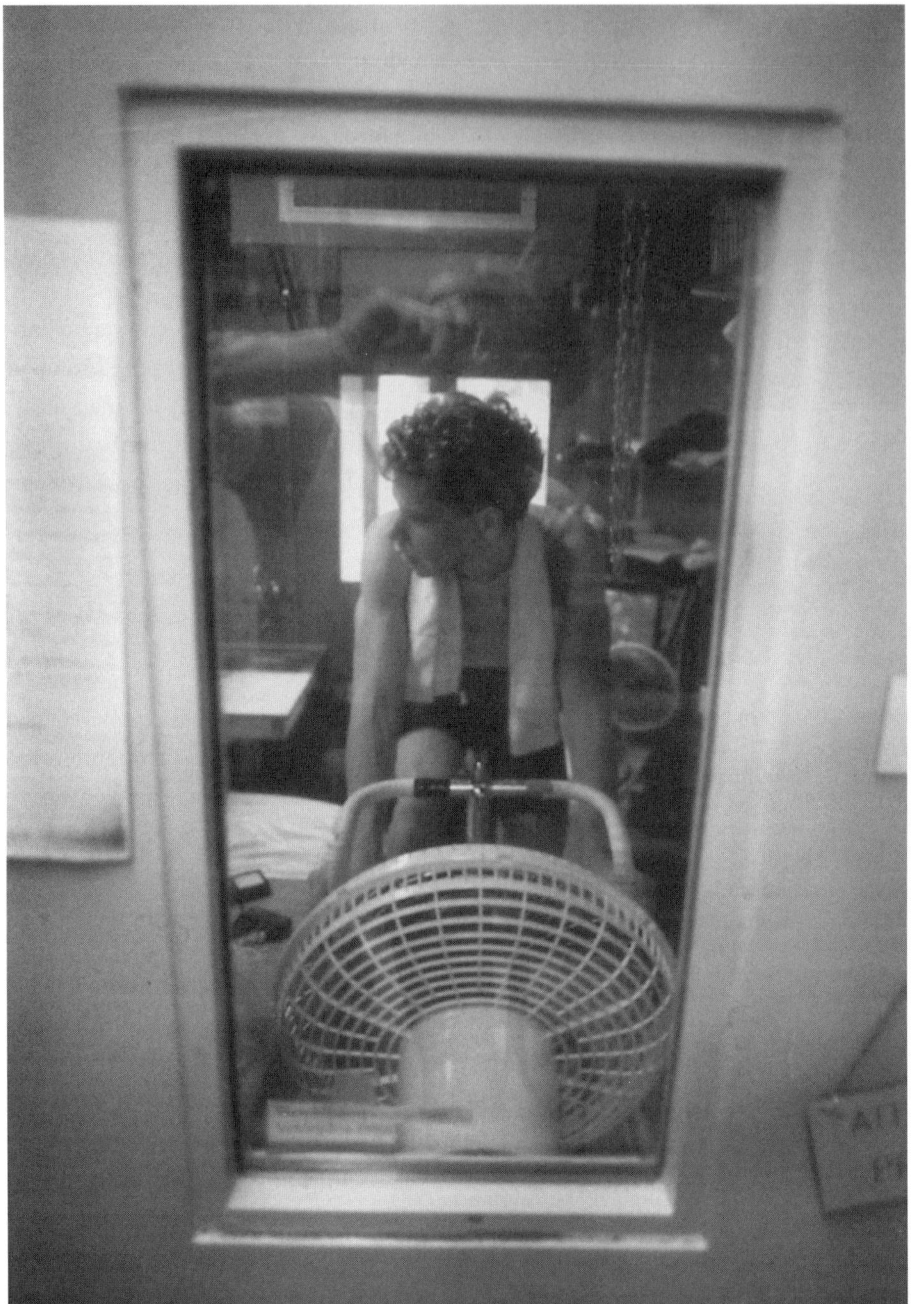

Fig. 14 Uma experiência com simulação da competição de seis dias do Tour de France em uma câmara para respiração na Maastricht University, Maastricht, Holanda. A calorimetria indireta torna possível a mensuração contínua do dispêndio de energia.

rar as reservas de glicogênio necessárias para atender as demandas diárias de energia de até 4.000 kcal (39).

Entretanto, se o dispêndio energético diário for muito alto, como ocorre durante as competições de ciclismo que duram vários dias, a necessidade de carboidratos pode alcançar > 12 g/kg de peso corporal por dia. Nessa condição, a ingestão de carboidrato por meio das refeições normais constituídas por fontes glicídicas com um baixo índice glicêmico pode resultar em um volume gastrintestinal excessivo e causar angústia gastrintestinal. Portanto, os atletas que ingerem somente refeições normais nessas circunstâncias não serão capazes de ingerir alimento suficiente, o que resultará em um balanço energético negativo e em uma ingestão insuficiente de carboidrato para compensar o glicogênio usado durante o exercício. Isso fará com que o exercício do próximo dia seja iniciado em um estado de recuperação incompleta. A prática desportiva assim como as experiências controladas mostraram que as altas necessidades de energia e de carboidratos nos dias com um dispêndio energético acima de 4.500 kcal/dia somente poderão ser atendidas convenientemente pela ingestão de alimentos/soluções contendo carboidratos com um alto índice glicêmico (25, 101, 165). (Os alimentos que acarretam um aumento lento na glicose sangüínea possuem um baixo índice glicêmico, enquanto aqueles que induzem uma elevação rápida na glicose sangüínea possuem um alto índice glicêmico.) Além disso, quando o tempo para a recuperação é muito limitado, por exemplo, porque uma segunda sessão de treinamento ou uma competição vai ser realizada no mesmo dia, a ingestão alimentar entre as refeições normais deve ser constituída por alimentos que sejam digeridos e absorvidos rapidamente, isto é, que tenham um alto índice glicêmico. Batatas processadas, cozidas e amassadas, arroz, talharim ou amido do milho pertencem a essa categoria. As soluções de carboidratos podem ser usadas durante o exercício em qualquer situação na qual a ingestão de carboidratos por meio do consumo de alimento normal não pode ser realizada ou é insuficiente. Isso ajudará a acelerar a recuperação do glicogênio nas primeiras horas após o exercício (44, 45, 53, 98). Uma revisão recente e extensa pode ser encontrada na ref. 489.

MEDIDAS PRÁTICAS PARA A MODULAÇÃO DO GLICOGÊNIO

Com base nos mecanismos conhecidos e nas variáveis que determinam o ritmo de síntese e de degradação do glicogênio, podem ser adotadas as seguintes medidas para se economizar a utilização do glicogênio e maximizar a capacidade de desempenho no exercício:

1. Realizar treinamento de *endurance* regular na parte inicial da manhã com cerca de 50-60% do $VO_{2máx}$ (freqüência cardíaca de 140-150 batimentos por minuto) com o estômago vazio. Isso maximizará as adaptações no metabolismo das gorduras, para poupar o carboidrato.
2. Acumular glicogênio antes da competição ingerindo uma dieta rica em carboidratos seguida por um jantar rico em gorduras na noite que precede a competição. Isso pode resultar em um meio hormonal e uma atividade enzimática favoráveis por reduzir a oxidação de carboidrato e poupá-lo durante o exercício.
3. Ingerir uma refeição mista leve facilmente digerível antes do jogo, contendo 40-50% de carboidrato e 30-40% de gordura. Com uma carga adequada de carboidrato antes do exercício, não há necessidade de um desjejum rico em carboidratos.
4. Não ingerir bebidas que contenham carboidratos durante as últimas 2 horas que precedem a competição. Tomar chá, bebidas contendo cafeína ou água potável para manter os baixos níveis de insulina que irão elevar os níveis plasmáticos de AGL.
5. Realizar um bom aquecimento, para elevar os níveis plasmáticos de AGL antes do início a fim de reduzir a glicólise na fase inicial do exercício.
6. Durante o exercício, deve-se ingerir cerca de 0,5-0,8 g de carboidrato/min juntamente com uma grande quantidade de líquido (solução não-hipertônica) durante os primeiros 90 min do exercício e 0,8-1,2 g/min daí em diante, para proporcionar um suprimento máximo de glicose aos músculos e ao fígado. Durante o exercício de alta intensidade, isso pode resultar em preservação das reservas de glicogênio no fígado e nos músculos inativos, porém durante os períodos de exercício de baixa intensidade isso pode resultar em preservação ou em ressíntese de glicogênio em todos os tecidos.
7. Imediatamente após o exercício, o carboidrato deve ser ingerido como um suplemento líquido ou em uma forma sólida, leve e digerível no caso em que o período de recuperação entre as competições é curto.
8. Ao viajar para um lugar de clima quente ou frio, muito diferente do habitual, o atleta deve aventar uma aclimatização apropriada para reduzir a resposta das catecolaminas e os efeitos correlatos sobre a degradação do glicogênio.

(Ver também Cap. 12.)

Pontos-chave

- O carboidrato é o nutriente mais importante para o desempenho de alta intensidade.
- A liberação de energia a partir do carboidrato é até três vezes mais rápida que a partir da gordura. No entanto, as reservas de carboidratos no corpo são pequenas, o que limita o período de tempo disponível para se realizar um exercício de alta intensidade.
- Além de reduzir o desempenho, a depleção de carboidratos induz também uma maior utilização de aminoácidos (proteína) para a produção de energia.

Isso resulta na produção de amônia, que pode acelerar o surgimento de fadiga.

- A ingestão de carboidratos durante o exercício permite poupar as reservas corporais desses nutrientes, reduzir a utilização de proteína/produção de amônia e retardar a fadiga/aprimorar o desempenho.
- A ingestão apropriada de carboidratos entre as sessões/dias de treinamento ou durante o desempenho de *endurance* intenso é de primordial importância para evitar o surgimento de fadiga progressiva, a redução na capacidade de desempenho e os possíveis sinais de supratreinamento.
- As fontes de carboidratos a serem usados durante o exercício de alta intensidade devem ser, preferencialmente, de rápida absorção, isto é, possuir um alto índice glicêmico, e devem ser combinadas com uma ingestão suficiente de líquido.
- As intervenções nutricionais imediatamente antes, durante e após o exercício podem afetar negativamente o metabolismo dos carboidratos e do glicogênio. Um conhecimento básico acerca do momento mais apropriado e do tipo de carboidrato a ser ingerido será útil para evitar esse fato.
- O suprimento de carboidratos para otimizar o desempenho não é apenas recomendado para os corredores de longa distância e os ciclistas, mas foi mostrado também que aprimora o desempenho no tênis, no futebol americano e em múltiplos outros desportos com piques (488).

Gordura 3

Durante o exercício físico, o músculo esquelético pode confiar na oxidação tanto da gordura quanto do carboidrato para atender as necessidades em termos de energia química. Em condições de repouso, a oxidação dos ácidos graxos (AG) contribui consideravelmente para o fornecimento total de energia. Durante o exercício físico, inúmeros estímulos nervosos, metabólicos e hormonais produzirão um maior ritmo de mobilização das gorduras e os ácidos graxos (AG) serão oxidados com um ritmo cada vez maior dentro das mitocôndrias das células musculares. Como resultado, a concentração dos ácidos graxos livres (AGL) dentro da célula muscular cairá, o que acabará por estimular a captação dos AGL existentes no sangue. O maior fluxo sangüíneo para o músculo constitui a primeira etapa no fornecimento de mais AGL para as células musculares. Esse processo integrado de mobilização, transporte, captação e, finalmente, oxidação dos ácidos graxos (AG) é regulado por uma ação coordenada dos hormônios adrenalina e noradrenalina (epinefrina e norepinefrina) que aumenta durante o exercício, assim como por uma redução da insulina circulante. A esse respeito, as etapas para se reconhecer uma oxidação acelerada das gorduras são numerosas e complexas. Essa é a principal razão pela qual a obtenção de uma condição de estado estável de oxidação acelerada das gorduras e uma subseqüente oxidação reduzida dos carboidratos levará cerca de 20 minutos. Já que a produção de energia a partir do carboidrato é "mais rápida" que a partir da gordura (119), a utilização de carboidratos terá que compensar qualquer escassez de energia que possa ocorrer nessa fase inicial de adaptação da regulação ascendente porém lenta do metabolismo das gorduras (1, 136).

Depois que a mobilização, o transporte e a captação das gorduras aumentam, resultando em um estado estável metabólico, os ácidos graxos livres (AGL) provenientes do tecido adiposo se tornarão disponíveis por um período de tempo muito longo. Se a gordura fosse o único substrato, teoricamente isso permitiria aos indivíduos correr continuamente com velocidade de maratona por > 70 horas, equivalente a um dispêndio de energia de > 70.000 kcal (136).

Entretanto, isso seria possível somente se a gordura pudesse fornecer uma quantidade adequada de energia e se a dor nos músculos e nas articulações não fosse um fator limitante. Para as velocidades máximas das competições de *endurance*, a disponibilidade de carboidratos será um dos fatores que irão limitar o tempo de desempenho, pois a gordura como combustível dominante para o exercício não seria apropriada para um alto ritmo de ressíntese do ATP (136, 137). Com o aumento da intensidade do exercício, porém, observa-se um desvio para uma utilização mais pronunciada dos carboidratos. A idéia de que o corpo pode usar exclusivamente gordura como fonte de energia é, portanto, incorreta. O carboidrato é a fonte energética primária para o sistema nervoso central e as hemácias. A disponibilidade de carboidratos é necessária, também, para garantir que os ácidos graxos possam ser oxidados no ciclo do ácido cítrico. Os carboidratos proporcionam os intermediários necessários para manter em atividade o ciclo do ácido cítrico. Por essa razão, o corpo começará a produzir glicose a partir de outros substratos (processo denominado gliconeogênese) em qualquer condição que possa resultar em ausência de glicose sangüínea (135, 138). A quantidade relativamente baixa de carboidratos armazenados no organismo representa uma limitação para a capacidade de manter um alto rendimento (produção) de potência durante o exercício de *endurance* prolongado. Portanto, os atletas procuram medidas que induzirão uma maior utilização da gordura como combustível durante o exercício, em vez de reduzir a utilização de carboidratos e, dessa forma, aprimorar a capacidade de *endurance*. Os parágrafos seguintes descreverão os mecanismos e os fatores reguladores envolvidos na utilização da gordura como fonte energética durante a atividade física assim como as adaptações que ocorrem como resultado do treinamento e da intervenção dietética.

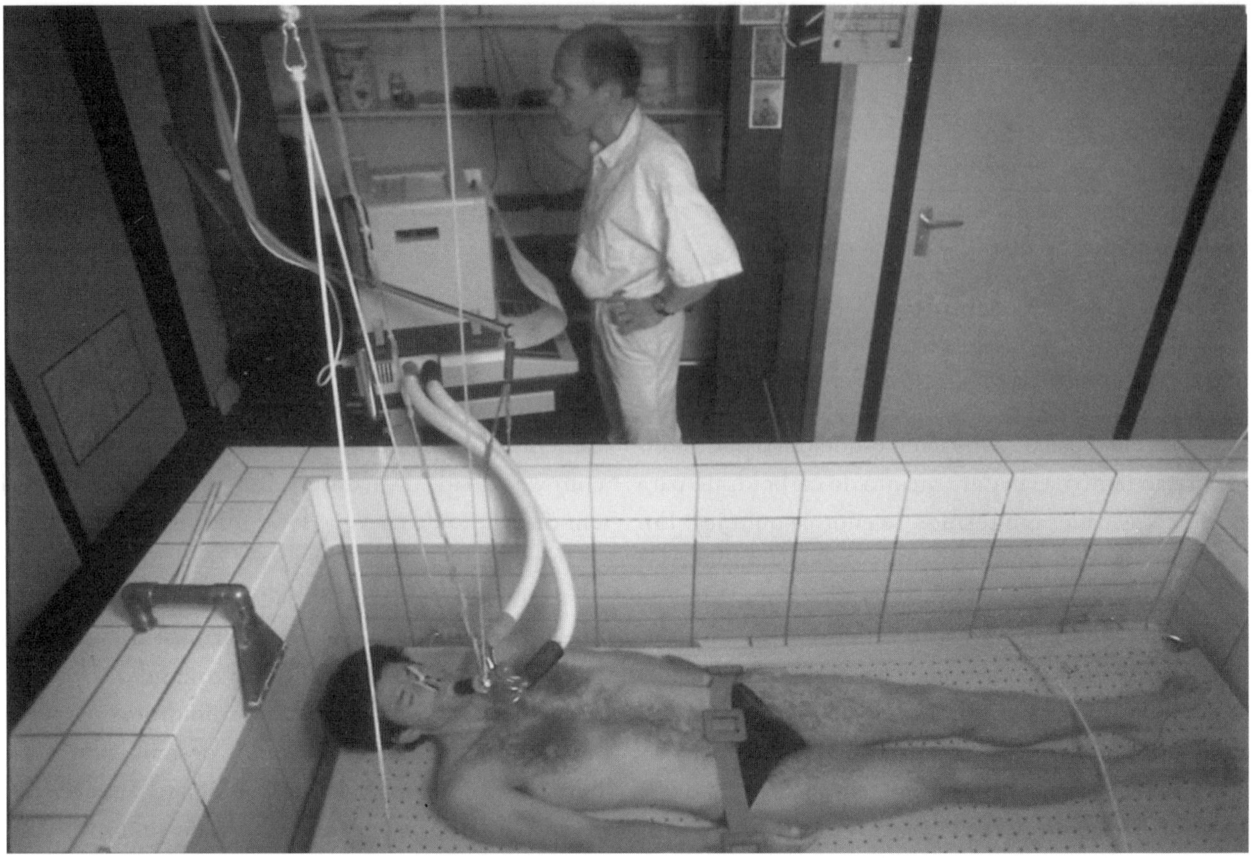

Fig. 15 Determinação da massa corporal magra e do conteúdo de gordura corporal por pesagem hidrostática. O volume pulmonar é determinado e corrigido por uma técnica de diluição do hélio (foto R.u.L.).

RESERVAS DE GORDURAS

A gordura como fonte energética tem vantagens sobre os carboidratos, pois a densidade energética é mais alta (37,5 kJ/g *vs.* 16,9 kJ/g), fazendo com que seja mais baixo o peso relativo de uma quantidade de energia em armazenamento. O carboidrato armazenado como glicogênio fixa aproximadamente 2 g de água por grama de glicogênio armazenado (332). Isso significa que as mudanças no conteúdo do glicogênio muscular acarretam efeitos volêmicos substanciais. Como resultado, a capacidade de armazenamento do glicogênio no músculo e no fígado é limitada e alcança aproximadamente 450 g de glicogênio em um homem destreinado porém sadio, enquanto a capacidade de armazenamento para a gordura parece ser quase ilimitada.

Nos indivíduos sadios não-treinados o conteúdo de gordura corporal pode variar de 20 a 35% nas mulheres e de 10 a 20% nos homens. A gordura é armazenada no corpo na forma de triglicerídeos nas células adiposas (adipócitos) que constituem o tecido adiposo. Além disso, uma pequena fração de triglicerídeos é armazenada dentro das células musculares e uma fração menor de gordura circula no sangue na forma de quilomícrons derivados dos alimentos ingeridos recentemente e dos ácidos graxos fixados a uma proteína plasmática denominada albumina. A maior parte do tecido adiposo pode ser encontrada debaixo da pele; é denominada tecido adiposo subcutâneo. Além disso, a gordura é armazenada ao redor dos órgãos abdominais. Em atletas altamente treinados a quantidade total de gordura que é armazenada no tecido adiposo pode variar de 10 a 25% nas mulheres e de 5 a 15% nos homens. Essa é uma quantidade consideravelmente menor que aquela existente nos indivíduos sedentários que possuem um conteúdo de gordura que varia de 20 a 35% nas mulheres e de 10 a 20% nos homens (203). Não obstante, a quantidade relativamente pequena de gordura armazenada no atleta de elite possui um potencial energético muito grande (de aproximadamente 7.000 kcal/kg de gordura armazenada). Portanto, o tecido adiposo funciona como a reserva energética mais importante que irá fornecer ácidos graxos para a produção de energia em todas as condições em que, em virtude de uma ingesta energética prolongada e insuficiente, a disponibilidade de carboidratos torna-se limitada. Isso pode acontecer não apenas durante a privação crônica de alimentos mas também durante os períodos mais curtos com alto dispêndio de energia, que resultam em uma taxa de oxidação dos carboidratos assim como em um equilíbrio energético (de carboidratos) negativo (19, 134, 136, 138).

GORDURA INTRAMUSCULAR

Uma fonte alternativa de ácidos graxos (AG) é representada pelos triglicerídeos (TG) presentes dentro das células do músculo esquelético. O armazenamento na forma de TG ocorre em pequenas gotículas de gordura, localizadas principalmente nas proximidades do sistema mitocondrial. O músculo treinado pode conter aproximadamente 400 g de gordura (25, 443, 468).

A liberação dos ácidos graxos (AG) por parte do músculo-TG é conseguida pela ação da enzima muscular lipase, que está sob controle hormonal assim como muscular local. A noradrenalina acelera o fracionamento dos triglicerídeos musculares, enquanto a insulina contrabalança esse efeito. Além dos estímulos hormonais, existe também um controle muscular local, evidenciado pela observação de que a estimulação elétrica do músculo acelera a hidrólise dos triglicerídeos. As fibras musculares de contração lenta possuem um conteúdo mais alto de triglicerídeos que as fibras de contração rápida. Foi mostrado que o exercício de *endurance* acarreta uma depleção significativa dos triglicerídeos musculares (19, 25, 220). Curiosamente, o conteúdo de triglicerídeos armazenados dentro do miócito é aumentado pelo treinamento regular de *endurance*.

GORDURA COMO COMBUSTÍVEL PARA O MÚSCULO

Tanto os ácidos graxos armazenados no tecido adiposo quanto a gordura que penetra na circulação após uma refeição poderão funcionar como fontes energéticas potenciais para a célula muscular. Ainda mais, quantidades pequenas porém fisiologicamente importantes de ácidos graxos são armazenadas como triglicerídeos dentro das células musculares.

A maior atividade do sistema nervoso central também intensificará a lipólise (19, 134, 138). Os ácidos graxos liberados pelos triglicerídeos armazenados nos adipócitos são lançados no sangue, onde são fixados pela albumina. A capacidade de transporte da albumina é maior que a quantidade de ácidos graxos realmente fixada em circunstâncias fisiológicas e, assim sendo, não será um fator limitante para o fornecimento de ácidos graxos ao músculo e a subseqüente oxidação de ácidos graxos pelo músculo.

Os ácidos graxos (AG) podem derivar também do núcleo dos TG dos quilomícrons circulantes e das lipoproteínas de densidade muito baixa (VLDL) que derivam ambas da gordura dietética absorvida. Os quilomícrons são formados na parede celular do intestino e penetram na corrente sangüínea após sua passagem através do sistema linfático. As VLDL são sintetizadas no fígado, sendo lançadas a seguir diretamente na corrente sangüínea.

Durante a passagem do sangue através dos capilares musculares, os ácidos graxos deverão ser liberados pela albumina, pelos VLDL e pelos quilomícrons, antes de serem captados no músculo. No caso dos VLDL e dos quilomícrons, isso é conseguido pela ação da enzima lipoproteína lipase (LPL), cuja atividade sofre regulação ascendente por parte das catecolaminas e do hormônio adrenocorticotrófico (ACTH) e regulação descendente por parte da insulina (220).

Após a hidrólise dos TG, a maior parte dos AG que são librados será captada pelo músculo, enquanto o glicerol será carreado na corrente sangüínea até o fígado, onde poderá funcionar como substrato gliconeogênico.

Durante o estado pós-absortivo, a concentração de TG circulante no plasma costuma ser mais alta que aquela dos AG, ao contrário do que ocorre no estado de jejum, quando os quilomícrons estão praticamente ausentes na circulação. Não obstante, a contribuição quantitativa dos triglicerídeos circulantes para a oxidação dos AG pelas células musculares ativas nos seres humanos é incerta.

CAPTAÇÃO DOS ÁCIDOS GRAXOS PELO MÚSCULO

Em geral admite-se que a concentração arterial de AG afeta acentuadamente a captação de AG dentro do músculo em repouso e durante o exercício de baixa intensidade (220).

Durante o transporte dos AG do sangue para o músculo, deverão ser ultrapassadas várias barreiras. Teoricamente, cada uma dessas barreiras pode limitar a captação de AG e a subseqüente oxidação pelo músculo. Devem ser consideradas as seguintes barreiras: (1) as membranas da parede vascular (endotélio); (2) espaço intersticial entre endotélio e a célula muscular; (3) a membrana da célula muscular; (4) o citoplasma da célula muscular; e (5) a membrana mitocondrial.

A fixação dos ácidos graxos e as proteínas transportadoras desempenham um papel proeminente no transporte de AG do sangue para as mitocôndrias, onde finalmente a L-carnitina desempenha uma função chave para o transporte dos AG até o interior da mitocôndria. Admite-se que o último não limita o ritmo para a oxidação dos AG no músculo. Pelo contrário, com base na evidência disponível, foi sugerido que a captação dos AG do sangue para o interior do músculo é o fator mais limitante na utilização global dos AG durante o exercício (220).

OXIDAÇÃO DOS ÁCIDOS GRAXOS PELO MÚSCULO E POSSÍVEIS LIMITAÇÕES

Na célula muscular em repouso um percentual relativamente alto da produção global de energia resulta da oxidação dos ácidos graxos (AG). Essa alta contribuição é mantida ou torna-se ligeiramente reduzida durante o exercício aeróbico leve. Entretanto, com as altas intensidades do exercício, haverá um desvio mais pronunciado da gordura como fonte energética para o carboidrato, particularmente para intensidades acima de 70-80% do $VO_{2máx}$. Isso aponta para o fato de que existem limitações para aumentar o ritmo de oxidação dos AG a fim de fornecer ATP suficiente para atender as necessidades. Foram apresentadas várias explicações teóricas para esse desvio induzido pelo exercício da gordura para o carboidrato.

1. Um maior ritmo de degradação do glicogênio e de glicólise, conforme observado durante o exercício de *endurance* de alta intensidade, acelera também a formação de lactato. Foi observado que o lactato reduz a lipólise. O resultado final será uma redução na concentração plasmástica de AG e, conseqüentemente, no fornecimento de AG às células musculares. Como conseqüência, é altamente provável que a oxidação acelerada dos carboidratos venha a compensar a oxidação reduzida de AG.
2. Um ritmo mais baixo de produção de adenosina trifosfato (ATP) por unidade de tempo a partir da gordura, em comparação com o carboidrato, assim como o fato de que é necessário mais oxigênio para a produção de uma determinada quantidade de ATP a partir da gordura, em comparação com o carboidrato (119).
3. Limitações no transporte de AG do sangue para as mitocôndrias. Como já foi mencionado, esse transporte é influenciado por inúmeras barreiras que deverão ser ultrapassadas, das quais o transporte do sangue para o interior do músculo parece ser o mais limitado.

O ritmo de oxidação dos ácidos graxos mitocondriais depende da capacidade real do sistema de transporte da carnitina.

Os parágrafos anteriores permitem concluir que o ritmo de oxidação dos ácidos graxos representa principalmente o resultado mútuo de três processos: (1) lipólise dos TG no tecido adiposo e TG circulantes e transporte dos ácidos graxos do plasma para o sarcoplasma; (2) disponibilidade e ritmo de hidrólise dos TG intramusculares; e (3) ativação dos AG e capacidade de transporte através da membrana mitocondrial.

Ainda mais, os processos esboçados em (1) e (2) representam principalmente as limitações para a oxidação das gorduras observadas durante o fluxo máximo de AG. Isso é mais evidente tanto durante o exercício intenso a curto prazo quanto durante a fase inicial de um exercício a longo prazo. Nesta condição, a lipólise no tecido adiposo e nos triglicerídeos musculares sofre uma regulação ascendente insuficiente para resultar em suprimento acelerado de ácidos graxos. O resultado será que o ritmo de oxidação dos AG ultrapassa o ritmo com que os AG são mobilizados, resultando em uma queda nos AG plasmáticos e nos AG intracelulares no músculo. Como conseqüência, o uso de carboidratos provenientes do glicogênio deverá ser aumentado para atender a maior demanda de energia (469, 470).

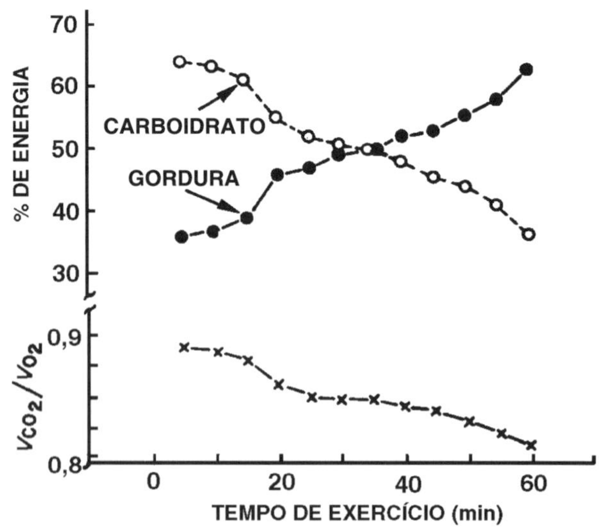

Fig. 16 A mobilização, o transporte e a utilização das gorduras são processos relativamente lentos. No início do exercício físico, a maior parte da energia provém do metabolismo dos carboidratos. Após cerca de 20 minutos, o metabolismo das gorduras prossegue com velocidade plena, e a utilização dos carboidratos será reduzida. De D. Costill, *J. Appl. Physiol.* 1979, 47: 787-791. Reproduzida com permissão de Associação Colloques Physiologie, França.

O grau em que a limitação no transporte e na oxidação dos ácidos graxos deverá ser compensada por uma maior capacidade em utilizar o carboidrato também se torna transparente quando a capacidade de oxidar os ácidos graxos é analisada nas diferentes fibras musculares. Existe uma relação funcional clara entre o tipo de fibras, a microestrutura, as reservas de substratos e a capacidade de oxidação dos carboidratos ou dos ácidos graxos. As fibras musculares de contração lenta possuem um grau relativamente alto de capilarização, um alto conteúdo da proteína fixadora dos ácidos graxos (PFAG), uma alta densidade mitocondrial e um alto conteúdo de lipase muscular e de TG intracelular, que estão associados com uma alta capacidade de oxidação dos AG. As fibras musculares de contração rápida, pelo contrário, são pobres em todos esses fatores, isto é, elas são extremamente limitadas na capacidade de oxidar os AG. Portanto, essas fibras terão de confiar principalmente nos carboidratos como combustível para o exercício.

ESTRATÉGIAS PARA MELHORAR A OXIDAÇÃO DOS ÁCIDOS GRAXOS

Várias revisões recentes descreveram em detalhes os efeitos do exercício sobre o metabolismo das gorduras assim como os efeitos de vários métodos destinados a modificar o metabolismo das gorduras no atleta (220-222). Os aspectos mais importantes são esboçados a seguir.

Como já foi assinalado, observa-se um desvio progressivo para o uso da oxidação dos carboidratos com os aumentos na intensidade do exercício. Isso tem sua origem nas respostas metabólicas e hormonais mais vigorosas que induzem um maior fracionamento do glicogênio e formação de lactato, assim como um recrutamento progressivamente maior das fibras musculares de contração rápida, que em geral não possuem a capacidade de oxidar quantidades substanciais de AG.

Já que o armazenamento de carboidratos na forma de glicogênio é limitado, a capacidade de se realizar um exer-

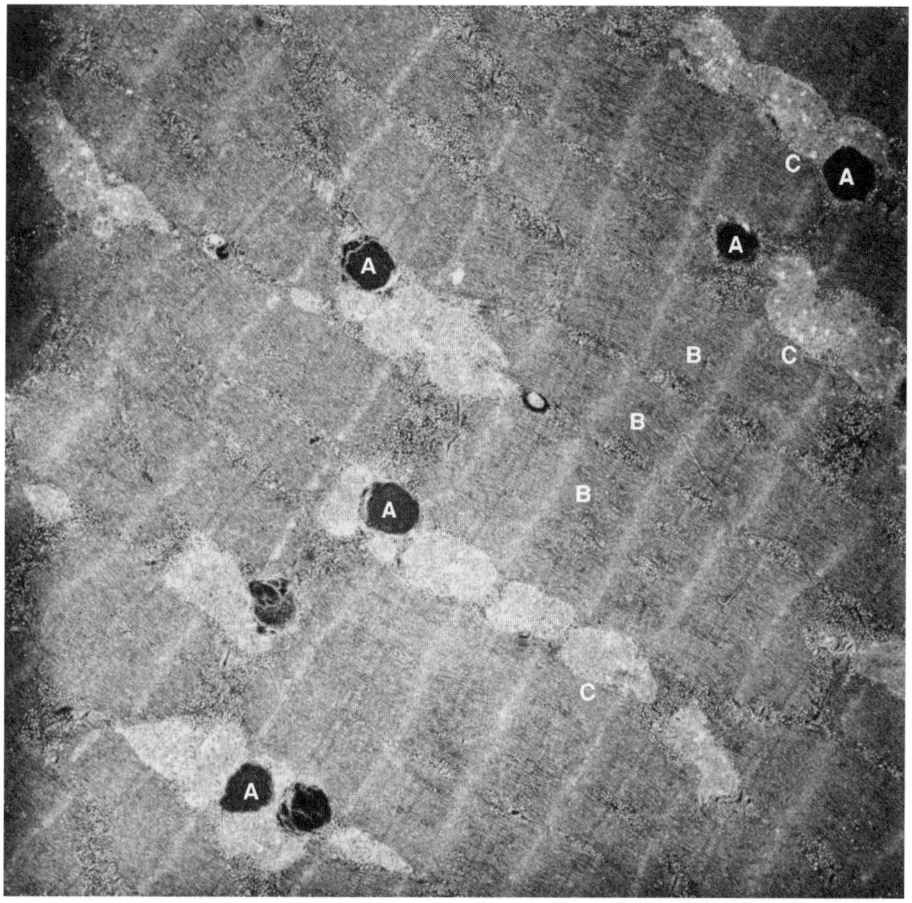

Fig. 17 O tecido muscular contém gordura na forma de pequenas gotículas de gordura (A) armazenadas dentro das fibras musculares (B), próximo das redes mitocondriais (C). Os atletas treinados em *endurance* possuem mais gordura intramuscular.

cício de alta intensidade será reduzida com uma depleção progressiva de glicogênio (332). Qualquer adaptação que resulte em uma maior capacidade de utilizar os AG para a ressíntese do ATP dará origem à preservação dos carboidratos endógenos com a conseqüência de que a capacidade de *endurance* poderá ser aprimorada. Teoricamente, podem existir inúmeras possibilidades de intervenção para aumentar os níveis plasmáticos de AG e aprimorar os mecanismos envolvidos no transporte e na oxidação dos AG. A maioria dessas intervenções foi estudada durante as últimas três décadas:

- Treinamento
- Refeições com triglicerídeos de cadeias médias
- Emulsões orais de gordura e infusões orais de gordura
- Cafeína
- Suprimento de L-carnitina
- Dieta rica em gorduras

TREINAMENTO FÍSICO

Foi observado que o treinamento de *endurance* resulta em inúmeras adaptações estruturais e metabólicas, que irão favorecer a oxidação de AG. Enquanto os mecanismos α-adrenérgicos regulam a lipólise em repouso, foi constatado que a atividade β-adrenérgica determina a lipólise durante o exercício (430). A sensibilidade dos β-adrenorreceptores pelas catecolaminas no adipócito aumentará como resultado do exercício (467). A sensibilidade pode ser aprimorada ainda mais como resultado da adaptação ao treinamento regular. Além disso, o treinamento ajudará as células adiposas a aumentar sua sensibilidade aos estímulos para a mobilização dos AGL, aumentando assim a velocidade de adaptação às maiores necessidades que vigoram durante o exercício (19). No entanto, durante a intensidade máxima do exercício, os estímulos hormonais e metabólicos para acelerar a mobilização dos carboidratos e, juntamente com isso, a mobilização, a captação e a utilização dos ácidos graxos, são maximizadas. Nessa condição, o aumento resultante nos AGL sangüíneos não acarreta automaticamente uma redução na utilização do glicogênio muscular e hepático (7, 162). Teoricamente, isso promoverá o fornecimento de AG das células adiposas para o sangue. Entretanto, foi mostrado recentemente por Romijn *et al.* (461) que o ritmo de aparecimento dos AG provenientes do tecido adiposo diminui no indivíduo treinado.

A densidade capilar do tecido muscular aumentará, o que, por si só, amplia a área da superfície de permuta, promove o fluxo sangüíneo e, com ele, o fornecimento de oxigênio e de AG (437, 438). O treinamento induz também um aumento na proteína fixadora dos ácidos graxos do sarcolema, o que contribui para a translocação dos AG para o interior do músculo (452). Dentro da célula muscular, haverá um aumento no volume mitocondrial assim como na atividade das enzimas mitocondriais (463).

Os músculos treinados expressam uma atividade mais alta de LPL, lipase muscular, acil-CoA sintetase gordurosa e desidrogenase, carnitina-acil-transferase e 3-hidroxiacil-CoA desidrogenase, que favorecerão um maior suprimento de AG às mitocôndrias e subseqüente oxidação (463). Como resultado, os músculos treinados são capazes de oxidar mais substrato (438), o que também se expressa em maior consumo de oxigênio para as intensidades máximas do exercício (436, 457).

Por último, os músculos treinados armazenam mais gordura intracelular nas gotículas lipídicas localizadas ao longo da superfície do sistema mitocondrial; teoricamente, eles podem aumentar a capacidade de suprir e oxidar os AG derivados da reserva lipídica intracelular (463).

O maior armazenamento intracelular de TG assim como as observações de experiências sobre diferença arteriovenosa e rotulagem isotópica indicam que os atletas de *endurance* altamente treinados dependem mais da utilização dos AG intramusculares armazenados durante o exercício e menos da utilização dos AG carreados pelo sangue (220, 463). A vantagem de um desvio das reservas extracelulares para intracelulares de AG é que algumas barreiras potenciais na utilização global dos AG, tais como o endotélio e o sarcolema, tornam-se irrelevantes quando são utilizados os TG intracelulares.

Assim sendo, o treinamento aprimora a oxidação total dos AG, especialmente por aumentar o armazenamento de gordura intramuscular e o fluxo máximo de AG. Juntamente com isso, as reservas endógenas de carboidratos serão conservadas durante o exercício no indivíduo treinado em *endurance*, o que prolonga o período de tempo durante o qual pode ser realizado um exercício intenso.

INGESTÃO DE TRIACILGLICEROL DE CADEIAS MÉDIAS (TCM)

TCM contém ácidos graxos com uma longa cadeia de 6, 8 ou 10 átomos de carbono. Em geral, TCM passa rapidamente pelo estômago e acaba sendo captado pelo intestino (471). Após a absorção pelo enterócito, TCM é transportado com o sangue para o fígado, ao contrário do triacilglicerol de cadeias longas (TCL), que é transportado pelo sistema linfático até a veia cava. TCM eleva prontamente os níveis plasmáticos dos ácidos graxos de cadeias médias e dos triglicerídeos. No músculo, os ácidos graxos de cadeia média são captados rapidamente pelas mitocôndrias, sem a participação do sistema de transporte da carnitina (22). Conseqüentemente, TCM é oxidado prontamente (7, 48, 111) e com maior rapidez que TCL (435). Isso resultou na suposição de que TCM pode ser um combustível exógeno efetivo para o músculo ativo e que a ingestão de TCM pode aprimorar potencialmente a oxidação das gorduras e, dessa forma, reduzir a utilização de carboidratos.

Os estudos iniciais indicaram que o TCM oral, administrado pouco antes do exercício, é oxidado apenas parcialmente durante o exercício, não tendo sido possível demonstrar que seja capaz de melhorar o desempenho (7, 92, 162). Em um estudo realizado por Ivy *et al.* (92), 30-60 g de TCM eram ingeridos com uma refeição de cereais 1 hora antes do exercício. Mais provavelmente por causa da oxidação relativamente baixa do TCM oral, nenhuma diferença foi constatada na oxidação dos carboidratos. Em outros dois estudos houve uma oxidação substancial do TCM ingerido (48, 111, 455). Entretanto, nesses estudos as quantidades de TCM ingerido eram relativamente pequenas. Lamentavelmente, o efeito das refeições com TCM sobre o desempenho não foi medido em qualquer um desses estudos.

Mais recentemente, foram realizados vários estudos com isótopos estáveis para se avaliar o efeito de TCM ou de TCM + ingestão de carboidratos sobre a oxidação de gorduras e carboidratos exógenos, endógenos e totais. Esses estudos mostraram que o TCM oral é oxidado rapidamente, porém sem resultar em preservação do glicogênio nas células musculares ativas quando medido por amostras de biópsia muscular (446-449). O fato de que a oxidação total de gordura continuava sendo a mesma após a ingestão de TCM, até mesmo em um estado com depleção de glicogênio (446), aponta para o fato de que o TCM oral compete provavelmente com os ácidos graxos de cadeias longas e, dessa forma, resulta em preservação das reservas endógenas de gordura, provavelmente na forma de gordura intramuscular. Isso pode explicar também por que não ocorria qualquer preservação dos carboidratos endógenos. Além disso, nos estudos de Jeukendrup *et al.* (446-449) eram fornecidas quantidades relativamente pequenas de TCM aos atletas. A razão desse pequeno suprimento era que a ingestão de $>$ 30 g em um curto período de tempo induz náuseas e desconforto gastrintestinal. Pode-se especular que isso pode ser causado por uma liberação relativamente alta de colecistocinina (CCK) após a ingestão de TCM (432).

Em um estudo recente realizado por van Zyl *et al.* (464), porém, os indivíduos ingeriam 86 g de TCM durante um exercício de *endurance* submáximo com duração de 2 horas, seguido por um ensaio temporal de 40 km. A ingestão era realizada na forma de uma bebida de TCM a 4,3% w/v (peso por volume), de uma bebida com 10% de carboidratos w/v + 4,3% de TCM w/v ou de uma bebida com 10% de carboidratos como controle. Curiosamente, eles observaram o desempenho mais precário com a ingestão apenas de TCM, porém um desempenho muito aprimorado com o ensaio de carboidrato + TCM em comparação com o ensaio de carboidrato. Nenhuma menção foi feita a qualquer desconforto gastrintestinal. Os autores não mediram o glicogênio muscular, mas especularam, na base de uma oxidação reduzida dos carboidratos endógenos, que o glicogênio pode ter sido poupado e que isso poderia explicar o benefício observado no desempenho. Esses achados contrastam com as observações mencionadas previamente por Jeukendrup *et al.* (446), que não observaram qualquer preservação dos carboidratos nem do glicogênio endógenos. Isso induziu Jeukendrup *et al.* (449) a realizar uma experiência semelhante na qual os indivíduos ingeriam 85 g de TCM na forma de uma bebida contendo TCM, uma bebida contendo carboidrato + TCM ou, para controle, uma bebida placebo durante um exercício de *endurance* com duração de 2 horas para uma intensidade de 60% do $VO_{2máx}$, seguido por um ensaio temporal de 15 minutos. Nesse estudo em particular, não foram realizadas mensurações fisiológicas que pudessem ter interferido com o teste de desempenho. Ao contrário do estudo realizado por van Zyl *et al.* (464), o desempenho não foi aprimorado pelos tratamentos com TCM + carboidratos. Um número substancial de indivíduos experimentou problemas gastrintestinais com a ingestão de TCM. A razão pela discrepância nos dados desses estudos permanece obscura.

Assim sendo, com base nos dados disponíveis não se pode concluir que a ingestão de TCM seja benéfica para a preservação do glicogênio e/ou o aprimoramento do desempenho de *endurance*.

GORDURA ORAL E INFUSÕES DE GORDURA

Outra tentativa de melhorar a oxidação da gordura consistiu em elevar os níveis sangüíneos dos ácidos graxos de cadeias longas pela infusão de emulsões lipídicas. Foi mostrado que esse procedimento resulta em uma redução significativa na degradação do glicogênio em dois estudos (445, 466). De conformidade com os efeitos positivos da infusão de gordura sobre a preservação do glicogênio muscular, o oposto — o declínio dos ácidos graxos plasmáticos, induzido pela inibição da lipólise pelo ácido nicotínico — resultava em um maior ritmo de degradação do glicogênio muscular (431). Assim sendo, um nível elevado de ácidos graxos circulantes constitui um pré-requisito para reduzir o ritmo de utilização dos carboidratos endógenos durante o exercício. Entretanto, para as atividades desportivas esse procedimento não parece ser prático. As infusões durante uma competição não são possíveis e, mesmo se o fossem, os regulamentos sobre dopagem do COI, que consideram qualquer medida artificial capaz de aprimorar o desempenho como sendo antiética, teriam que proibi-las.

A ingestão oral de emulsões de gordura também pode não ser benéfica. A gordura oral pode inibir o ritmo de esvaziamento gástrico das soluções para reidratação também ingeridas durante o exercício e podem resultar em desconforto gastrintestinal (30). Além disso, será necessário um período de tempo considerável antes de os triglicerídeos de cadeias longas absorvidas se tornarem disponíveis para a oxidação, por causa da passagem através do sistema linfático.

Que seja do nosso conhecimento, não existem atualmente estudos que tenham demonstrado de forma convincente qualquer benefício da ingestão de gordura logo antes ou durante o exercício. Um estudo (490) assinalou um efeito favorável da ingestão de uma refeição rica em gorduras 3 horas antes do exercício, em combinação com uma infusão de heparina (que aprimora a mobilização dos ácidos graxos). Entretanto, esta última conduta estaria enquadrada nos regulamentos de dopagem. Um estudo apenas com uma refeição rica em gorduras (406) não mostrou qualquer efeito. Assim sendo, apesar de o suprimento oral de gordura poder elevar o nível sangüíneo de gordura, a captação de gordura do sangue para o interior das células musculares ativas pode não ser acelerada, por causa das limitações na capacidade de transporte dos ácidos graxos (19, 220, 463). A esse respeito, o suprimento de gordura no período do exercício em indivíduos treinados durante as condições de competição não se revelou benéfico no sentido de proporcionar uma redução na utilização do glicogênio muscular e hepático (7, 162).

CAFEÍNA

Sabe-se que a cafeína afeta indiretamente os tecidos muscular, adiposo e nervoso central por mediar o nível de adenosina monofosfato cíclico (AMPc) e sua correlata liberação de cálcio a partir dos locais de armazenamento intracelular (220). Esse efeito é iniciado pela fixação das catecolaminas aos β-receptores das membranas celulares, aprimorando assim a atividade da enzima adenilato ciclase, que catalisa a formação de AMPc a partir de ATP. Observou-se que a cafeína eleva os níveis plasmáticos de noradrenalina e adrenalina. Além disso, a cafeína inibe a fosfodiesterase, que degrada o AMPc para o composto inativo 3′5′-AMP. Dessa forma, a cafeína prolonga a meia-vida de AMPc assim como a lipólise. Por meio dessas ações, a cafeína eleva o nível de AMPc que maximiza a atividade da lipase intra-adipócito e, conseqüentemente, a lipólise.

Não obstante, foi observado que a cafeína eleva os ácidos graxos plasmáticos no homem e em animais (220, 327, 332). Em contrapartida, uma maior oxidação de gordura (pela avaliação da relação da permuta respiratória, RPR) e uma degradação reduzida do glicogênio foram observadas somente em uns poucos desses estudos. Isso pode indicar que a elevação induzida pela cafeína nos ácidos graxos demonstra simplesmente o aumento relativamente alto induzido pelo exercício nesses ácidos graxos, que mais provavelmente já maximiza o transporte de ácidos graxos através do epitélio. Esses dados indicam também que os efeitos da cafeína no sentido de aprimorar o desempenho (ver também o Cap. 10) estão relacionados mais provavelmente aos efeitos sobre o sistema nervoso central, e não aos efeitos sobre a oxidação da gordura e a preservação do glicogênio.

Existem razões para se admitir que a ingestão de cafeína também pode contrabalançar indiretamente seu efeito sobre a lipólise e a subseqüente oxidação dos AG durante o exercício. Aumentos no fracionamento do glicogênio hepático e nos níveis plasmáticos de lactato foram observados após a ingestão de cafeína (220) e sabe-se que o lactato é um poderoso inibidor da lipólise (439). Assim sendo, não se pode excluir que a cafeína possa exercer também efeitos depressores sobre a oxidação dos AG nas células musculares ativas.

L-CARNITINA

Nos seres humanos, a carnitina é obtida a partir da dieta, especialmente das carnes vermelhas. Além disso, a carnitina é sintetizada no corpo a partir de trimetilisina intracelular, que depende da metionina para o processo de metilação. Esse processo biossintético ocorre principalmente no fígado e, em menor grau, no rim e no cérebro (442) depois que a L-carnitina é liberada e lançada na circulação, a partir da qual é captada pelo músculo. A L-carnitina é perdida diariamente em pequenas quantidades pelo corpo através da urina e das fezes. A função primária de L-carnitina é a transferência dos AG de cadeias longas através da membrana mitocondrial (434) para penetrar na via da oxidação.

Foi mostrado que o acréscimo de L-carnitina a um meio de incubação acelera acentuadamente a oxidação dos AG de cadeias longas de mitocôndrias isoladas (434). Isso resultou na suposição especulativa de que a ingestão oral de L-carnitina poderia dar origem a uma maior oxidação de gordura em atletas ou nas pessoas que desejam perder peso. Entretanto, não existe qualquer evidência científica sólida de que isso realmente ocorre, apesar das várias alegações de um desempenho positivo apresentadas nas propagandas desse recurso nutricional, pois em condições normais os níveis teciduais de carnitina são relativamente altos e não constituem um limite para a oxidação dos AG.

Foi observado que a L-carnitina oral eleva o nível plasmático de L-carnitina enquanto a captação no músculo permanece inalterada (462). Esta observação está de acordo com o achado de que a L-carnitina é captada contra um gradiente de concentração — 40-60 μmol no plasma e 3-4 mmol no músculo (433). Este gradiente é tão alto que até mesmo uma ingestão oral substancial não resultaria em modificação mensurável em tal situação. Como resultado d os maiores níveis plasmáticos e da captação muscular inalterada, a excreção urinária de carnitina aumenta acentuadamente (190).

Além disso, não existem indicações de que o exercício pesado resulte em perda substancial de carnitina pelas células musculares. Não foram observadas diferenças nos níveis de carnitina em repouso entre os indivíduos que estão e que não estão treinando (472). Esses dados, assim como aqueles de outros estudos recentes bem controlados (473-475), não conseguiram evidenciar qualquer efeito da suplementação com L-carnitina sobre a oxidação dos AG do músculo durante o exercício (ver também o Cap. 10). Para uma revisão completa, ver Wagenmakers (190, 264) e Heinonen (478).

DIETA RICA EM GORDURA

As dietas ricas em gorduras são apresentadas com sendo capazes de aprimorar a capacidade de oxidar os AG, e mereceram um interesse considerável como um instrumento potencial capaz de melhorar o desempenho nos atletas de *endurance*. Em ratos, foi observado que uma dieta rica em gordura acarreta um aumento significativo na atividade de LPL, em comparação com os animais alimentados com uma dieta rica em carboidratos (460). Entretanto, essa observação deve ser interpretada com cautela e pode ser explicada por uma poderosa regulação ascendente da atividade de LPL com a combinação usada de uma mistura *rica em gordura-pobre em carboidrato* em um grupo e uma regulação descendente no outro grupo, que recebera uma mistura *rica em carboidrato-pobre em gordura*. Assim sendo, com toda probabilidade, essa enorme diferença pode não aparecer quando uma dieta rica em gordura é comparada a uma dieta mista normal.

Uma maior atividade de LPL, assim como uma maior deposição de gordura intracelular no músculo, pode explicar uma maior disponibilidade de AG para as mitocôndrias após uma dieta rica em gordura e pode explicar também a RPR mais baixa (220). Em ratos, uma dieta rica em gordura induz também um desempenho aprimorado (456). Entretanto, podem existir diferenças significativas entre as espécies na manipulação dos AG. Assim sendo, os estudos humanos são de primordial importância para poder tirar qualquer conclusão.

Johannessen *et al.* (450) estudaram sete homens que haviam ingerido uma dieta rica em gordura na forma sólida ou líquida (76 en% de gordura), durante 4 dias, ou uma dieta rica em carboidratos (76 en% de carboidratos). Esse esquema dietético era seguido por um teste de corrida de *endurance* até à exaustão. O teste de corrida consistia em blocos alternados de 30 min de corrida seguidos por 10 min de repouso. O desempenho era muito reduzido (em aproximadamente 40%) após essa dieta rica em gordura a curto prazo. Jansson e Kaijser (444) analisaram o efeito de uma dieta rica em gordura com duração de 5 dias (69 en% de gordura) seguida por uma dieta rica em carboidratos por 5 dias (75 en% de carboidratos) sobre a utilização do substrato muscular em 20 indivíduos. A utilização dos AG era estimada, medindo-se as diferenças arteriovenosas, assim como mensurando-se as concentrações do substrato em amostras de biópsia muscular. Apesar de terem observado uma RPR mais baixa após a dieta com gordura e uma maior extração de AG pelo músculo, não houve qualquer efeito consistente sobre a utilização do glicogênio muscular. O estudo incluía tanto homens quanto mulheres, não era randomizado na ordem do tratamento e a duração da dieta era muito curta. Não foram feitas mensurações do desempenho. Phinney *et al.* (459) estudaram cinco ciclistas que deveriam realizar um teste de capacidade de *endurance* até a exaustão após uma dieta rica em gordura com duração de 4 semanas. Os autores alegaram que a dieta rica em gordura produziu uma melhora significativa no desempenho. Entretanto, os dados sobre o desempenho individual mostram que apenas dois dos cinco ciclistas melhoraram seu desempenho, um desses dois em 57%! Dois mostraram um desempenho reduzido e um ciclista permaneceu no mesmo nível. O fato de que o resultado global ter sido positivo deveu-se essencialmente ao único indivíduo que mostrou o aumento bastante fantasioso de 57% no desempenho após um único mês com uma dieta rica em gordura. Ainda mais, não foi utilizado qualquer desenho cruzado nesse estudo. Lambert *et al.* (453) estudaram cinco ciclistas bem treinados por um período de 14 dias, os quais vinham ingerindo tanto uma dieta rica em gordura (67 en% de gordura), como uma dieta rica em carboidratos (74 en% de carboidratos). A dieta rica em gordura produziu uma redução do conteúdo de glicogênio muscular de aproximadamente 50% (121 ± 4 e 68 ± 4 mmol/kg w/v para o tratamento rico em carboidratos e rico em gorduras, respectivamente). Em um teste de ciclismo de alta intensidade até à exaustão (85% do $VO_{2máx}$), não houve diferenças estatisticamente significativas entre os tratamentos, porém os valores médios eram bastante diferentes em termos de tempos de desempenho atlético (8,3 ± 2,3 e 12,5 ± 3,8 min para a dieta rica em gordura e rica em carboidrato, respectivamente). Durante um ensaio de desempenho de baixa intensidade, que acompanhou o ensaio de alta intensidade após um período de repouso de 20 min, o período de tempo até à exaustão evidenciava um prolongamento significativo. Entretanto, não obstante o fato de que a exaustão ocorria, a freqüência cardíaca observada era de apenas 142 ± 7 batimentos/min na dieta rica em gordura e de 143 ± 8 batimentos/min no ensaio rico em carboidratos, contrastando com a freqüência cardíaca de > 180 batimentos/min no ensaio de alta intensidade. O fato de a pré-carga (o teste de alta intensidade) não ter sido padronizada e de a resposta da freqüência cardíaca não refletir o estresse da exaustão induzida pelo exercício aponta para a possibilidade de que outras variáveis, diferentes daquelas representadas pela diferença apenas na dieta como, por exemplo, fatores motivacionais, podem ter influenciado os resultados no desempenho. A diferença muito grande no período de tempo até a exaustão no ensaio de baixa intensidade (50% do rendimento máximo de potência) (79,7 ± 7,6 min *vs.* 42,5 ± 6,8 min para a dieta rica em gordura e rica em carboidrato, respectivamente) realça ainda mais essa sugestão. Pode ser questionado se essa diferença tão grande no desempenho pode ser causada apenas por 14 dias de uma dieta rica em gordura.

Muoio *et al.* (458) testaram corredores em uma esteira rolante após uma intervenção dietética com duração de 3 semanas e observaram um aumento significativo no período de tempo a exaustão de 76 para 91 min ao correrem com uma intensidade de 75-85% do $VO_{2máx}$. Ainda mais a "dieta rica em gorduras" consistia em 50 en% de carboidratos e 38 en% de gordura. Assim sendo, essa é comparável a uma dieta mista normal consumida por muitos atletas. Assim sendo, levando-se em conta que não havia nenhuma dieta real rica em gordura e que não foi observada nenhuma mudança na oxidação da gordura, não ficou claro se esse aprimoramento na capacidade de desempenho representa o resultado da gordura existente na dieta.

Hoppeler *et al.* (485) compararam o efeito de uma dieta pobre em gordura (18,4%) com uma dieta rica em gordura (40,6%) sobre a capacidade de *endurance* durante uma corrida com 80% do $VO_{2máx}$ até a exaustão. O $VO_{2máx}$ se mantinha inalterado, porém a capacidade de *endurance* melhorou em 21%. Ainda falta estabelecer se esse efeito aprimora também o desempenho para se correr uma determinada distância com maior rapidez.

Helge e Kiens (441) estudaram o efeito da combinação de treinamento e dieta sobre a progressão do desempenho em 20 indivíduos não treinados, divididos em dois grupos de 10. Esses indivíduos realizavam um treinamento de *endurance* por um período de 7 semanas, três ou quatro vezes por semana, enquanto ingeriam uma dieta com 65 en% de carboidrato ou com 62 en% de gordura. Esse período era seguido por outro período de treinamento de 1 semana, durante o qual era ingerida apenas uma dieta rica em carboidratos. Os resultados mostraram que o consumo máximo de oxigênio aumentava em 11% em ambos os grupos dietéticos. No entanto, a progressão do desempenho era muito melhor com a dieta rica em carboidratos. De 35,2 ± 4,5 min para 102,4 ± 5,0 min na dieta rica em carboidratos e de 35,7 ± 3,8 min para 65,2 ± 7,2 min na dieta rica em gordura, respectivamente. Após a semana final com a dieta de carboidratos, o aprimoramento no desempenho nos grupos tratados previamente com carboidratos era mantido, enquanto o grupo tratado previamente com dieta de gordura melhorava ainda mais o desempenho de *endurance* de 65,2 ± 7,2 min para 76,7 ± 8,7 min. Entretanto, esse valor ainda ficava abaixo do desempenho conseguido pelo grupo com dieta rica em carboidratos; isto é, 103,6 ± 7,2 min. A freqüência cardíaca e os níveis de noradrenalina eram mais altos enquanto vinha sendo fornecida a dieta rica em gordura.

Esses resultados indicam que uma dieta rica em gordura é prejudicial com relação à progressão do treinamento e do desempenho no início de um programa de treinamento de *endurance*. Esse era o caso apesar da observação de que a dieta rica em gordura resultava em um aumento de 25% na β-hidroxiacil-CoA desidrogenase, uma das enzimas chave na oxidação dos AG, no grupo com dieta rica em gordura em comparação com nenhuma mudança no grupo com dieta rica em carboidratos. No entanto, deve ser enfatizado que esses dados não permitem fazer uma generalização que se aplique aos indivíduos altamente treinados.

Que seja do nosso conhecimento, ainda não existem outros estudos humanos sobre o efeito das dietas ricas em gordura. Diante da grande evidência de que a ingestão de carboidratos aprimora as tarefas no desempenho de *endurance*, continua sendo puramente especulativo que uma dieta rica em gordura, que acarreta uma regulação descendente do metabolismo do carboidrato, além de poder reduzir as reservas de glicogênio no músculo e no fígado, possa produzir melhores resultados. O fato de que as dietas ricas em gordura são desagradáveis ao paladar restringe a maioria das tentativas de estudar seus efeitos nos seres humanos a uma duração de algumas semanas no máximo. Por um lado, esse período pode ser excessivamente curto para serem obtidos efeitos de adaptação mensuráveis. Por outro lado, os ensaios de longa duração podem resultar em efeitos adversos para a saúde sobre o sistema cardiovascular assim como em insensibilidade à insulina, especialmente nos indivíduos menos bem treinados, por causa da exposição excessiva dos lipídios ao corpo. Curiosamente, nos estudos humanos disponíveis sobre desempenho e gordura dietética, não foram realizadas mensurações sistemáticas das modificações nas lipoproteínas. Recentemente, Leddy *et al.* (454) relataram dados acerca de 12 homens e 13 mulheres corredores que, divididos em subgrupos, elevaram a ingestão diária de gordura de 16 para 30 ou 40 en%, por um período de 4 semanas. Esse aumento na gordura não esteve associado com modificações no colesterol LDL, na apolipoproteína B nem na relação Apo A1/Apo-B, mas elevou o colesterol HDL. Esse estudo indica que o desvio de uma dieta rica em car-

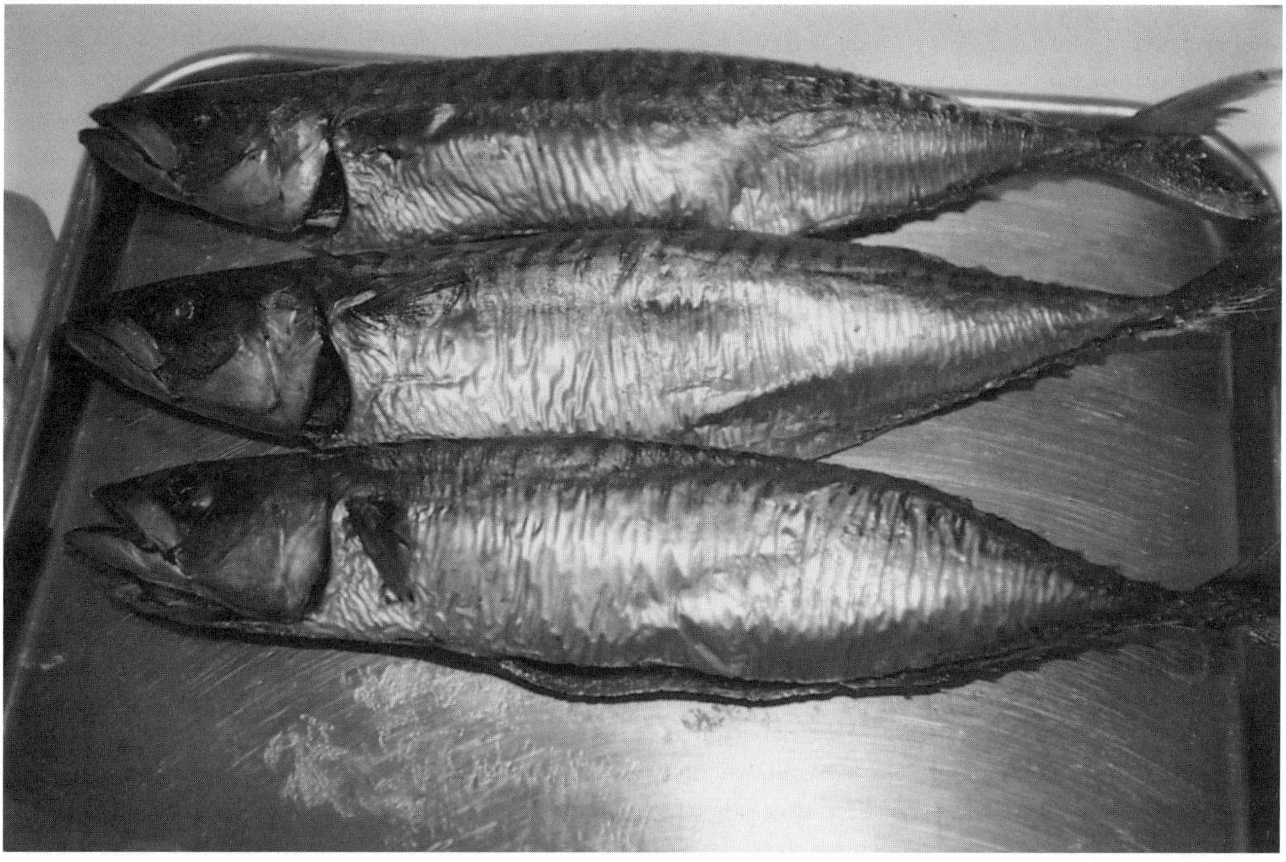

Fig. 18 O peixe é uma excelente fonte de ácidos graxos poliinsaturados. Os ácidos graxos ômega-3 são importantes para a plasticidade da membrana e a tolerância do estresse por parte das hemácias.

boidratos para uma dieta que possui um conteúdo de gordura comparável àquele de muitos indivíduos sedentários não está associado com efeitos colaterais negativos para os atletas bem treinados. Levando-se em conta que a maioria das dietas ricas em gordura testadas e às vezes recomendadas aos atletas possuem um conteúdo de gordura substancialmente mais alto, isto é, de 50-65 en%, são necessários mais estudos para se avaliarem os possíveis efeitos sobre os fatores de risco cardiovasculares.

Os achados recentes obtidos por van Zyl *et al.* (465) apontam para o fato de que uma combinação de dieta rica em gordura a curto prazo seguida por dieta rica em carboidratos pode aprimorar o desempenho de *endurance*. Eles estudaram cinco ciclistas treinados que ingeriram em ordem aleatória tanto sua dieta habitual, como uma dieta rica em gordura (65 en%) por 10 dias, seguida por uma dieta rica em carboidratos por mais 3 dias (65 en%). Essa preparação dietética era seguida por uma pré-carga de exercício de 2,5 horas com uma intensidade de 70% do $VO_{2máx}$, após o que era realizado um ensaio temporal de 20 km. Durante o ensaio temporal, os indivíduos ingeriam uma suspensão de carboidratos-TCM. O desempenho no ensaio temporal era aprimorado em 80 s ($p < 0{,}05$) após a preparação de 7 dias com dieta rica em gordura e 3 dias com dieta rica em carboidratos. Entretanto, é necessário realizar mais estudos com um maior número de indivíduos antes que possam ser feitas recomendações bem alicerçadas acerca desse tipo de preparação nutricional. Não foram observados efeitos sobre o desempenho por Burke (484) em oito ciclistas treinados após 5 dias de uma dieta rica em gorduras. A esse respeito são interessantes as observações feitas por Helge *et al.* (440) de que uma dieta rica em gorduras com duração de 7 semanas, independentemente do treinamento, eleva a atividade de β-hidroxiacil-CoA desidrogenase no músculo e que esse efeito não ocorre nos indivíduos após o mesmo programa de treinamento mas ingerindo uma dieta rica em carboidratos. Isso sugere que, por si só, a dieta pode influenciar as adaptações induzidas pelo exercício de *endurance* no músculo. Assim sendo, com base nos parágrafos anteriores parece que, apesar de já terem sido estudadas inúmeras possibilidades de intervenção para acelerar a oxidação dos AG durante o exercício — com o objetivo de aprimorar a capacidade de *endurance* — apenas o treinamento de *endurance* regular pode ser classificado como sendo bem-sucedido a esse respeito. Apesar de alguns dados muito recentes, após se adotar uma intervenção dietética combinada (dieta rica em carboidratos ⟶ dieta a curto prazo rica em gordura ⟶ dieta rica em carboidratos ⟶ competição), mostrarem aprimoramentos no desempenho durante o exercício de baixa intensidade, a grande evidência aponta para o fato de que o desempenho no exercício de alta intensidade é conseguido mais facilmente após se receber uma dieta que seja relativamente rica em carboidratos e pobre em gorduras. Um outro aspecto merece ser mencionado. Um número substancial de estudos animais mostrou que as dietas ricas em gordura resultam em resistência à insulina e em respostas diabéticas tipo 2 (43). A esse respeito, ainda não foi estabelecida a segurança para a saúde de uma dieta rica em gordura para os atletas.

As afirmações de que a L-carnitina, a cafeína, as refeições com TCM, as refeições orais com TG e as dietas ricas em gordura podem aprimorar o desempenho de *endurance* dos atletas de *endurance* durante os eventos de alta intensidade ainda não podem ser apoiadas por evidência científica consistente e sólida.

INGESTÃO DE GORDURA

As pessoas sedentárias que vivem nos países industrializados consomem dietas que contêm 35-45% do conteúdo energético total na forma de gordura (19, 131). Esses números são relativamente altos, quando analisados à luz das recomendações de que o alimento diário deve ser rico em carboidratos (> 50 en%). Em geral, os atletas são aconselhados a reduzir a ingestão de gordura para aproximadamente 25-35 en%, aumentando dessa forma a ingestão de carboidratos para 55-65 en% (19, 39, 44, 45, 90, 173). Em grande parte, essa ingestão reduzida de gordura é concretizada graças ao consumo de carnes magras e de alimentos pobres em gordura. A ingestão de ácidos graxos saturados deve ser limitada a menos de 10 en%, principalmente com a utilização de óleos vegetais para o preparo das refeições em vez das gorduras saturadas sólidas. Com uma melhor qualidade do alimento e um maior consumo total de energia, o número mais baixo de 25-35 en% de ingestão de gordura em atletas resultará em um suprimento mais que suficiente dos ácidos graxos essenciais que são necessários para as funções biológicas normais (pelo menos > 1 en%, de preferência cerca de 7 en% devem ser ingeridos na forma de ácidos graxos mono e poliinsaturados (131). Sabe-se que os ácidos graxos poliinsaturados influenciam a estrutura da membrana celular, especialmente das hemácias. Um grupo de cientistas franceses (77) relatou que uma maior ingestão de ácidos graxos ômega-3, através da suplementação (p.ex., cápsulas de óleo de peixe), resultava em melhor plasticidade das hemácias, consumo máximo de oxigênio e melhores níveis sangüíneos de oxigênio ao exercitar-se em uma grande altitude. Entretanto, achados semelhantes nunca foram relatados ao se exercitar ao nível do mar. Um estudo recente (223) realizado ao nível do mar não resultou em qualquer benefício no desempenho. Nesse estudo, o óleo de peixe rico em ácidos graxos ômega-3 foi administrado por um período de 3 semanas na posologia diária de 6 g. Um aumento significativo na quantidade de ácidos graxos poliinsaturados nas membranas celulares das hemácias foi observado, porém a deformabilidade das hemácias durante o exercício continuou inalterada.

Pontos-chave

- A gordura é uma fonte energética "lenta" em comparação com o carboidrato.
- Quando se utiliza principalmente gordura como fonte energética, os atletas poderão trabalhar somente com 40-60% de sua capacidade máxima de trabalho.
- A maior utilização de gordura, como resultado do treinamento, reduz a utilização dos carboidratos provenientes das reservas de glicogênio no organismo e, conseqüentemente, influenciará a duração da disponibilidade de carboidratos suficientes durante o exercício. Este último terá algum impacto sobre a fadiga muscular quando o exercício é intensivo.
- Nos atletas recomenda-se que a ingestão diária de gordura deve ser relativamente baixa, isto é, < 30 en%, o que tornará possível um aumento na proporção de carboidratos na dieta. As fontes de gordura saturada devem ser evitadas e os alimentos ricos em óleos ou preparados com óleos que sejam ricos em ácidos graxos mono e poliinsaturados, tais como o óleo vegetal e o de peixe, devem ser incentivados.
- Alguns dados muito recentes mostram aprimoramentos no desempenho durante o exercício de baixa intensidade após a adoção de uma intervenção dietética combinada: dieta rica em carboidratos → dieta rica em gordura a curto prazo → dieta rica em carboidratos → competição. No entanto, a maior parte da evidência aponta para o fato de que o desempenho no exercício de alta intensidade é conseguido mais facilmente após se receber uma dieta que seja relativamente rica em carboidratos e pobre em gordura.
- As afirmações de que a L-carnitina, a cafeína, as refeições com TCM, as refeições orais com TG e as dietas ricas em gordura podem aprimorar o desempenho dos atletas de *endurance* durante os eventos de alta intensidade, por meio da aceleração do metabolismo da gordura, ainda não podem ser apoiadas por evidência científica consistente e sólida.

4 Proteína

Um suprimento apropriado de proteína com a dieta diária é essencial para o crescimento e o desenvolvimento de órgãos e tecidos. A hipertrofia muscular depende dos aminoácidos; um suprimento insuficiente de proteína, em geral, ou dos aminoácidos essenciais (aqueles que não podem ser sintetizados pelo corpo humano), em particular, está associado sabidamente com um crescimento alterado. Nos parágrafos subseqüentes, descreveremos resumidamente como as funções biológicas chave dependem de um suprimento apropriado de proteína e como essas funções são influenciadas pelo exercício. Para uma apresentação esquemática do metabolismo da proteína, ver Cap. 13.

RESERVAS DE PROTEÍNAS

O corpo humano não possui uma reserva de proteína comparável à grande reserva de energia existente no tecido adiposo e no glicogênio. Toda a proteína no corpo é representada por proteína funcional, isto é, faz parte das estruturas teciduais ou faz parte dos sistemas metabólicos, tais como sistemas de transporte, hormônios etc. Qualquer quantidade abundante de proteína não poderá ser armazenada na forma de proteína. Conseqüentemente, o corpo degradará a proteína que não foi utilizada, oxidará os aminoácidos liberados e excretará seu nitrogênio juntamente com a urina. Como alternativa, os aminoácidos podem ser convertidos metabolicamente em glicose ou ácidos graxos que poderão ser armazenados nos respectivos reservatórios. Em condições com déficits de energia, os aminoácidos podem ser utilizados preferencialmente como combustível energético para a ressíntese do ATP (25,63,64,71,106,107,125,138,139,157,187,188).

O corpo humano possui três reservatórios principais de proteína funcional:

1. As proteínas plasmáticas e os aminoácidos (AA) plasmáticos
2. Proteína muscular
3. Proteína visceral (órgãos abdominais)

PROTEÍNAS/AMINOÁCIDOS PLASMÁTICOS

A albumina e as hemácias são proteínas plasmáticas importantes. Ambas participam dos processos de transporte (carreadores) e sua quantidade pode estar reduzida como resultado de uma insuficiência prolongada na ingestão de proteína (nitrogênio), na ingesta de energia, ou de uma combinação de ambas. Outras proteínas plasmáticas com uma renovação (*turnover*) rápida, tais como a pré-albumina e a proteína fixadora do retinol, respondem às mudanças a curto prazo e, portanto, têm sido usadas como marcadores para se determinar o estado nutricional (161). Já que o transporte de oxigênio pela hemoglobina desempenha um papel essencial "para alimentar" as cadeias metabólicas da produção de energia, pode-se concluir que qualquer redução significativa na hemoglobina estará associada com uma deterioração no metabolismo e no desempenho (38,209). Em contrapartida, sabe-se que um aumento no nível de hemoglobina conseguido com a utilização de EPO aprimora a capacidade de desempenho e, portanto, é considerado como antiético e dopante.

Os aminoácidos (AA) plasmáticos circulantes perfazem o reservatório central de substâncias protéicas metabolicamente disponíveis. Qualquer proteína consumida irá participar, após a digestão e a absorção, do reservatório plasmático de AA. Todos os aminoácidos (AA) necessários para a síntese da proteína funcional serão retirados desse reservatório de AA.

A composição do reservatório plasmático de AA é mantida dentro de uma variação estreita. A escassez de AA não-essenciais induzirá a produção desses AA pelo organismo (síntese *de novo*). A escassez de AA essenciais, por outro lado, não poderá ser compensada pela síntese *de novo*. Existem apenas duas maneiras de compensar esse tipo de escassez: maior consumo de proteínas contendo esses AA essenciais ou fracionamento da proteína funcional dentro do corpo. O último processo resultará na liberação de AA para o interior do reservatório plasmático. Além de serem os blocos estruturais de todos os tecidos, os AA circulantes desempenham também inúmeras funções chave no metabolismo energético e no sistema nervoso central. Os AA desempenham um papel significativo no metabolismo intermediário; eles são precursores para a gliconeogênese e os hormônios, assim como para os peptídios, que funcionam como neurotransmissores (64,71,80,99,106,107). Qualquer modificação acentuada na composição dos aminoácidos plasmáticos pode, portanto, afetar o ritmo da síntese protéica, o estado de alerta, a sensação de fadiga, o humor etc. (206). Qualquer modificação prolongada também pode ter conseqüências para a saúde.

Influência do Exercício

Sabe-se que o exercício está associado com modificações na composição dos aminoácidos plasmáticos. Foi mostrado que os aminoácidos de cadeia ramificada (AACR: leucina, valina, isoleucina), ao serem oxidados, contribuem para a produção de energia durante o exercício. Como resultado, sua concentração no plasma cairá (1,106,107,187,188). Isso tem duas conseqüências importantes: (i) a oxidação dos AACR resultará na formação de amônia, um produto terminal metabólico conhecido em princípio como sendo tóxico e estando associado com fadiga (29,187,188); e (ii) a relação dos AACR para outros aminoácidos se modificará. Essa modificação acarretará um aumento do transporte para o interior do cérebro de alguns AA, por exemplo, triptofano, que são sabidamente precursores de hormônios e de peptídios no sistema nervoso central. Admite-se que essa captação modificada dos aminoácidos influencia a neurotransmissão e a fadiga (139).

Foi mostrado que uma escassez de carboidratos (glicogênio, glicose sangüínea) acarreta um aumento dramático na utilização das proteínas (AACR) para a produção de energia (106,107,188). Duas linhas de evidência apóiam esse achado:

1. A depleção dos reservatórios de carboidratos endógenos resulta em:
   (a) alterações drásticas nos AA intramusculares e plasmáticos;
   (b) aumentos na atividade dos complexos enzimáticos envolvidos no fracionamento e na oxidação dos AACR;
   (c) elevações rápidas nos níveis intramusculares e plasmáticos de amônia;
   (d) uma redução do período de tempo necessário até a exaustão;
   (e) maior perda de nitrogênio através do suor e da urina.
2. A suplementação com carboidratos, capaz de manter uma quantidade disponível suficiente de carboidratos endógenos, minimiza essas modificações (187-189).

O esforço atlético exaustivo impõe sempre ao corpo um estresse energético e, portanto, resultará em maior utilização de AA, incluindo os essenciais. Em qualquer evento de *endurance*, essa utilização será maximizada quando ocorre depleção dos reservatórios de carboidratos endógenos. Conseqüentemente, os atletas devem saber que o fracionamento da proteína e a oxidação dos AA poderiam ser limitados pelo suprimento de carboidratos durante e imediatamente após o exercício.

PROTEÍNA MUSCULAR

A massa muscular forma o maior reservatório de proteína dentro do corpo. Admite-se que a proteína muscular constitui o reservatório que irá suprir os aminoácidos durante as condições de inanição (125,138). A inanição se caracteriza por uma redução na massa muscular e uma menor capacidade de realizar trabalho muscular. Sabe-se que a inanição, mas também a exaustão física devida aos déficits de energia, modifica a relação anabólica/catabólica na direção do catabolismo. Como resultado, a síntese *de novo* da proteína cairá para níveis mais baixos. A maior degradação e oxidação da proteína, juntamente com uma síntese reduzida, resultarão a seguir em perda global de proteína funcional, que pode ser medida como um equilíbrio nitrogenado negativo. Três objetivos principais podem ser alcançados pelo fracionamento do tecido muscular nestas circunstâncias:

1. Liberação de aminoácidos para serem utilizados na produção de energia e na manutenção de um nível sangüíneo normal de glicose (gliconeogênese).
2. Suprimento de aminoácidos essenciais para manter uma composição normal dos aminoácidos plasmáticos.
3. Liberação de glutamina para manter um nível plasmático normal dessa substância, que é considerada importante para um bom estado imune funcional e uma boa função intestinal.

Influência do Exercício

A maior oxidação dos aminoácidos, assim como as perdas de nitrogênio induzidas pelo exercício, foram descritas em muitos estudos (25,64,106,107,157,187,188). Houve controvérsias na tentativa de se esclarecer se os AA oxidados durante o exercício prolongado provêm do músculo, do

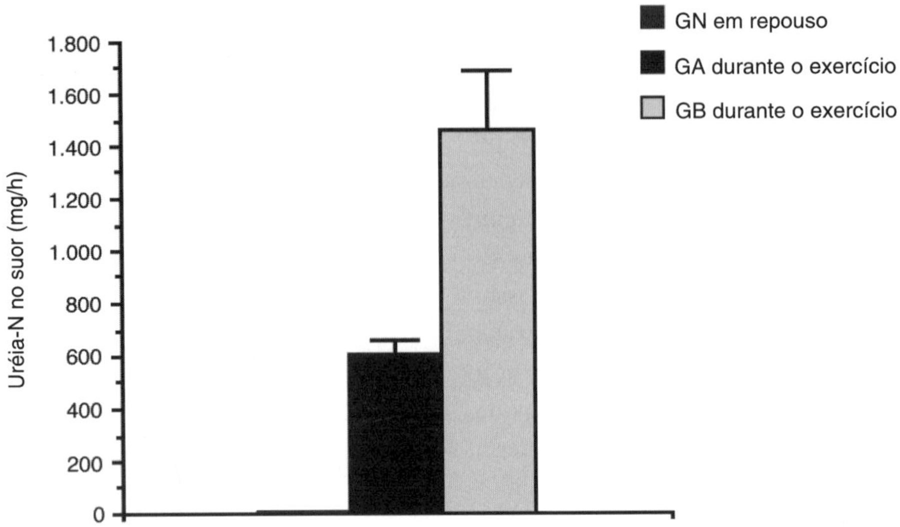

Fig. 19 Influência da disponibilidade de carboidratos sobre as perdas de nitrogênio na forma de uréia-N no suor em repouso e durante o exercício. GN, glicogênio normal; GA, glicogênio alto; GB, glicogênio baixo. De Lemon and Mullin, *Med. Sci. Sports Exerc.* 1981, 3: 141-149. Reproduzida com autorização do American College of Sports Medicine.

trato gastrintestinal incluindo o fígado, ou de ambos. As mensurações por determinados grupos musculares (pela determinação das diferenças arteriovenosas de AA) mostraram que alguns aminoácidos são produzidos por e/ou liberados a partir do músculo durante o exercício. Entretanto, esse evento pode não refletir necessariamente o fracionamento total do tecido muscular, pois o músculo também é capaz de sintetizar aminoácidos. Os exemplos deste último fato são a alanina proveniente do piruvato e o nitrogênio que deriva do metabolismo dos AACR.

Outros eventos também podem influenciar a perda de proteína pelo músculo. O dano microscópico das fibras musculares devido à influência do estresse mecânico pode ocorrer (especialmente) nas provas de corrida e durante o trabalho negativo (contrações excêntricas, como, por exemplo, caminhar ou correr costa abaixo). Esse dano induz processos de reparo e de inflamação após o exercício, que resultarão na percepção de dor, mais intensamente 2-4 dias depois (o denominado início tardio da dor muscular, ITDM) (6). Basicamente, esses processos de reparo necessitam do fornecimento de AA. Entretanto, por si só o fracionamento das células musculares danificadas resultará na liberação de aminoácidos no mesmo reservatório dessas substâncias de onde provieram os aminoácidos usados para a síntese protéica espontânea. Portanto, o catabolismo induzido mecanicamente não resultará necessariamente em perda global de proteína/aminoácidos nem em uma maior demanda.

PROTEÍNA VISCERAL

Depois dos músculos, os tecidos viscerais (basicamente os órgãos abdominais) formam o segundo maior reservatório de proteína. Os aminoácidos provenientes desse reservatório podem ser fornecidos/permutados antes de serem utilizados outros reservatórios. Foi observado que o fígado, em particular, contribui de maneira significativa para a permuta interórgãos dos aminoácidos durante o jejum e o estresse físico induzido pelas enfermidades (125).

Influência do Exercício

O exercício pode induzir uma maior contribuição de proteína visceral para a permuta de aminoácidos entre os órgãos (157). Entretanto, houve alguma especulação acerca da contribuição quantitativa dos AA provenientes desse reservatório para o metabolismo energético e a gliconeogênese e, conseqüentemente, para a perda de nitrogênio com o suor e a urina durante e após o exercício. Embora tenha sido sugerido no passado que a perda de nitrogênio induzida pelo exercício derivava principalmente da proteína muscular, existem indicações de que os tecidos viscerais, que sofrem uma grande redução no fluxo sangüíneo e, em algumas condições, podem tornar-se isquêmicos (especialmente o cólon (31)), podem proporcionar uma contribuição significativa (157). As observações dos efeitos do exercício sobre a renovação (*turnover*) da proteína intestinal indicaram uma síntese protéica reduzida e uma maior

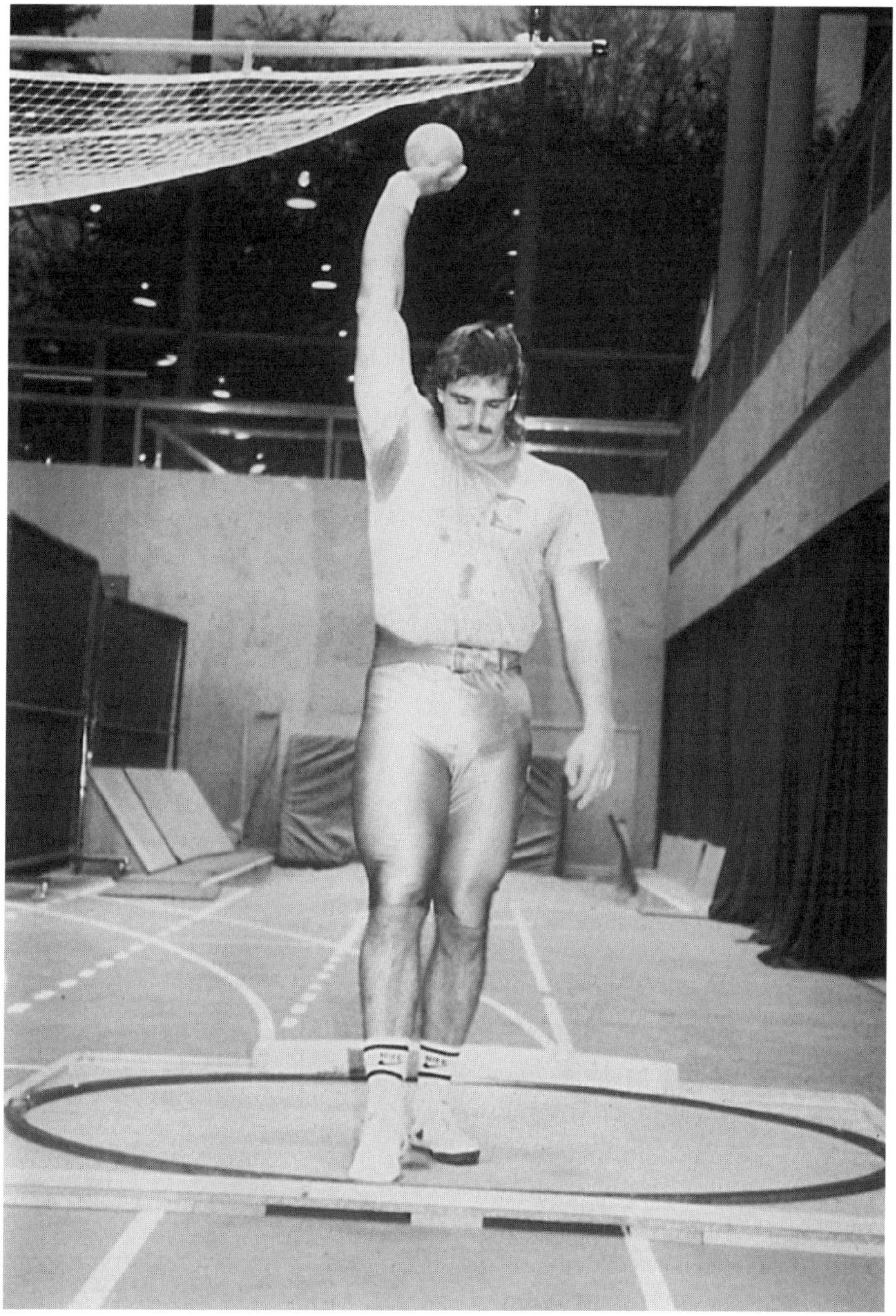

Fig. 20 Ex-campeão mundial no lançamento de peso Werner Günthor. Os atletas de força se caracterizam por uma grande massa muscular.

degradação de proteína durante o exercício (31,193). Com base nos parágrafos precedentes, pode-se concluir que a principal razão pela perda global de proteína (nitrogênio) como resultado do exercício de *endurance* é a utilização dos aminoácidos, derivados de diferentes reservatórios, no metabolismo energético intermediário. Sabe-se que o processo é intensificado durante o estresse energético, como acontece em um estado de necessidades energéticas rápidas na vigência de uma depleção de glicogênio e que resulta em um equilíbrio nitrogenado negativo (25,106,107,187,188).

INGESTÃO DE PROTEÍNA

A variação média da ingestão diária recomendada para proteína nos países europeus é de 54-105 g para homens adultos e de 43-81 g para mulheres adultas (183). Em comparação, a quantidade diária recomendada (QDR) nos Estados Unidos alcança os 58 e 50 g, respectivamente, ou 0,8-0,9 g/kg de peso corporal/dia (131). Em geral, a ingestão de proteína pelas pessoas sadias no mundo ocidental, enunciada como en% de ingestão diária total, chega aos 10-15 en%, resultando em ingestões diárias de aproximadamente 50-110 g para ingestas energéticas de 2.000-3.000 kcal. Esse número não parece mudar muito nos atletas envolvidos em um exercício pesado prolongado. Um valor de 12 en% foi observado durante a competição de ciclismo Tour de France com um dispêndio e uma ingestão de 6.500 kcal diárias durante 3 semanas (165). Portanto, pode-se concluir que a maior ingesta energética que é necessária para compensar a energia gasta no exercício de *endurance* resulta automaticamente em uma ingestão maior de proteína. Conseqüentemente, esta última parece ser um percentual mais ou menos constante das ingestas energéticas totais. No entanto, essa relação não existe nos atletas vegetarianos, para os quais em geral se admite que adotam ingestões diárias de proteína relativamente baixas, em virtude da densidade protéica reduzida dos alimentos que eles consomem (141). Além disso, em geral sua ingesta energética também é relativamente baixa (55). O mesmo é válido para as mulheres atletas que consomem apenas pequenas quantidades de alimento a fim de manter um peso corporal relativamente baixo, como acontece com as ginastas e as bailarinas (176) e, surpreendentemente, também com as corredoras de longa distância (151).

Existe uma grande evidência de que a necessidade de proteína dos atletas de *endurance* varia de 1,2 a 1,8 g/kg de peso corporal/dia (105-108). Existem dados apenas limitados acerca dos atletas que participam nos desportos de força e que possuem massa muscular relativamente alta e uma massa de gordura baixa. Admite-se com freqüência que esses atletas necessitam de mais proteína que os atletas de *endurance* (principalmente por causa de sua maior massa corporal magra) para conseguir um estado ótimo de treinamento e de desempenho. Entretanto, com bastante freqüência isso foi sugerido exclusivamente por causa de suas altas ingestões protéicas observadas, às vezes > 4 g/kg de peso corporal (PC) (108). Entretanto, o último não significa que isso seja necessário. Estão disponíveis apenas uns poucos estudos bem controlados sobre balanço nitrogenado em atletas de força. Tarnopolsky *et al.* (182) determinaram o balanço nitrogenado em seis fisiculturistas de elite, seis atletas de *endurance* de elite e seis indivíduos controles que não treinavam. Ele observou que os atletas de *endurance* necessitam de 1,67 vez mais proteína diária que os indivíduos controles que não treinavam. Os fisiculturistas necessitavam apenas de 1,05 vez mais proteínas para manter o balanço nitrogenado. Entretanto, levando-se em conta que esse estudo foi realizado durante um período de 10 dias e que a carga de treinamento não foi descrita de forma explícita, não ficou claro até que ponto esses dados representam a situação verdadeira durante os períodos mais longos dos programas com flutuações diárias do treinamento intensivo. Walberg *et al.* (191) estudaram os levantadores de pesos em um esquema de redução ponderal/treinamento. Ela observou que 0,8 g de proteína/kg de peso corpo-

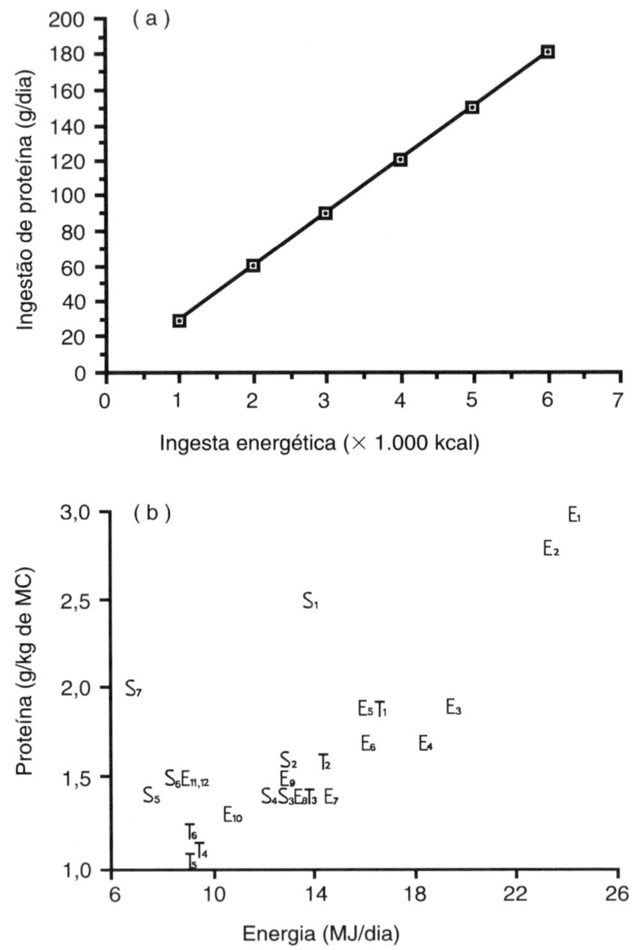

Fig. 21 (a) Ingestão de proteína enunciada como 12 en% da ingesta energética diária total. Observar que um aumento na ingesta energética total resultará automaticamente em um maior consumo de proteína. Foi observado que este último pode chegar a aproximadamente 12 en% nos atletas de *endurance*, até mesmo durante o Tour de France. (b) Ingestão de proteína em relação ao consumo de energia. E, *endurance*; S, força; T, desportos de equipe. Esses dados mostram uma relação clara entre o consumo de energia e de proteína. Os atletas que consomem menos de 1.500 kcal podem estar propensos a uma ingestão marginal ou insuficiente de proteína. Pode ser aconselhável alguma suplementação protéica destinada a aprimorar a densidade protéica da dieta. Reproduzida de Erp-Baart *et al.* *Int J Sports Med* 1989, 10, Suppl. 1:S3-S10, com autorização de Georg Thieme Verlag, Stuttgart e New York.

ral/dia resultava em um balanço nitrogenado negativo, enquanto duas vezes a QDR, de 1,6 g por kg/dia, resultava em um balanço nitrogenado positivo. Esses dados indicam que as necessidades de proteína nos atletas de força podem estar apenas ligeiramente aumentadas. No entanto, os atletas com uma alta renovação (*turnover*) energética ou que consomem dietas com um baixo conteúdo energético podem estar propensos a uma redução nos níveis sangüíneos de glicose e nas reservas de glicogênio, que podem ambos induzir uma oxidação maior de aminoácidos. Independentemente desses estudos do balanço nitrogenado, em geral se admite que as ingestões de 1,5-2,5 g/kg de peso corporal contribuem para um bem-estar ideal e um desempenho ótimo nos atletas de força (108).

Um estudo recente acerca da sobrecarga com proteína em atletas de força, porém, demonstrou que a renovação (*turnover*) das proteínas mais que dobrava (tanto a síntese quanto o fracionamento aumentavam em > 100%) quando eram suplementadas 2 g de proteína/kg de peso corporal, além de uma ingestão protéica normal com os alimentos de 1,3 g/kg de peso corporal. Como resultado, a excreção de nitrogênio com a urina também mais que duplicava. Durante o período de treinamento de 4 semanas nesse estudo em particular, os atletas de força ganhavam muito mais massa muscular. Isso sugeria que o ritmo absoluto de renovação protéica em combinação com os estímulos do treinamento poderia determinar de alguma forma os aumentos da massa corporal magra (66). Assim sendo, apesar de as ingestões na variação de 2,0-3,0 g/kg de peso corporal parecerem ser supérfluas do ponto de vista da demanda, elas podem exercer um certo efeito anabólico.

SUPLEMENTAÇÃO COM PROTEÍNA

Em termos de demanda nutricional, parece que a suplementação com proteína conseguida ao se aumentar a ingestão protéica diária até um nível superior a 12-15 en% será por demais alta para a maioria dos atletas. Levando-se em conta que uma ingesta energética diária mais alta nos atletas de *endurance* também resultará em uma ingestão mais alta de proteína, o valor da suplementação protéica para o desporto de *endurance* pode ser questionado. Com base na relação observada entre o consumo de energia e o consumo de proteínas, os atletas que despendem e ingerem 5.000 kcal/dia estarão ingerindo duas vezes mais proteína que as pessoas não envolvidas no exercício e que despendem/ingerem apenas 2.500 kcal/dia. Assim sendo, a ingestão de proteína para qualquer atleta de *endurance* será suficiente desde que a dieta seja bem balanceada e contenha uma grande variedade de fontes protéicas, tais como carne magra, peixe, produtos lácteos, ovos e proteínas vegetais. A suplementação pode estar justificada nos atletas que competem em determinadas classes ponderais e que combinam o treinamento intensivo com programas de redução ponderal. Os atletas vegetarianos também, que consomem dietas com baixos índices energético e protéico (55,141), ou os atletas que por qualquer razão são incapazes de ingerir uma quantidade suficiente de proteína, podem ser beneficiados por alguma suplementação protéica com o objetivo de que seja conseguida uma ingestão de 1,2-1,8 g/kg de peso corporal por dia. Isso pode ser conseguido ao se ingerir uma quantidade moderada (10-30 g) de pó de proteína, por exemplo, misturado em um líquido. Os exemplos de suplementação são representados por todas as categorias que correm risco de adotar uma ingesta marginal de nutrientes, como descrito no Cap. 1 (Quadro 1), especialmente aqueles que ingerem < 1.500 kcal/dia (23,176). Basicamente, as fontes protéicas usadas para a suplementação ou como parte das refeições de reposição, feitas durante "os dias com exercício de *endurance* prolongado", devem ser pobres em gordura, facilmente digeríveis e de qualidade apropriada. A proteína do leite, os hidrolisados da proteína do leite e suas combinações com a proteína do soro do leite ou a proteína da soja são apropriadas para essas finalidades. Essas fontes protéicas são muito pobres em gordura, isentas de colesterol e não elevam a ingestão de purina nem os níveis sangüíneos de ácido úrico. Em termos de saúde, esses suplementos podem substituir também uma parte substancial da alta ingestão diária de proteínas animais e o consumo muito freqüente de ovos nos atletas de força com um peso muito alto com a finalidade de reduzir a natureza aterogênica de suas dietas (62).

Não deve ser omitido que as refeições ingeridas durante os eventos de ultra-*endurance*, tais como o triatlon, as competições de ciclismo que levam vários dias e as escaladas nas grandes altitudes, e que substituem as refeições normais, podem ser constituídas por carboidrato, gordura e proteína em uma relação de 60-70 en% de carboidrato, 10-15 en% de proteína, 25-30 en% de gordura.

Os aspectos da suplementação com aminoácidos podem ser encontrados no Cap. 10. As revisões recentes que apresentam mais detalhes acerca do metabolismo das proteínas e do exercício podem ser encontradas nas referências 224 e 225.

Pontos-chave

- É necessário um consumo suficiente de proteína para se conseguir um crescimento muscular ótimo e o reparo relacionado ao exercício do dano muscular e das adaptações enzimáticas.
- A demanda de proteína dos atletas aumenta e, de conformidade com o atual conhecimento, chega a aproximadamente 1,2-1,8 g/kg de peso corporal para os atletas de *endurance* e a aproximadamente 1,0-1,2 g/kg de peso corporal nos atletas de força. A razão para esse aumento é a maior utilização de aminoácidos na produção oxidativa de energia durante o exercício físico — um processo que é intensificado sabidamente nos níveis mais altos de trabalho de *endurance* assim como em um estado de depleção das reservas de carboidratos.
- Existe uma íntima relação entre ingesta energética e consumo de proteína. Conseqüentemente, em geral os atletas de *endurance* ingerem uma quantidade de proteína que é maior que a quantidade de que necessitam. Pelo contrário, os atletas que ingerem dietas de baixo conteúdo calórico também podem evidenciar ingestões protéicas baixas, que poderão não compensar a perda total de nitrogênio sofrida pelo corpo. Isso pode influenciar negativamente os processos da síntese protéica e as adaptações ao treinamento. A essas categorias pertencem os fisiculturistas, os atletas que competem de conformidade com as classes ponderais, os ginastas, os dançarinos, as mulheres corredoras de longa distância e, em algumas circunstâncias, os atletas vegetarianos.
- A ingestão/suplementação protéica acima dos níveis que são necessários normalmente não conseguirão aprimorar a força muscular nem o desempenho. Os blocos estruturais da proteína, que são os aminoácidos, também participam em numerosas vias e processos metabólicos. Sabe-se que alguns dos aminoácidos influenciam a secreção hormonal e a neurotransmissão.
- Admite-se que as alterações induzidas pelo exercício na neurotransmissão influenciam a fadiga/o desempenho. Entretanto, ainda faltam dados capazes de confirmar os efeitos benéficos de determinados aminoácidos, como aqueles presentes nos suplementos alimentares atualmente disponíveis.
- O uso de aminoácidos específicos, com a intenção de influenciar as vias metabólicas envolvidas no surgimento da fadiga e na produção hormonal, requer mais pesquisa antes que os atletas possam ser informados positivamente acerca de seus benefícios (ver também Cap. 10).

Aspectos da Desidratação e da Reidratação nos Desportos II

Líquidos e Eletrólitos 5

RESERVAS DE LÍQUIDOS

O líquido é esquecido com freqüência nas discussões acerca das necessidades de nutrientes. Os seres humanos podem viver por um período de tempo prolongado sem a ingestão de macro e micronutrientes, porém não sem água. A água é fundamental para todos os processos metabólicos no corpo humano. Ela permite o transporte pela circulação das substâncias que são necessárias para o crescimento e a produção de energia e a permuta de nutrientes e de metabólitos entre os órgãos e o meio externo. O equilíbrio hídrico no corpo é regulado por hormônios e depende da presença de eletrólitos, especialmente sódio e cloro. Os próximos parágrafos explicarão a importância da água e dos eletrólitos para a homeostasia dos líquidos do indivíduo que se exercita.

A água é o maior componente do corpo humano, representando 45-70% do peso corporal total. Um ser humano médio pesando 75 kg "contém" cerca de 60% ou 45 litros de água. O músculo contém aproximadamente 70-75% de água, enquanto o tecido adiposo contém apenas cerca de 10-15% (168). Isso permite deduzir que os atletas treinados que possuem uma alta massa corporal magra e uma baixa massa de gordura terão um conteúdo hídrico relativamente alto. Em condições normais (ingestão adequada de líquido) o conteúdo hídrico corporal é mantido de uma forma extremamente constante. Não é possível armazenar água no corpo, pois os rins excretarão qualquer excesso de água. Por outro lado, é possível desidratar o corpo ao gerar um desequilíbrio entre a ingestão e a perda de líquidos. Nesta situação, a água será perdida por dois compartimentos principais nos quais normalmente o conteúdo hídrico é mantido constante.

1. O compartimento intracelular.
2. O compartimento extracelular.

O compartimento extracelular pode ser subdividido em interstício (espaço entre as células) e vásculo (espaço dentro dos vasos sangüíneos). Uma membrana celular semipermeável separa a água intracelular da água que circunda as células. O conteúdo hídrico de todos os compartimentos é determinado principalmente pela pressão osmótica, causada por partículas osmoticamente ativas, principalmente proteínas, eletrólitos e glicose. Por causa da semipermeabilidade das membranas, assim como do bombeamento iônico, a concentração dos eletrólitos nos compartimentos intra e extracelulares difere. A água propriamente dita consegue atravessar livremente as membranas celulares. A osmose é definida como a passagem da água de uma região com concentração mais baixa de solutos para uma região com concentração mais alta. O resultado final desse desvio da água consiste em igualar as duas concentrações dos solutos. No ser humano, os desvios dos líquidos corporais ocorrem com a finalidade de normalizar os líquidos extracelulares com uma osmolalidade de aproximadamente 290 mosmol.

Além da concentração dos solutos, a pressão arterial também exerce um efeito importante sobre a permuta dos líquidos. A pressão arterial, juntamente com os efeitos osmóticos, determina o ritmo com que a água deixa a circulação e penetra nos tecidos, ou entra na corrente sangüínea a partir dos tecidos. Uma mudança em um compartimento, por exemplo, a pressão ou a concentração dos solutos, pode influenciar direta ou indiretamente o estado dos líquidos/dos solutos dos outros compartimentos. Por exemplo, durante as primeiras horas com privação de água, o líquido é perdido principalmente pelo compartimento extracelular. O volume dos líquidos no sangue e do plasma diminuirá, resultando em um fluxo de água de compensação do tecido (interstício) para o sangue. Com a persistência nos déficits de água, a água tecidual restante se tornará, portanto, cada vez mais concentrada. Isso dará início a uma perda de água pelas células, resultando finalmente em desidratação celular. Sabe-se que a desidratação tanto extracelular (tecidual) quanto celular desencadeia a sensação de sede, que é um estímulo para ingerir água, para a reidratação (74). O exercício físico intensivo, especialmente quando executado em um clima quente, pode acarretar modificações dramáticas no conteúdo hídrico assim como na concentração eletrolítica nos diferentes compartimentos (129,166-168). As modificações nos hormônios reguladores dos líquidos estimularão os rins a reabsorver água e sódio nessas circunstâncias (136). A desidratação severa acarretará uma deterioração do metabolismo e da permuta de calor.

LÍQUIDOS E ELETRÓLITOS INTRACELULARES

O conteúdo intracelular total de líquidos representa aproximadamente 30 litros, cerca de dois terços da água corporal total. A água é mantida principalmente dentro das células por uma força osmótica causada pelo conteúdo eletrolítico e protéico relativamente alto. Uma concentração aproximada dos eletrólitos no líquido intracelular é fornecida no Quadro 2. Sódio e cloro (fora das células) e magnésio e potássio (dentro das células) são os eletrólitos mais importantes que exercem algum efeito sobre o conteúdo hídrico das células.

Influência do Exercício

As contrações musculares resultarão na produção e no acúmulo de metabólitos dentro da célula. Inicialmente esses metabólitos acarretarão um gradiente osmótico que resulta em captação global de água para dentro da célula. Ao mesmo tempo, os processos de transporte são iniciados e ocorrem mudanças na permeabilidade das membranas. Esses induzirão a transferência de metabólitos e de potássio do lado interno para o externo da célula. Como resultado, a água intersticial se tornará hipertônica (mais concentrada) em comparação com o sangue, com o resultado de que a água será

Quadro 2 Concentração aproximada (mmol/l) de eletrólitos no líquido intracelular e no plasma (114)

	Intracelular (músculo esquelético)	Extracelular (água no plasma)
Cationtes		
Sódio	10	130-155
Potássio	150	3,2-5,5
Cálcio	0	2,1-2,9
Magnésio	15	0,7-1,5
Aniontes		
Cloro	8	96-110
Bicarbonato	10	23-28
Fosfatos orgânicos	65	0,7-1,6

desviada do sangue para o interstício. O aumento sincrônico na pressão arterial favorecerá ainda mais esse desvio (49,74,166,167). Como resultado, o volume plasmático diminuirá imediatamente em ±10% após o início do exercício e retornará lentamente para um nível mais baixo de 3-5% daí em diante. Assim sendo, o volume muscular aumenta durante o exercício como resultado dos desvios dos líquidos para dentro do músculo esquelético. Esse aumento é mais pronunciado durante o trabalho anaeróbico de alta intensidade, que acarreta uma grande produção e acúmulo de ácido lático intracelular.

A hemoconcentração secundária pode ocorrer em qualquer caso quando a desidratação se processa durante o exercício (166). A seguir, o reservatório hídrico *entre* o sangue e o espaço intracelular pode ser *estressado* pelos dois lados. Por um lado, as células musculares poderão captar água, como descrito anteriormente. Por outro lado, as grandes perdas de suor acarretarão uma diminuição do volume plasmático e um aumento nos níveis sangüíneos dos eletrólitos. Essas alterações ajudam a remover água do espaço intersticial. Finalmente, se essa situação continua, todo o processo des-

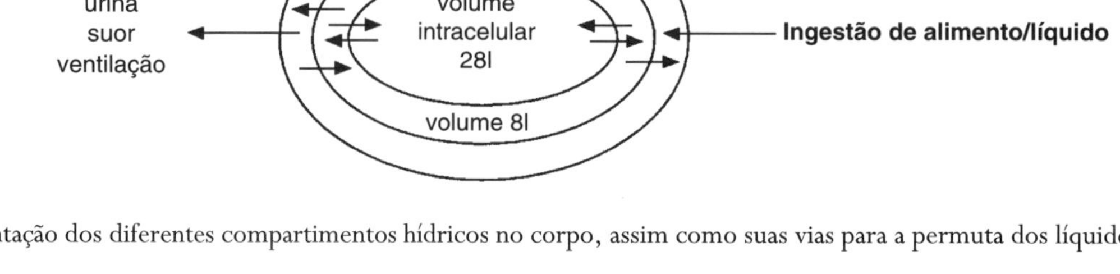

Fig. 22 Representação dos diferentes compartimentos hídricos no corpo, assim como suas vias para a permuta dos líquidos.

crito inicialmente será revertido e ocorrerá desidratação intracelular (74,166,168).

LÍQUIDOS E ELETRÓLITOS EXTRACELULARES

Como descrito anteriormente, o espaço extracelular pode ser dividido em dois subcompartimentos:

1. Interstício, o espaço que circunda as células e que constitui o líquido intersticial.
2. Vásculo, o espaço dentro dos vasos sangüíneos, para o plasma sangüíneo.

O conteúdo total de água desses compartimentos é de aproximadamente 11,5 e 3,5 litros, respectivamente, produzindo um total de 15 litros de líquido extracelular, igual a 50% do líquido intracelular (166). O líquido intersticial é o meio de permuta entre as células e o sangue. O sangue é o meio de transporte final para fornecer oxigênio e nutrientes aos tecidos e para transportar a água e os produtos terminais metabólitos tipo lactato, amônia e CO_2 até os pulmões, o fígado, os rins e a pele para eliminação e/ou excreção.

A regulação da homeostasia hidreletrolítica, por meio dos processos de excreção/retenção nos rins, está sujeita a complexos estímulos hormonais (186). A concentração eletrolítica aproximada desses dois subcompartimentos é apresentada no Quadro 2. As principais diferenças nas concentrações dos eletrólitos são observadas com o potássio e o sódio. O potássio é o principal íon intracelular. O sódio e o cloro são os principais íons extracelulares. Portanto, sódio e cloro podem ser considerados como os eletrólitos mais importantes osmoticamente ativos.

Influência do Exercício

O conteúdo hídrico do tecido muscular aumentará e o plasma sangüíneo diminuirá, em virtude das contrações musculares repetidas. Com o exercício contínuo, o conteúdo hídrico de todos os compartimentos sofrerá uma redução maior como resultado da perda de líquido por transpiração e perda insensível de água através dos pulmões. A última nor-

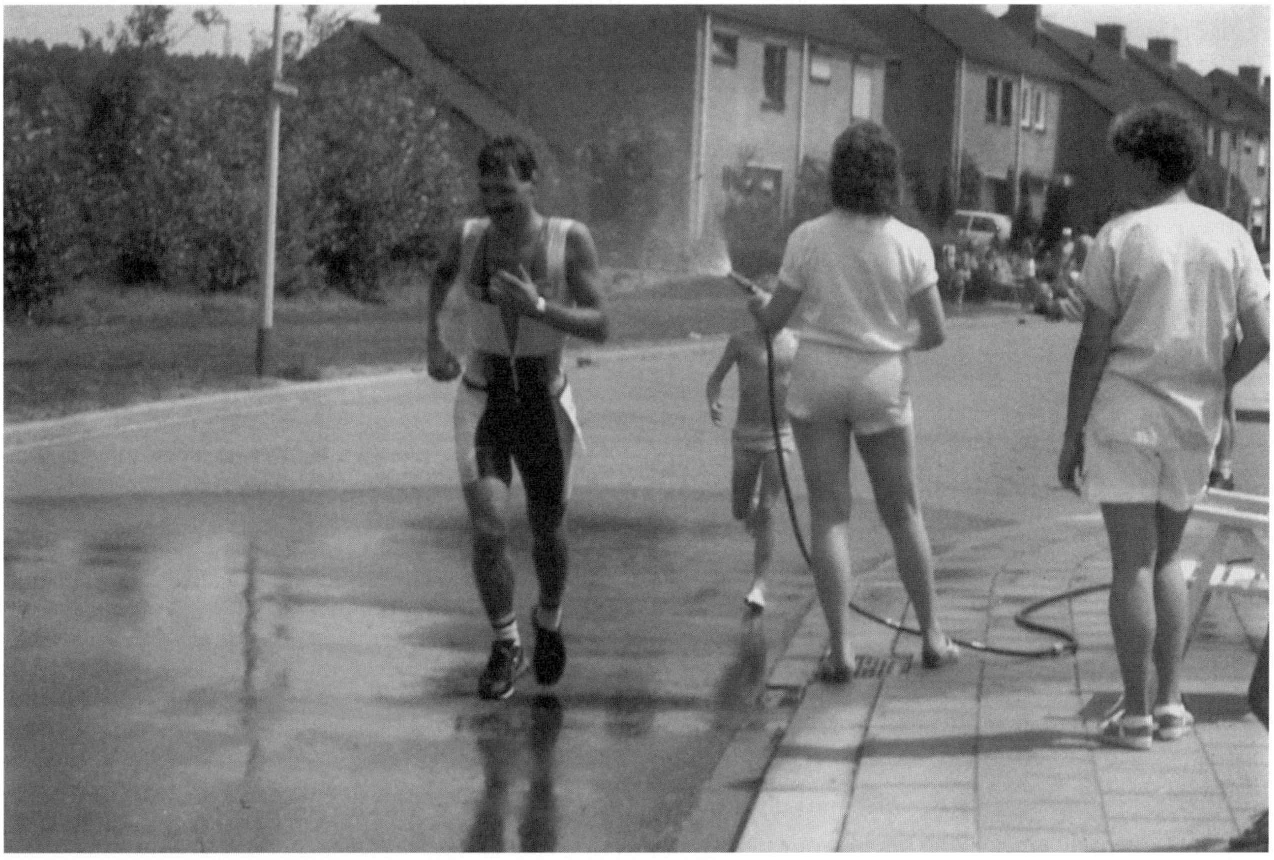

Fig. 23 As competições de ultra-*endurance* em um clima quente podem representar um risco para a saúde. Roupa mínima em cores claras e ingestão regular de líquidos são necessárias para minimizar o estresse térmico.

Quadro 3 Conteúdo em eletrólitos de amostras de suor obtidas no corpo inteiro, derivados dos dados de 13 estudos

Eletrólito	Cl^-	Na^+	K^+	Ca^{2+}	Mg^{2+}
Média (mmol/l)	28,6	32,7	4,4	1	0,79
DP	13,5	14,7	1,3	0,7	0,6
Média (mg/l)	1014	752	173	40	19
DP	481	339	52	27	15
Variação (mg/l)	533-1495	413-1091	121-225	(13-67)	4-34
Biodisponibilidade	100%	100%	100%	30%	35%
Fator de correção	0	0	0	× 3,33	× 2,86
Variação da reposição proposta (mg/l)	500-1500	400-1100	120-225	45-225	10-100

Para os eletrólitos principais o quadro representa 274 observações feitas em 123 indivíduos. Admite-se que a absorção total no intestino é de 100% para Cl^-, Na^+ e K^+ e de 30% e 35% para Ca^{2+} e Mg^{2+}, respectivamente. Assim sendo, a reposição dos eletrólitos perdidos requer quantidades iguais de Na^+, Cl^- e K^+, porém maiores quantidades de Ca^{2+} e Mg^{2+}. Ao se levar em conta uma correção para a absorção, observa-se um nível superior de reposição (32,212). Reproduzido com autorização de Chapman & Hall, Londres (142-144). O argumento de que o conteúdo de sódio das refeições ingeridas após o exercício é suficiente para compensar as perdas é enganoso, pois as refeições pós-exercício *não* compensam as perdas ocorridas durante o exercício.

malmente é muito pequena, mas pode exercer um maior impacto durante as atividades realizadas em uma grande altitude. A produção metabólica de água durante o exercício de *endurance* pode ser significativa, mas é insuficiente para compensar os líquidos perdidos através da transpiração. Dependendo da intensidade do exercício, do estado de treinamento, das circunstâncias climáticas e do tamanho corporal, as perdas de suor podem variar de umas poucas centenas de mililitros a > 2 litros por hora (32,196).

Pelo fato de um volume plasmático normal ser de primordial importância para se manter um fluxo sangüíneo apropriado através dos *tecidos que estão sendo exercitados*, pode-se deduzir que uma redução significativa no volume plasmático prejudicará o fluxo sangüíneo. Por sua vez, isso dará origem a um transporte reduzido de substratos e de oxigênio para os músculos, que deles necessitam para a produção de energia. Será prejudicado também o transporte de produtos de desgaste metabólico, incluindo calor, do músculo para os *órgãos responsáveis pela eliminação*, tais como o fígado e a pele. Isso pode resultar em uma menor capacidade de produção de energia e em fadiga. A menor transferência de calor dos músculos para a pele resulta em elevação da temperatura central (32,114,167,168).

Em particular, os atletas de *endurance* que se exercitam em um clima quente podem estar propensos à desidratação → exaustão induzida pelo calor → intermação/colapso (129,167,168,181). A concentração eletrolítica do suor é mais baixa que aquela do sangue. Isso significa que uma quantidade relativamente maior de água que de eletrólitos será perdida pelo sangue. (As concentrações dos eletrólitos no suor são fornecidas no Quadro 3.) Conseqüentemente, a desidratação devida à perda de suor dará origem a um aumento na concentração dos eletrólitos no sangue (114).

Entretanto, isso só acontece quando nenhuma água é ingerida para compensar os líquidos perdidos. As grandes perdas de suor e a compensação conseguida pela ingestão de água potável podem até mesmo induzir uma hiponatre-

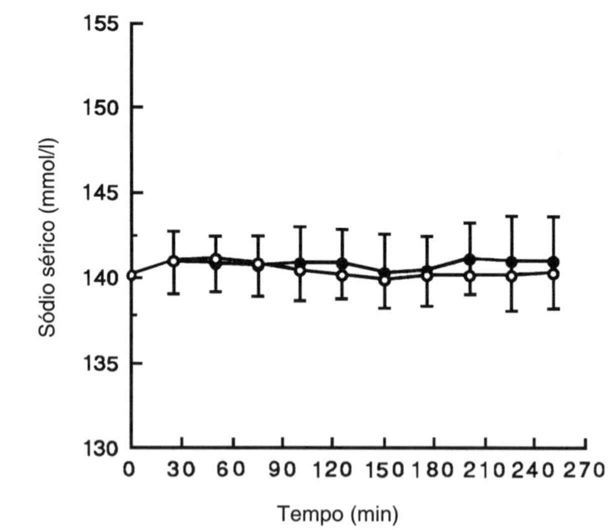

Fig. 24 Durante um biatlo intensivo de 4 horas (3 horas pedalando, 1 hora correndo), o sódio plasmático foi medido em 8 triatletas de elite que vinham ingerindo água potável (— ○ —) e em oito atletas que vinham ingerindo uma bebida isotônica de glicose e eletrólitos contendo 600 mg de sódio/litro (— ● —). A ingestão total de líquido foi de 600 ml/hora. Não foi observado qualquer efeito da ingestão de sódio sobre a concentração sérica de sódio. Dados obtidos de Brouns (214).

mia e, conseqüentemente, sinais de intoxicação pela água já foram observados em corredores de maratona e triatletas. Uma revisão abrangente desse tópico foi realizada por Noakes (226). A hiponatremia pode existir nas formas sintomática e assintomática. A hiponatremia sintomática se caracteriza por uma redução significativa no sódio sérico, na osmolalidade, no volume plasmático, no volume dos líquidos intracelulares assim como no volume do líquido extracelular. Essas alterações mantêm paralelismo com as alterações observadas na função cerebral, incluindo o coma.

As sessões regulares de treinamento de *endurance* que resultam em grandes respostas sudoríparas produzirão adaptações a favor de uma melhor manutenção do equilíbrio hidreletrolítico. As glândulas sudoríparas se adaptarão para absorver sódio, e o volume plasmático tenderá a aumentar. Além disso, a sensibilidade aos hormônios reguladores dos líquidos será aprimorada (114,129,196). A transpiração se tornará mais "econômica e efetiva". Menos suor gotejará e será perdido pelo corpo. Não obstante, as pessoas treinadas que se exercitam com seus níveis máximos da capacidade de desempenho de *endurance* estarão propensas à desidratação durante uma competição ou um treinamento intensivo, pois o estresse termogênico, causado por taxas metabólicas extremamente altas, induzirá taxas de transpiração máximas.

INGESTÃO DE LÍQUIDOS E ELETRÓLITOS

A ingestão diária de líquidos está associada normalmente com o consumo de alimentos (alimentos salgados/condimentados) e com a presença de boca seca. Em grande parte isso é responsável pelo comportamento aprendido (condicionado) que induz o indivíduo a beber. Entretanto, a sede verdadeira surge como conseqüência da desidratação intra e extracelular (74).

Em geral, a ingestão de líquidos deve ser igual à renovação (*turnover*) diária total de água, que é considerada como sendo de aproximadamente 4% do peso corporal em adultos (131). A renovação (*turnover*) da água total pode variar acentuadamente, em particular por causa das diferenças na taxa metabólica (o exercício influenciará consideravelmente esse fator) e na perda insensível de água. Esta última pode ser influenciada poderosamente por circunstâncias climatológicas assim como pela atitude. A perda aguda de água em grandes quantidades pode resultar também da diarréia. A necessidade diária de água representa basicamente a quantidade necessária para equilibrar as perdas insensíveis (através da respiração e da pele) e para fornecer aos rins a quantidade mínima de líquido necessária para a excreção dos produtos terminais metabólicos, tais como uréia, e dos eletrólitos. Uma ingestão mínima de líquido de 1,5-2,0 l/dia para um homem de 70 kcal pode ser necessária para que sejam evitados os distúrbios metabólicos e os problemas renais.

Para os indivíduos sedentários normais, um nível de ingestão de 1 ml/kcal de dispêndio de energia parece ser uma recomendação geral (131). Uma ingestão normal de líquido, de conformidade com uma renovação diária normal de água, alcança conseqüentemente 2,5-3,0 l/dia. Esse princípio, pelo menos em algumas condições, aplica-se também aos atletas que exibem uma renovação (*turnover*) mais alta de energia. Uma competição de ciclismo de montanha, por exemplo, na qual são gastas 6.000 kcal/dia, pode então exigir pelo menos 6 litros de líquido. Um nível de 6 litros de ingestão de líquidos já foi relatado nessas circunstâncias (165). A corrida de uma maratona (custo energético de aproximadamente 3.000 kcal (137)) acarretaria então uma demanda extra de líquidos de 3 litros.

As demandas diárias *mínimas* para adultos, fornecidas pelo National Research Council (1989) para sódio, cloro e potássio, que são os principais eletrólitos ativos na homeostasia da água e que também são perdidos através do suor, são de 500, 750 e 2.000 mg, respectivamente. A ingestão diária de alimentos em geral resulta em ingestões muito mais altas que esses números. Portanto, a suplementação não é aconselhável. No entanto, nos casos de perdas substanciais, como acontece durante uma diarréia aguda ou em decorrência da transpiração intensiva e prolongada, os níveis dos eletrólitos no plasma poderão ser ameaçados. Nestes casos é aconselhável incluir alguns eletrólitos nas soluções para reidratação.

SOLUÇÕES PARA REIDRATAÇÃO

As soluções para reidratação dos atletas em geral são produzidas com o intuito de que sejam repostos os líquidos e os minerais perdidos pela transpiração assim como quantidades limitadas de energia na forma de carboidratos. As três substâncias são perdidas ou usadas durante o exercício de *endurance*. Intensidades mais altas do exercício tornam necessário um maior grau de produção de energia para o qual o carboidrato é extremamente apropriado como fonte energética. Conseqüentemente, com as intensidades mais altas do exercício, será produzido mais calor metabólico. Conseqüentemente, o ritmo de transpiração au-

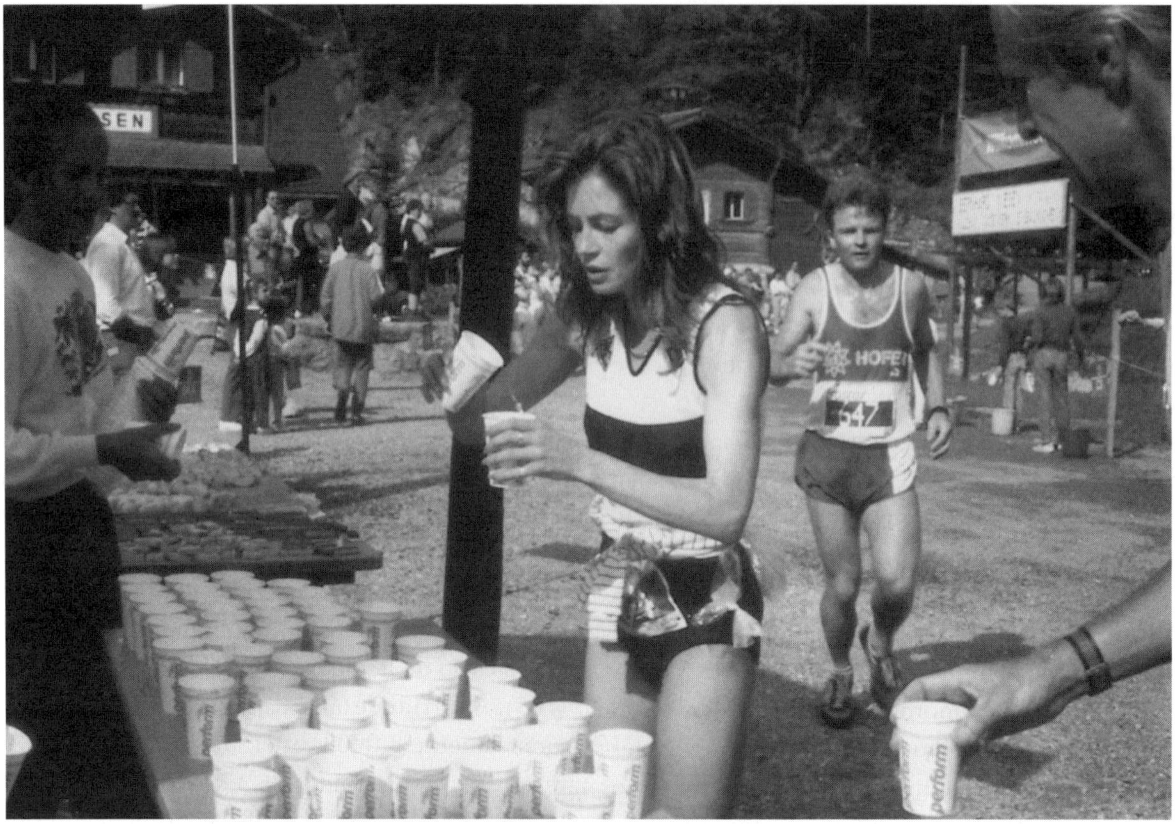

Fig. 25 Estação para a ingestão de líquidos na maratona de 67 quilômetros nos Alpes Suíços em Davos. Líquidos e carboidratos são necessários para se manter um desempenho ótimo.

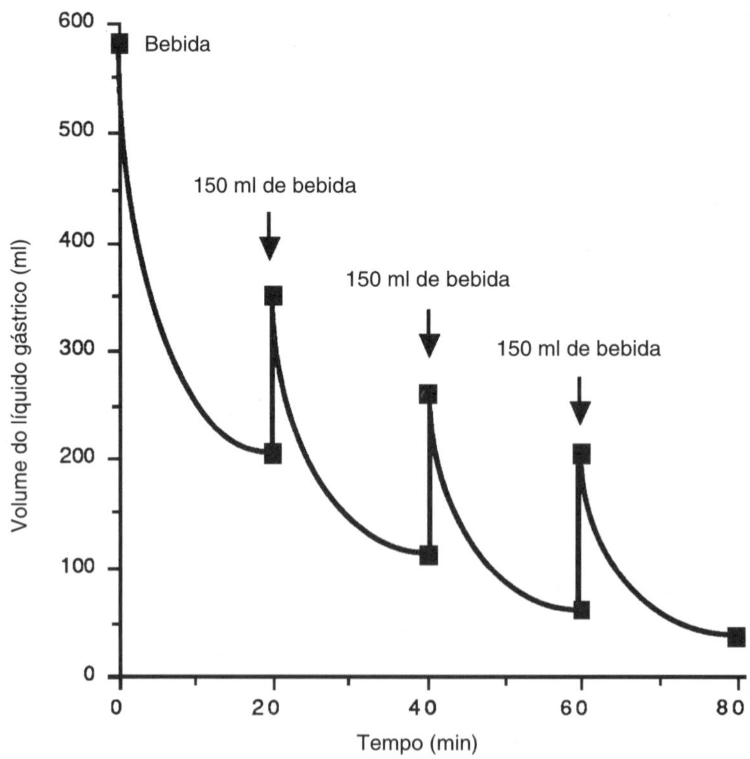

Fig. 26 Ritmo de esvaziamento gástrico após a ingestão de um único bolo (600 ml) de uma solução isotônica com carboidrato (7%) — eletrólito ou com a ingestão repetida como é habitual nas provas de *endurance*. A ingestão repetida com 70 g de carboidrato/litro não acarreta acúmulo de líquido no estômago. Dados obtidos de Rehrer *et al*. (215).

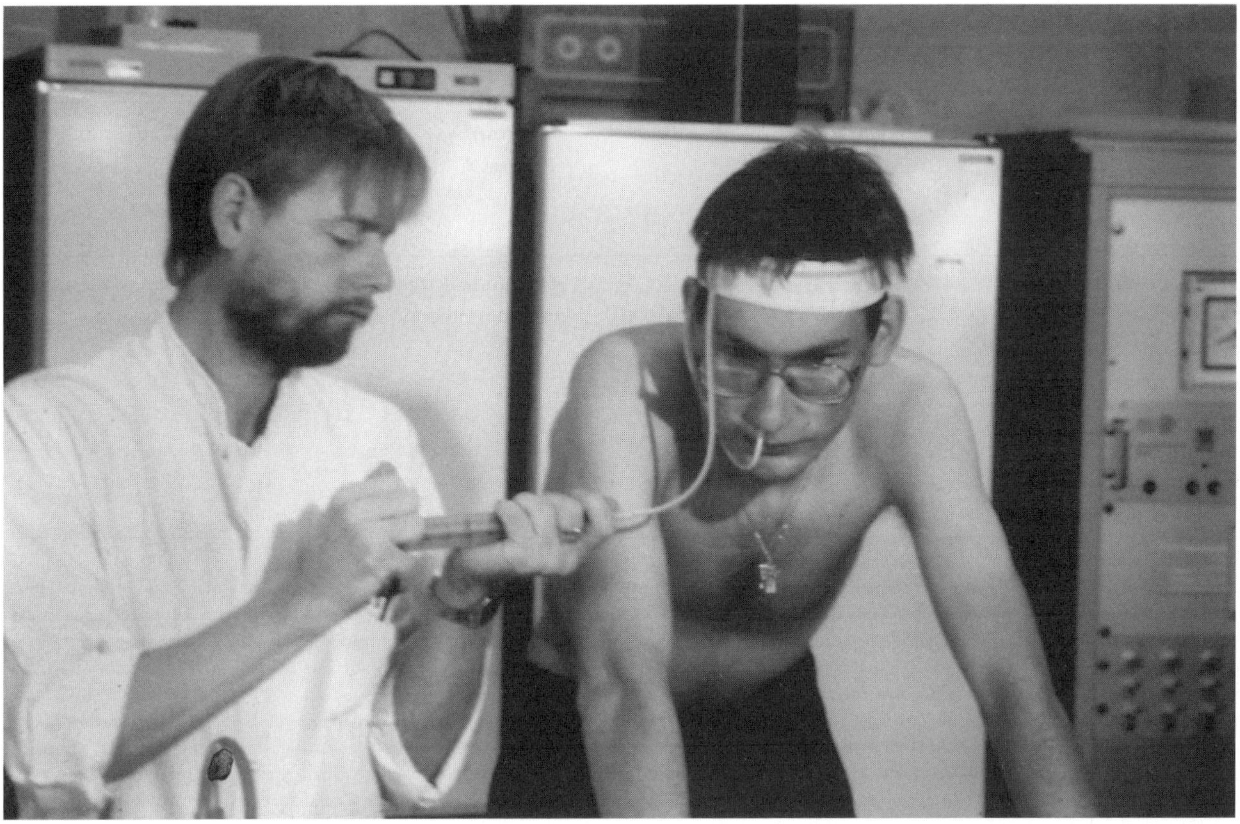

Fig. 27 Determinação do volume gástrico e da secreção gástrica utilizando-se uma sonda nasogástrica durante um exercício de pedalagem.

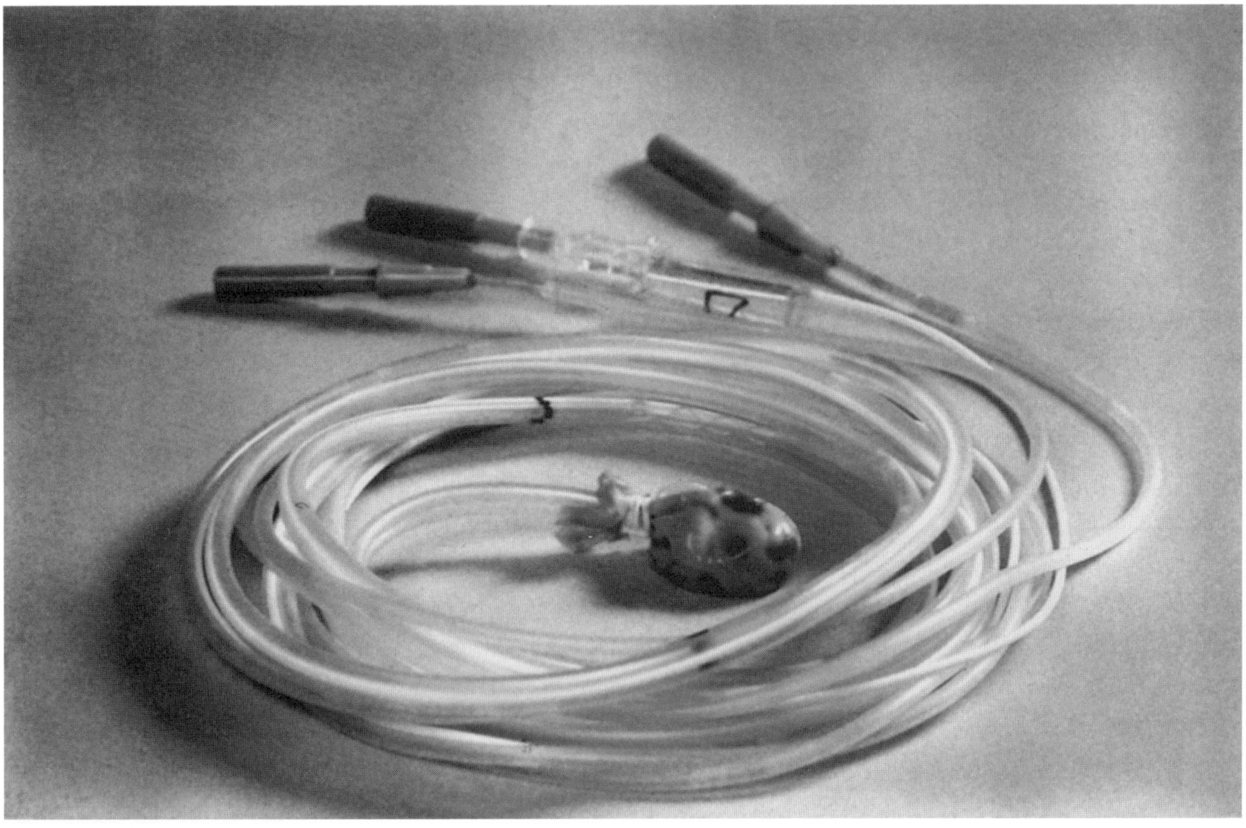

Fig. 28 Um cateter com luz tríplice, que é usado para estudar os fluxos de líquidos e de substratos no jejuno.

Quadro 4 Soluções de reidratação oral para o suprimento combinado de carboidrato líquido-eletrólito nos desportos

Recomendada		Opcional	
Carboidrato	30-100 g/l[b]	Cloreto[a]	máx. 1.500 mg/l
Sódio[a]	máx. 1.100 mg/l	Potássio[a]	máx. 225 mg/l
Osmolalidade	< 500 mosmol/l[c]	Magnésio[a]	máx. 100 mg/l
	vantajoso ≤ isotonicidade		máx. 225 mg/l

Fontes de carboidrato:	Quantidade máxima de carboidrato (para evitar a hipertonicidade e/ou uma concentração excessivamente alta[b])
Frutose	35 g[d]
Glicose	55 g
Sacarose	100 g
Maltose	100 g
Maltodextrinas	100 g
Amido passível de dispersão	100 g

[a]Quantidades obtidas do Quadro 3.

[b]A absorção da água será maximizada com aproximadamente 30 g de carboidratos/litro. Essa é também aproximadamente a quantidade mínima de carboidrato necessária para que sejam obtidos efeitos mensuráveis sobre o metabolismo de glicose/energia. O nível superior (100 g) é fornecido porque os ritmos de esvaziamento gástrico e, portanto, a disponibilidade de líquidos serão reduzidos de forma substancial nas concentrações mais altas. Além disso, a carga osmótica das bebidas que contêm mais de 100 g será cada vez mais efetiva no sentido de reduzir a absorção global de líquido. As soluções mais concentradas não podem ser consideradas como bebidas para a reidratação, mas são suplementos energéticos (carboidratos).

[c]A absorção total de água no intestino, após o esvaziamento gástrico, é determinada principalmente pela absorção dos substratos — que atrai água, e pelos gradientes osmóticos. Um aumento na concentração dos solutos (carboidratos) produzirá uma absorção mais alta de solutos e, juntamente com ela, a absorção de água. Um aumento na carga osmótica, porém, acelera a secreção osmótica de líquidos para dentro do trato gastrintestinal. A absorção total de líquidos resulta de dois fluxos hídricos opostos (absorção-secreção). Assim sendo, a hiperosmolalidade irá contrabalançar os benefícios da absorção da água conseguidos pelo transporte dos solutos. As osmolalidades de > 500 mosmol/l devem ser evitadas.

[d]A frutose como única fonte de carboidratos pode induzir angústia gastrintestinal em concentrações de > 35 g/l. Isso não ocorre em combinação com outros carboidratos (por exemplo, sacarose).

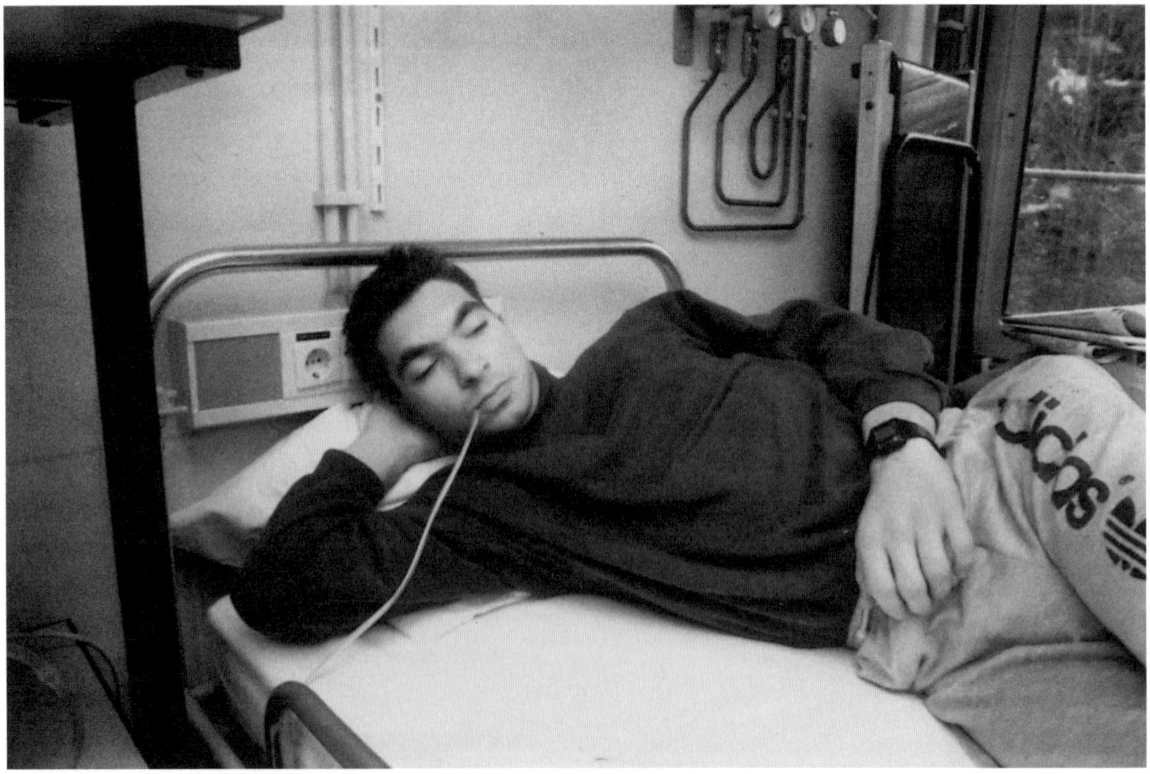

Fig. 29 Um atleta enquanto está sendo perfundido através do cateter de luz tríplice. Essas complexas experiências de perfusão em geral duram por 8-10 horas.

mentará, o mesmo ocorrendo com a excreção de eletrólitos. Quanto maior for a duração do exercício, maior será a quantidade de líquido, de eletrólitos e de carboidratos necessários para repor as perdas.

Existem grandes diferenças entre os indivíduos no ritmo de transpiração, no conteúdo de eletrólitos no suor, no grau de utilização de carboidratos etc. Essas diferenças podem ser influenciadas também por circunstâncias climatológicas. Como resultado, é impossível recomendar uma solução geral de reidratação que seja capaz de compensar exatamente as perdas de qualquer indivíduo em qualquer situação. As soluções comerciais de reidratação em geral são elaboradas com o intuito de que sejam atendidas as necessidades de uma grande população que se exercita em circunstâncias diferentes. Esse é necessariamente um compromisso que deverá ser assumido por qualquer produtor.

As diretrizes gerais para a composição das soluções de reidratação foram obtidas de um grande número de estudos no campo do esvaziamento gástrico, da absorção intestinal, dos fatores que regulam o equilíbrio hídrico e a fadiga/desem-

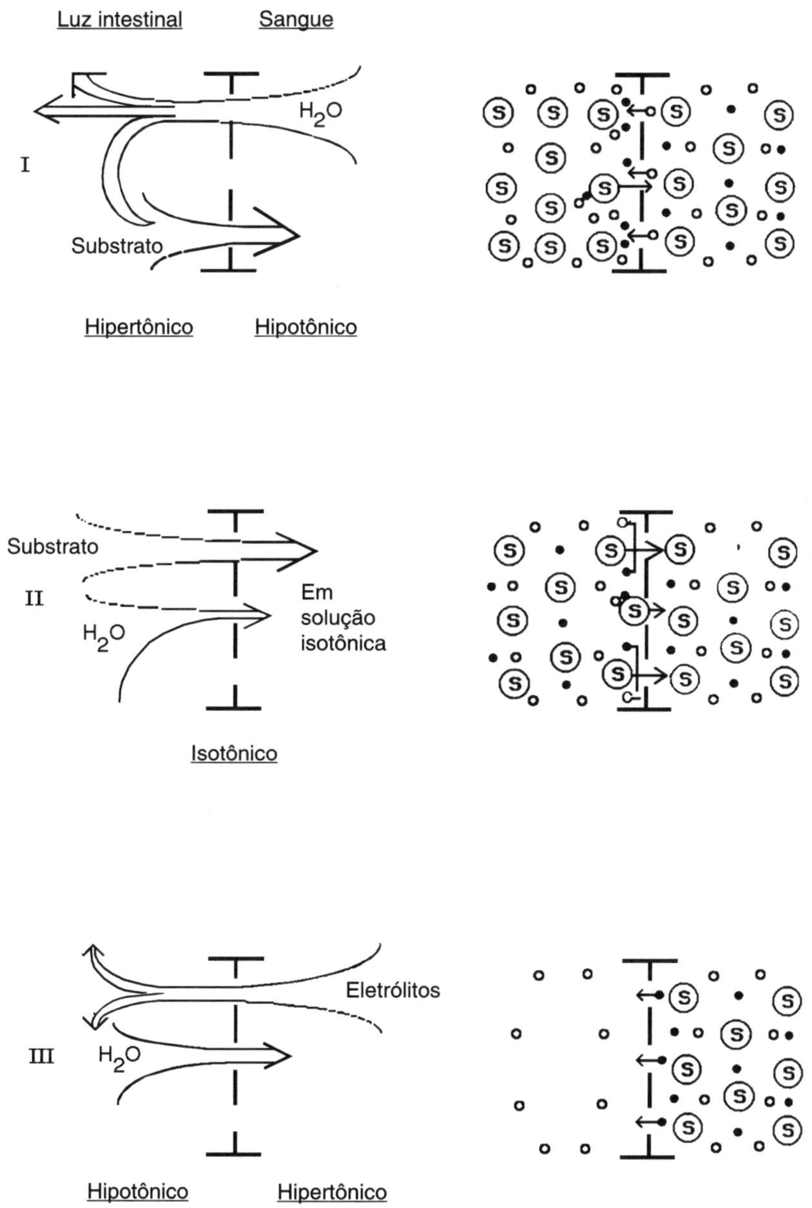

Fig. 30 Representação esquemática dos efeitos osmóticos no intestino. A perfusão de água potável induzirá secreção de eletrólitos e absorção de água-eletrólitos. A perfusão hipertônica induzirá a secreção de água e a absorção de água-substrato. A perfusão isotônica induzirá a absorção de substrato-água. (Absorção global = absorção – secreção.) ○, água; ●, eletrólito; S, soluto.

penho, e foram resumidas em inúmeras revisões excelentes (30,32,40,47,69,113,114,126,130,153,155). O resultado geral desses estudos é que o acréscimo de quantidades pequenas a moderadas de carboidratos na bebida não retarda o esvaziamento gástrico e aprimora a absorção, em comparação com a água potável. A base científica que explica esses achados é o fato de que o transporte acoplado de glicose-sódio através da membrana intestinal é muito rápido e estimula a absorção da água em virtude da ação osmótica desses solutos quando estão sendo absorvidos (69,114,131).

O acréscimo de eletrólitos, em pequenas quantidades, à medida que são perdidos através do suor corporal total, não influenciará o esvaziamento gástrico nem a absorção (153,154). A fração de carboidratos contribuirá para a manutenção de um nível sangüíneo normal de glicose e permitirá poupar as reservas de carboidratos endógenos (49,75,124,148). Este último pode influenciar o fracionamento das proteínas, retardar a fadiga e, dessa forma, influenciar o desempenho (25,43-45,113,127,188,189).

Uma grande evidência científica mostra que os diferentes tipos de carboidratos, em quantidades de 30-80 g/l e de sódio em quantidades de 400-1.100 mg/l, induzem um alto ritmo de esvaziamento gástrico e de absorção dos líquidos (69,114). Um ritmo máximo de absorção dos líquidos parece ser um pré-requisito somente no caso em que a quantidade de líquidos ingeridos consegue equilibrar ou ultrapassar a quantidade que pode ser absorvida no mesmo período de tempo (por exemplo, no caso de uma perda maciça de líquido na diarréia aquosa). Entretanto, a ingestão de líquido durante o exercício em geral não ultrapassa os 600 ml/h nos corredores ou os 800 ml/h nos ciclistas (143). Essa parece ser uma quantidade menor que aquela que poderia ser absorvida com um ritmo máximo. Portanto, ainda está sendo discutido se um ritmo máximo de esvaziamento gástrico e de absorção é sempre necessário para o indivíduo que se exercita. Assim sendo, as soluções de carboidratos-eletrólitos ligeiramente mais concentradas (com até 100 g de carboidratos por litro) reduzem sabidamente o ritmo de absorção global dos líquidos, mas aprimoram a disponibilidade de carboidratos. No caso de ingestão submáxima de líquido, as bebidas mais concentradas exercem efeitos semelhantes sobre a homeostasia dos líquidos para a água ou as soluções de carboidratos muito diluídas (32,40,114,126,127).

As bebidas aromatizadas (saborosas) são preferidas pelos atletas em comparação com a água potável. Conseqüentemente, essas bebidas são ingeridas em maiores volumes (88). Uma diretriz geral estabelece que as soluções para reidratação não devem ser excessivamente hipertônicas (isto é, < 500 mosmol e, preferencialmente, < 300 mosmol). As bebidas na variação

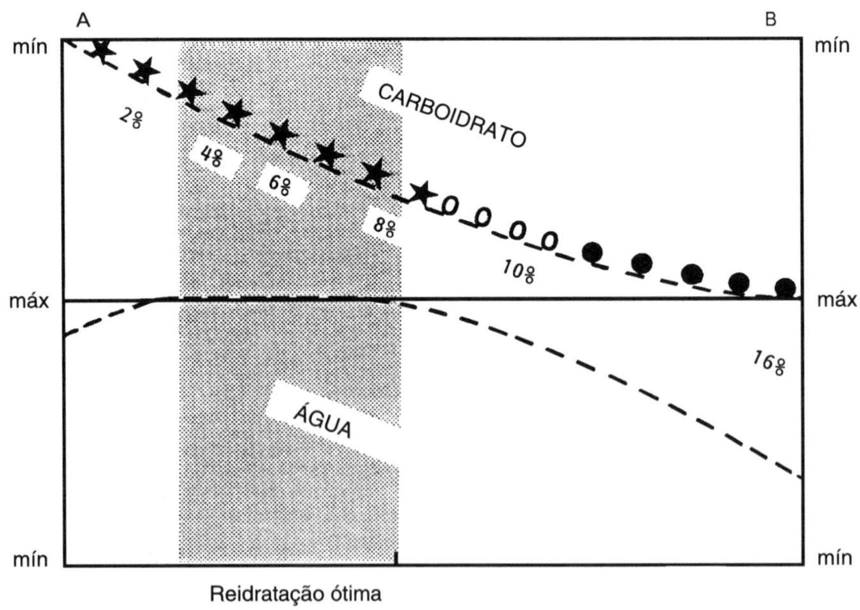

Fig. 31 Pequenas quantidades de carboidratos estimulam a absorção da água (parte esquerda da figura "A"). Grandes quantidades de carboidratos em uma bebida reduzem o esvaziamento gástrico e induzem a secreção de líquidos, dando origem a uma absorção global reduzida de líquido (parte direita, "B"). "A" resulta em disponibilidade alta de líquidos-baixa de carboidratos. "B" Induz uma disponibilidade alta de carboidratos-baixa de líquidos. A disponibilidade máxima de carboidratos, sem afetar a homeostasia dos líquidos, é observada com as bebidas contendo 60-80 g de carboidrato/litro. A escolha ideal de uma bebida depende das circunstâncias climatológicas e das características fisiológicas do evento desportivo. Reproduzida de Brouns (32) com autorização de Chapman & Hall, Londres.

hipertônica baixa (414 mOsm) não diferem de maneira significativa em seu ritmo de absorção dos líquidos, de produção de urina e de volume plasmático, das bebidas isotônicas (297 mOsm) ou hipotônicas (197 mOsm) (491). Foi mostrado que as soluções hipertônicas reduzem o ritmo de absorção global dos líquidos por induzir secreção de líquidos para dentro do trato gastrintestinal. Além disso, podem reduzir também o ritmo de esvaziamento gástrico. Este último pode resultar em sensações de plenitude e influenciar/limitar o consumo quantitativo de líquidos (30,32,114,115,155).

A fonte do carboidrato influenciará a osmolalidade dos líquidos. Portanto, para não resultar em osmolalidades muito altas, recomenda-se que a quantidade de monossacarídios dissolvidos seja menor que aquela dos dissacarídios ou dos polissacarídios. Com base no conhecimento e na evidência atuais, uma recomendação geral para a composição das bebidas de reidratação oral nos desportos é apresentada no Quadro 4. O Quadro 5 fornece exemplos da composição das bebidas apropriadas para o desporto, existentes no comércio, e de outras bebidas.

Quadro 5 Conteúdo em carboidratos e osmolalidade de bebidas selecionadas

	Carboidrato (g/l)	mosmol/kg
Bebidas "desportivas" energizantes		
Dextro Energy Fruit	110	956*
Exceed	72	270
Extran Orange	145	959*
Isostar Long Energy	152	303
Leppin enduro booster	97	137
Perform Energy drink	165	397
Bebidas para reidratação		
AA Drink	68	330
Aquarius	63	400
Athlon	62	274
Enervit Tropical	70	320
Extran Citron	75	332
Rivella activ	9,6**	96
Gladiators	90	392
Lucozade com poucas calorias	6,0**	148
Gatorade	60	378
Isostar	70	281
XL-1	61	291
Refrigerantes e bebidas "para desenhista"		
Suco de maçã	104	695
Coca-cola	105	650
Fanta	108	478
Suco de laranja	94	662
Sprite	110	591
Red Bull***	107	686
Taurus***	S119	795
Guaraná Jones***	100	613
Flying Horse***	107	862

Conteúdo em carboidratos conforme especificado no produto. A osmolalidade foi medida utilizando-se um osmômetro para depressão do ponto de congelamento (227).
* Uma osmolalidade dessa magnitude pode resultar em angústia gastrintestinal durante o exercício. Recomenda-se diluir essas bebidas em > 100% para se obter uma osmolalidade de < 400.
** O conteúdo em carboidratos é por demais baixo para resultar em apoio energético significativo durante o exercício.
*** Conteúdo em cafeína de 320 mg/l.

Pontos-chave

- Os líquidos e os eletrólitos são importantes para a manutenção do equilíbrio hídrico durante o exercício físico prolongado, especialmente em um clima quente.
- A perda progressiva de líquidos pelo corpo, através da transpiração e da respiração, está associada com uma redução no volume sangüíneo e no fluxo sangüíneo através das extremidades. Isso pode resultar também em uma redução na transpiração e na dissipação do calor. Nas circunstâncias com uma alta intensidade do trabalho realizado em um clima quente, isso pode resultar em intermação e colapso.
- Sabe-se que uma desidratação de $>$ 1,5 litro reduz a capacidade de transporte do oxigênio pelo corpo e induz fadiga e distúrbios gastrintestinais.
- Sabe-se que a reidratação apropriada contrabalança esses efeitos e retarda a fadiga. Ao contrário da água potável, o acréscimo de carboidratos nas bebidas para reidratação estimula sabidamente a vontade de beber e a absorção de água e, além disso, exerce um efeito positivo sobre o equilíbrio hídrico.
- O carboidrato fornecido com a bebida também será benéfico no sentido de manter uma alta disponibilidade de carboidratos, para ajudar a reduzir a fadiga e a manter a capacidade de desempenho.
- O acréscimo de sódio nas bebidas terá um efeito positivo sobre a reidratação pós-exercício por reduzir a perda de urina e estimular a retenção de água. Outros eletrólitos podem ser acrescentados, porém não devem ultrapassar os níveis de perda observados com a transpiração corporal total; não se revelaram capazes de exercer qualquer efeito benéfico sobre o desempenho.
- Em princípio, as bebidas para reidratação nos desportos não devem ser hipertônicas.

Aspectos Nutricionais dos Micronutrientes nos Desportos III

Minerais 6

Os minerais são essenciais para o bom funcionamento do esqueleto e da musculatura. Eles são necessários ao processo de crescimento visto serem substâncias básicas, e um suprimento insuficiente de cálcio e de fosfato está associado com deterioração no desenvolvimento esquelético. Os minerais são importantes para os processos de transmissão neural, contração muscular, atividade enzimática etc. No capítulo precedente sobre líquidos e eletrólitos, foi descrito o papel do sódio e do cloro na homeostasia dos líquidos. Aqui descreveremos resumidamente como outros minerais, além do sódio e do cloro, participam de importantes ações biológicas do indivíduo que se exercita, e como suas demandas são influenciadas pelo exercício.

Os minerais a serem abordados são:

- Potássio
- Magnésio
- Cálcio
- Fósforo
- Ferro
- Zinco

RESERVAS MINERAIS

O conteúdo mineral no corpo difere entre os tecidos assim como entre os compartimentos intra e extracelulares. O osso possui um alto conteúdo de cálcio e de fosfato, a célula muscular possui um alto conteúdo de potássio e de magnésio e o sangue e a água intersticial são ricos em sódio e cloro. Apesar de os minerais serem componentes fixos de tecidos como osso ou músculo, isso não significa necessariamente que estarão disponíveis livremente para finalidades metabólicas. A principal fração do reservatório mineral "metabólico" existe no plasma sangüíneo e no líquido intersticial.

A quantidade de minerais que circulam nos líquidos corporais é uma resultante de diferentes processos permanentes. A absorção a partir do alimento, por um lado, e a captação ou a liberação pelos tecidos assim como as perdas/excreções (através de suor, urina, fezes), por outro, determinam o conteúdo mineral real. Esse nível de minerais permanece dentro de uma estreita variação. Portanto, qualquer excesso de minerais será compensado por uma maior excreção. Em primeiro lugar, qualquer escassez será compensada por uma excreção reduzida ou/e por uma liberação aumentada por parte dos tecidos. Com uma escassez contínua, os níveis plasmáticos dos minerais começarão a cair. Esta última ocorrência influenciará a captação ou a liberação de minerais pelas células e, dessa forma, o estado dos minerais celulares. Durante os períodos prolongados de déficits de minerais, o crescimento das células e a função celular serão afetados. No entanto, um curto período com uma escassez relativa de um ou mais minerais, por exemplo, como poderia ocorrer durante um evento de ultra-*endurance*, não significa necessariamente que a saúde e o desempenho serão afetados.

POTÁSSIO

O potássio é o principal cationte intracelular, com uma concentração de aproximadamente 40 vezes a concentração existente na água extracelular (ver Quadro 2). O potássio é importante para a transmissão dos impulsos neurais, o potencial de membrana e, conseqüentemente, a contração das células musculares, e para a manutenção de uma pressão arterial normal. A maior parte (90-100%) do potássio ingerido é absorvida no intestino e penetra na circulação (131). Foi mostrado que o conteúdo plasmático de potássio influencia a contratilidade tanto do coração quanto do músculo esquelético. Os níveis plasmáticos excessivos de potássio produzem tipicamente alterações no eletrocardiograma e podem até acarretar uma parada cardíaca súbita. Portanto, as grandes ingestões de potássio, que acarretam níveis sangüíneos excessivos desse mineral, devem ser desencorajadas (131). O potássio é excretado pelo corpo na urina e, em menor grau, nas fezes e no suor. Sabe-se que a diarréia resulta em altas perdas de potássio.

Influência do Exercício

O potássio é perdido pelas células musculares durante as contrações repetidas. Essa perda é causada por modificações na permeabilidade celular e pelos freqüentes fluxos internos e externos de sódio e de potássio que fazem parte do processo de contração eletroquímica (121,185). Nas células musculares, o potássio é armazenado dentro do glicogênio (18). Conseqüentemente, o fracionamento do glicogênio acarretará uma liberação de potássio na célula muscular e, subseqüentemente, pode acelerar a perda de potássio pela célula com sua penetração no espaço extracelular. Como resultado, a concentração de potássio no líquido intersticial, assim como no plasma, aumentará. Esse aumento será mais pronunciado durante um exercício de intensidade máxima (121,185). Foi sugerido que o potássio pode ser perdido também pelas fibras musculares lesionadas, porém ainda não dispomos de evidência favorável a essa perda. O dano das fibras musculares ocorre em virtude do estresse mecânico, principalmente durante as atividades que envolvem um trabalho negativo, como uma caminhada/corrida em declive (6). As perdas de suor observadas durante o exercício resultarão apenas em pequenas perdas de potássio. A concentração de potássio no suor é aproximadamente igual àquela do plasma. Após o exercício, o potássio é excretado em maiores quantidades na urina, mais provavelmente porque o rim é estimulado a reter sódio para preservar a homeostasia dos líquidos e, portanto, permutará o sódio pelo potássio (30,114). Houve alguma preocupação no passado acerca do possível efeito do exercício contínuo e das perdas de suor, durante os eventos de ultra-*endurance*, sobre a concentração plasmática de potássio assim como sobre o equilíbrio do potássio. Admitia-se que as perdas induzidas pelo exercício prolongado poderiam reduzir o potássio plasmático até o ponto de comprometer as funções muscular e cardíaca. Entretanto, levando-se em conta que o exercício prolongado induz um efluxo contínuo de potássio a partir do músculo, não foi possível demonstrar qualquer queda no potássio plasmático. Portanto, qualquer déficit terá de ocorrer nos níveis intracelulares de potássio, que são difíceis de determinar. No entanto, as perdas de potássio intracelular podem ser mais que compensadas pela liberação de potássio pelo fracionamento do glicogênio intracelular. Nesse caso, não haveria qualquer mudança no potássio livre intracelular. As maiores demandas de potássio *durante o exercício* são, portanto, improváveis.

As demandas de potássio após o exercício podem aumentar. Imediatamente após o exercício, ocorre uma captação muito rápida de potássio pelo músculo. A síntese de glicogênio muscular e a captação acoplada de potássio prosseguem com um ritmo acelerado. Como resultado, sabe-se que os níveis plasmáticos de potássio declinam muito rapidamente após o término do exercício, retornando aos níveis normais de repouso ou ligeiramente abaixo (121,185).

Ingestão de Potássio

A ingestão mínima recomendada de potássio é de 2 g/dia (131). Este número não leva em conta as possíveis perdas induzidas pelo exercício através do suor e da urina. Portanto, a ingestão desejável é de 2-3,5 g/dia (52,131). O potássio é amplamente disponível nos alimentos, pois é um componente essencial de todas as células vivas, especialmente frutas (bananas, laranjas), vegetais (batatas) e carne. Conseqüentemente, a ingestão de potássio pode variar consideravelmente, dependendo da escolha dos alimentos. As altas ingestões de determinados produtos alimentares podem acarretar uma ingestão de potássio de até 8 g/dia (131).

MAGNÉSIO

O conteúdo em magnésio do corpo é de aproximadamente 20-30 g. Cerca de 40% dessa quantidade fica localizada dentro das células (especialmente no músculo), cerca de 60% no esqueleto e apenas 1% no líquido extracelular (155). O magnésio é um mineral essencial presente em cerca de 300 enzimas que são necessárias para os processos biossintéticos e o metabolismo energético.

O magnésio desempenha um papel importante na transmissão e na atividade neuromusculares: atua em alguns pontos sinergicamente com o cálcio, enquanto em outros é antagonista. À semelhança do que ocorre com todos os minerais, o nível de magnésio no plasma é mantido dentro de uma variação estreita. Praticamente todo o magnésio metabolicamente disponível encontra-se dentro do pequeno reservatório extracelular (ver Quadro 2). Qualquer modificação nesse reservatório é causada pela ingestão nutricional, pela captação ou liberação por parte dos tecidos ou pelas perdas

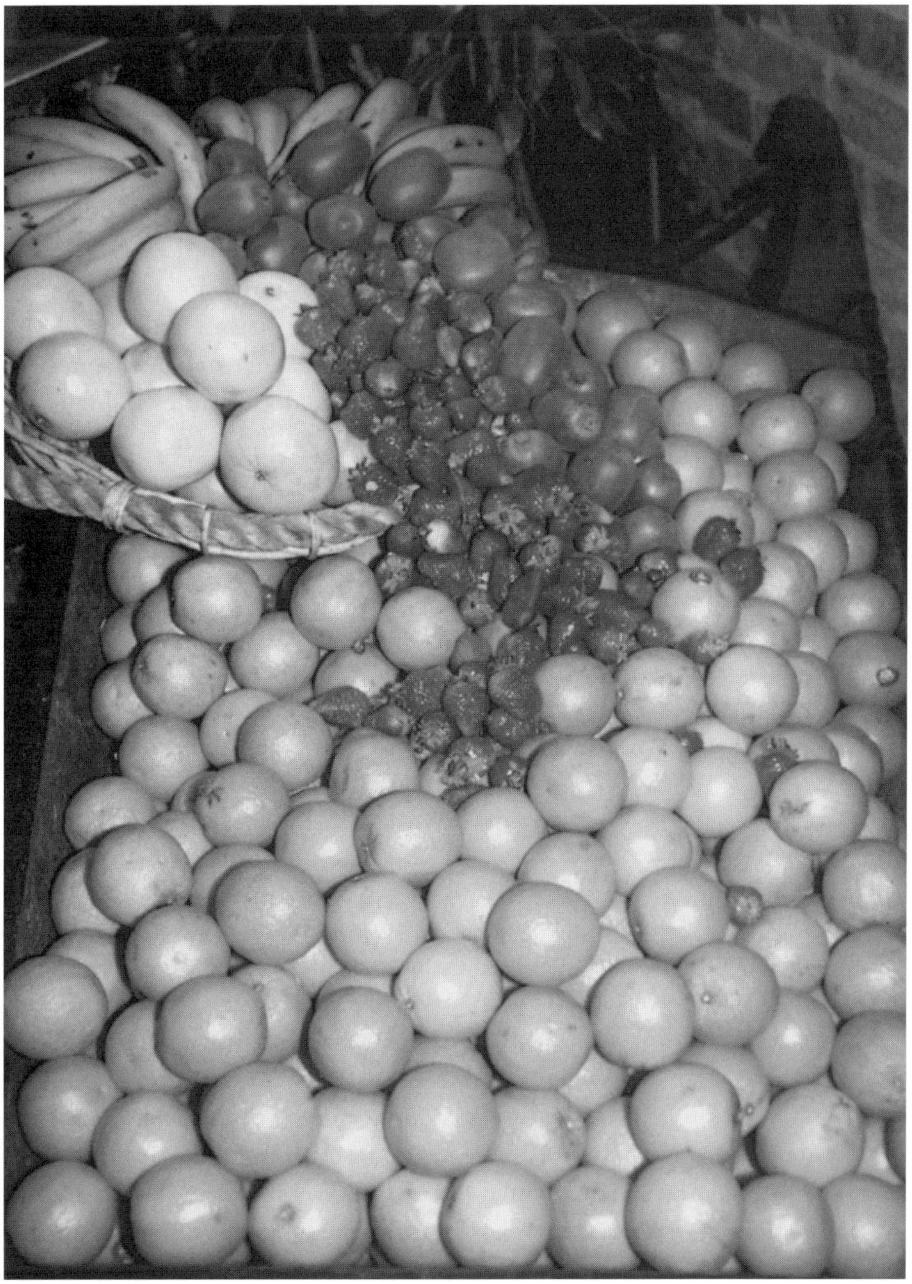

Fig. 32 Frutas tropicais e tomates, assim como seus sucos, possuem um alto conteúdo de potássio e de antioxidantes.

ou excreção (37,114). A absorção fracional de magnésio no intestino é de aproximadamente 35%. O magnésio é excretado principalmente na urina, e pequenas quantidades são perdidas com o suor (ver Quadro 3). As fezes também contêm magnésio, porém isso representa a fração de magnésio não absorvida.

Influência do Exercício

Os baixos níveis plasmáticos de magnésio tanto em repouso como durante o exercício foram relatados repetidamente em atletas envolvidos em um exercício de *endurance* regular. Admitia-se que isso resultava em metabolismo energético deteriorado, aumento da fadiga e a ocorrência de cãibras musculares (37,131), porém estas últimas não puderam ser confirmadas em um estudo realizado com corredores de maratona (211).

Foram dadas várias explicações diferentes para essa redução. Foi sugerido que resulta da perda de magnésio através do suor assim como de uma maior captação pelas hemácias e células adiposas. Portanto, é difícil decidir se um nível plasmático de magnésio reduzido em atletas representa um estado marginal verdadeiro (déficit) ou se resulta simplesmente de desvios fisiológicos do magnésio. Terblanche *et al.* (228) estudaram o efeito da suplementação de Mg sobre o conteúdo muscular de magnésio e o desempenho na corrida durante uma maratona assim como sobre o dano muscular induzido pela corrida e a recuperação muscular depois do exercício. Vinte maratonistas experientes ingeriram 365 mg de magnésio por um período de 6 semanas. Essa suplementação não afetou qualquer um dos parâmetros estudados. A contração muscular voluntária máxima evidenciava uma redução significativa, após a maratona, e eram necessários 7 dias de recuperação para esse parâmetro retornar aos níveis de controle pré-competição. A suplementação com magnésio não influenciou esse processo de recuperação. Conclui-se que a suplementação com magnésio em atletas sadios e que não exibem déficits de magnésio não é benéfica. Achados semelhantes foram relatados por Weller (483). As perdas ocorridas através do suor em geral são pequenas (ver Quadro 3), mas podem tornar-se significativas com as altas taxas de transpiração prolongada. Além disso, a perda de magnésio pode aumentar durante as primeiras 24 horas após um exercício extenuante.

Ingestão de Magnésio

As ingestões diárias recomendadas para outros minerais além de potássio, sódio e cloro são fornecidas no Quadro 6. Os dados apresentados nesse quadro representam as quantidades estabelecidas por painéis de peritos nos Estados Unidos e na Alemanha. Admite-se que essas quantidades são suficientes para as pessoas sedentárias. Ainda não existem diretrizes para atletas, que podem ter demandas diárias mais altas para a maioria dos nutrientes.

O conteúdo em magnésio do alimento varia amplamente. Peixe, carne e leite são relativamente pobres em magnésio, enquanto os vegetais, as frutas exóticas, as bagas, as bananas, os cogumelos, as nozes, os legumes e os cereais são relativamente ricos.

Constatou-se que a ingestão de magnésio declinou no transcorrer das últimas décadas, mais provavelmente em virtude do maior consumo de alimentos refinados e processados. Por exemplo, > 80% do magnésio encontrado nos grãos integrais são perdidos pela remoção das camadas germinativa e externa (131). São escassos os dados acerca da ingestão de magnésio nos atletas. Entretanto, um estudo holandês indicou uma íntima relação entre a ingestão de magnésio e a ingesta energética (59). Os atletas de *endurance* em particular, em virtude de suas ingestas energéticas diárias mais altas, demonstraram ter um suprimento diário adequado de magnésio, em comparação com a quantidade diária recomendada para as pessoas sedentárias. Estas últimas, porém, podem não representar quantidades ideais para os atletas, pois as perdas de magnésio na urina e no suor aumentam como resultado do treinamento intensivo e não são levadas em conta na QDR.

CÁLCIO

O corpo humano contém cerca de 1.200 g de cálcio, dos quais aproximadamente 99% estão fixados no esqueleto. Apenas uma fração (1%) está presente no líquido extracelular e nas estruturas intracelulares dos tecidos moles (131). Essa pequena fração representa o reservatório metabolicamente disponível. O cálcio plasmático é mantido em uma estreita gama principalmente pelos hormônios que controlam a absorção, a secreção e a renovação óssea. O cálcio que penetra no plasma deriva do alimento ou da li-

Quadro 6 Quantidades dietéticas recomendadas para minerais (mg)

Idade	Magnésio	Cálcio	Fósforo	Ferro	Zinco
Homens					
15-18/15-18	400/400	1.200/1.200	1.200/1.600	12/12	15/15
19-24/19-25	350/350	1.200/1.000	1.200/1.500	10/10	15/15
25-50/25-51	350/350	800/900	800/1.400	10/10	10/15
Mulheres					
15-18/15-18	300/350	1.200/1.200	1.200/1.600	15/15	12/12
19-24/19-25	280/300	1.000/1.000	1.200/1.500	15/15	12/12
25-50/25-51	280/300	800/900	800/1.400	15/15	12/12

Os dados fornecidos em miligramas (mg) derivam de NRC/DGE.
NRC = National Research Council, Recommended Dietary Allowances, 1989 (USA).
DGE = Deutsche Gesellschaft für Ernährung, Empfehlungen für die Nährstoffzufuhr, 1991.

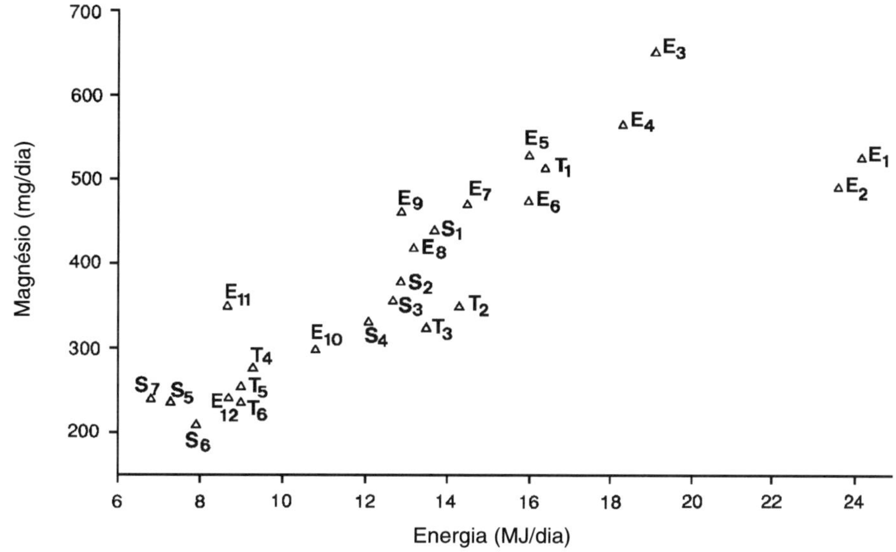

Fig. 33 A ingestão de magnésio em atletas aumenta com as ingestas energéticas mais altas. E, atletas de *endurance*; S, atletas de força; T, atletas em desportos de equipe. Reproduzida de Erp-Baart *et al.* (59) com autorização de Georg Thieme Verlag, Stuttgart, New York e Erp-Baart (60).

beração por parte do tecido ósseo. O cálcio é perdido através da urina, do suor e das fezes. O cálcio presente nas fezes representa principalmente o cálcio não absorvido. Nos adultos, a absorção fracional de cálcio no intestino chega a ser de aproximadamente 30% (131). A excreção urinária é influenciada essencialmente pela ingestão de alimento. Foi observado que a excreção urinária de cálcio aumenta com os níveis mais altos de ingestão protéica, especialmente quando a ingestão de fósforo permanece no mesmo nível (110,131). O osso está sendo renovado constantemente; assim sendo, ocorre absorção e liberação constantes de cálcio, juntamente com fosfato. Quando a ingestão de cálcio é por demais baixa, os níveis plasmáticos de cálcio se mantêm constantes em virtude de uma liberação maior pelo osso.

Influência do Exercício

Durante o exercício, o cálcio desempenha um papel essencial no desencadeamento da contração muscular. A liberação de cálcio dentro da célula inicia um estado de contração, enquanto a recaptação induz o relaxamento. Foi mostrado que o cálcio plasmático se mantém inalterado, diminui ou aumenta durante o exercício (37,169). Essa variação pode ser atribuída a diferentes fatores, tais como a perda de água que resulta em maior concentração, uma liberação aumentada pelo osso por causa do estresse mecânico ou uma captação reduzida pelo osso em virtude da menor mineralização óssea.

Uma grande evidência científica mostrou recentemente que as mulheres atletas podem ser vítimas de fraturas de estresse e/ou de uma densidade óssea reduzida. Essa "osteoporose atlética" esteve associada com níveis deprimidos de estrogênio devidos ao estresse induzido pelo exercício. Sabe-se que o estrogênio regula o metabolismo do cálcio. Além disso, as ingestões de cálcio relativamente baixas nessas mulheres atletas podem exercer um grande impacto (37). Isso é responsável por uma alta freqüência dessa anormalidade entre as mulheres atletas. Os atletas que participam de um treinamento de força e que consomem uma dieta rica em proteínas podem excretar mais cálcio através da urina, especialmente quando a ingestão de fósforo não aumenta paralelamente à ingestão de proteína. As perdas de cálcio através do suor são muito pequenas (ver Quadro 3).

Ingestão de Cálcio

A ingestão de cálcio também varia amplamente de acordo com a quantidade e a composição da dieta. Os produtos lácteos são uma fonte significativa de ingestão de cálcio. As nozes, os grãos das leguminosas, alguns vegetais verdes (brócolis) e os frutos do mar assim como o cálcio proveniente da água potável também podem contribuir. A ingestão diária de cálcio depende tanto da escolha do alimento quanto da ingesta total de alimento/energia.

Os atletas com uma baixa ingesta energética diária ou aqueles que adotam um programa de redução ponderal po-

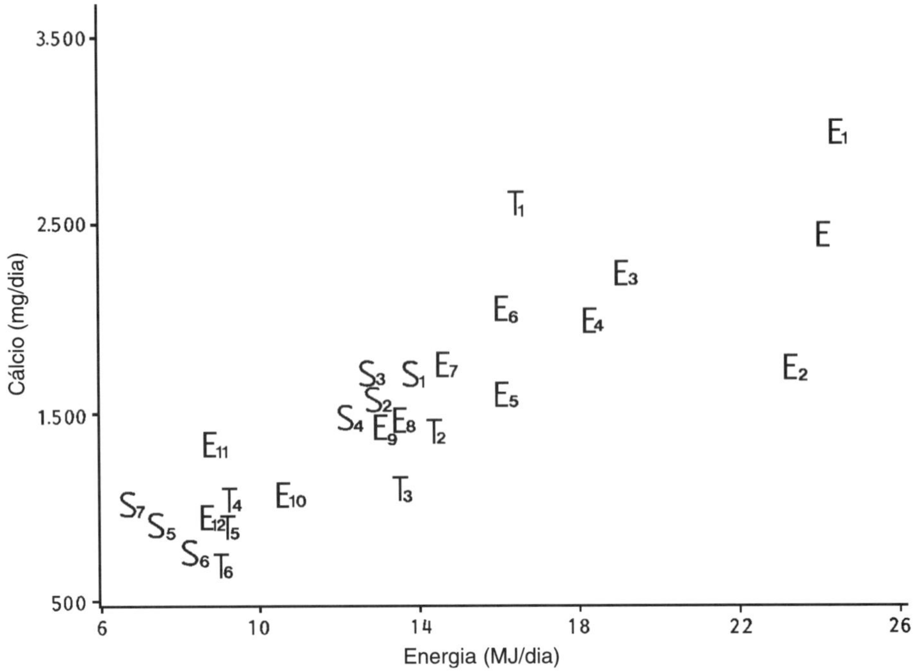

Fig. 34 A ingestão de cálcio em atletas aumenta com as ingestas energéticas mais altas. E, atletas de *endurance*; S, atletas de força; T, atletas em desportos de equipe. Reproduzida de Erp-Baart *et al.* (59), com autorização de Georg Thieme Verlag, Stuttgart e New York.

dem, portanto, evidenciar uma ingestão marginal de cálcio. Constatou-se com freqüência que as mulheres, especialmente as corredoras de longa distância, exibem ingestões de cálcio que são mais baixas que a QDR, provavelmente como resultado das ingestas energéticas relativamente baixas (37,59,84,131,206). Foi relatado (87) que é necessária uma ingestão de cálcio de 1.500 mg/dia para se conseguir o equilíbrio desse mineral nas mulheres pós-menopáusicas que não recebem terapia de reposição estrogênica. Barr (9) concluiu com base nesses dados que as mulheres atletas amenorréicas e que possuem baixos níveis de estrogênio deveriam estar ingerindo 1.500 mg de cálcio/dia. Com base nesses dados, todas as atletas amenorréicas (os grupos que correm risco incluem corredoras, bailarinas, ginastas, fisiculturistas) teriam ingestões inadequadas.

FOSFATO

O fosfato é o companheiro do cálcio na formação do osso. Cerca de 85% do fosfato total estão presentes no esqueleto. O restante se distribui entre os espaços extracelulares e intracelulares nos tecidos moles. O fosfato é um elemento essencial em numerosas enzimas assim como no metabolismo energético (nucleotídios em combinação com as vitaminas B). A ingestão de fosfato, e conseqüentemente o fornecimento ao sangue, afeta sabidamente a formação do osso. Portanto, a ingestão de fosfato e de cálcio deve ser balanceada. A absorção fracional de fosfato no intestino é de aproximadamente 70%, sendo duas vezes mais alta que a absorção de cálcio (131). O fosfato é excretado principalmente na urina, a fração não absorvida no intestino deixa o corpo com as fezes, e pequenas quantidades são perdidas com o suor.

Influência do Exercício

O exercício que acarreta uma perda substancial de suor resulta em hemoconcentração, que por sua vez elevará os níveis plasmáticos de fosfato. As perdas de fosfato através do suor são negligenciáveis. Além disso, as mudanças observadas na alcalose (que induzem uma queda nos níveis de fosfato), na acidose e no dano celular (que induzem um aumento nos níveis de fosfato) influenciam sabidamente os níveis plasmáticos (104).

Ingestão de Fosfato

O fosfato está presente especialmente nos alimentos ricos em proteínas, tais como leite, carne, aves e peixes, assim como nos produtos cereais. A quantidade de fosfato que está presente na dieta normal é de aproximadamente 1.500 mg. Esse número se manteve relativamente constante através dos anos. Os aumentos na ingesta energética diária resultarão normalmente em uma ingestão maior de fosfato. Portanto, as deficiências de fosfato normalmente não ocorrem nos indivíduos sadios que se exercitam (131).

FERRO

O ferro é um componente importante da hemoglobina, da mioglobina e de inúmeras enzimas. Assim sendo, a disponibilidade de ferro é importante para a capacidade fixadora de oxigênio das hemácias, assim como para o transporte e a transferência de elétrons na cadeia de transporte dos elétrons. Cerca de 30% do ferro total são encontrados nas formas de armazenamento como ferritina e hemossiderina, e uma pequena parte como transferrina. Portanto, essas reservas de ferro podem funcionar como indicadores do estado do ferro. Um estado precário do ferro pode ser indicado pelos baixos níveis de ferritina sérica, maiores níveis de protoporfirina nas hemácias, níveis de saturação reduzidos da transferrina e níveis reduzidos de hemoglobina. Com uma ingestão inadequada de ferro, a forma de armazenamento será a primeira a ser afetada. Com uma escassez prolongada de ferro, finalmente será afetada a produção de hemoglobina, resultando em anemia ferropriva (por deficiência de ferro). Esta última reduzirá a capacidade de transporte do oxigênio e, dessa forma, pode afetar a capacidade do desempenho de *endurance* (131,145,150).

Influência do Exercício

Existe considerável controvérsia acerca do grau em que os atletas são mais deficientes em ferro que a população normal, especialmente no que concerne às concentrações de hemoglobina, que são de fato relativamente baixas em muitos atletas de *endurance*. Uma explicação para essa observação pode residir no aumento do volume plasmático como resultado do treinamento de *endurance*. A quantidade absoluta de hemoglobina circulante nesse caso não é necessariamente mais baixa, mas, pelo contrário, representa um efeito do volume plasmático aumentado, resultando em pseudo-anemia. Entretanto, no transcorrer dos últimos 10 anos uma grande evidência indicou que um número substancial de atletas envolvidos em treinamento regular também possuem reservas de ferro reduzidas, o que é indicado por uma menor quantidade de ferro na medula óssea, uma maior capacidade de fixação do ferro e baixos níveis séricos de ferritina. Os níveis séricos de ferritina devem ser interpretados com extremo cuidado, pois foi mostrado que o exercício estressante resulta em níveis temporariamente aumentados. Assim sendo, os níveis séricos de ferritina obtidos logo após um exercício intenso de *endurance* podem não refletir com exatidão as reservas corporais de ferro (102).

Existe alguma evidência de que o estado precário do ferro observado em atletas pode ser explicado em parte pelo consumo de uma dieta pobre em ferro-heme (biologicamente ligado). Isso parece ocorrer especialmente em atletas que consomem refeições vegetarianas e ricas em fibras. Enquanto uma quantidade relativamente pequena de ferro é absorvida a partir da dieta, uma quantidade significativa de ferro pode ser perdida com o suor. Isso pode explicar os efeitos do treinamento intenso de *endurance* sobre o estado do ferro. No entanto, existem inúmeras outras hipóteses que foram elaboradas com o intuito de que fossem explicadas as baixas reservas de ferro observadas em atletas. O estresse mecânico na sola do pé durante a fase de aterragem do pé ao correr foi sugerido como sendo responsável pelo dano das hemácias. Admite-se que este último resulta em hemólise e perda de hemoglobina. Entretanto, do ponto de vista mecânico, o ferro da hemoglobina voltará a penetrar no reservatório do ferro circulante e, dessa forma, se tornará de novo biologicamente disponível (37,56,57,118,132,145,150,152). Outra hipótese relaciona o efeito do exercício sobre a absorção do ferro no intestino, especialmente por ocasião das atividades de ultra-*endurance* que acarretam perdas substanciais de suor, que reduzem o fluxo sangüíneo intestinal e podem produzir dano de seu epitélio, resultando em perda sangüínea. Como resultado, foram observados aumento da hemoglobina fecal e perda de ferro (30,123).

Ingestão de Ferro

Carnes vermelhas, fígado, aves, vegetais e cereais de coloração verde-escura (especialmente os produtos enriquecidos com ferro) são as principais fontes para a ingestão de ferro. O ferro-heme nas carnes é a melhor fonte de ferro absorvível. A matriz do alimento, isto é, a maneira como uma refeição é constituída, pode influenciar a absorção de ferro. A vitamina C acelera a absorção de ferro inorgânico, enquanto os componentes existentes nas fibras dietéticas, o chá, o café e o fosfato reduzem a absorção (131).

Como descrito anteriormente, a ingestão de ferro em atletas vegetarianos costuma ser baixa. As mulheres atletas ou os atletas que competem em desportos com classes ponderais ou na ginástica também podem evidenciar ingestões inadequadas de ferro como resultado do consumo de dietas pobres em calorias (38,55,84,176,206). A ingestão diária recomendada/segura para ferro é mostrada no Quadro 6. Admite-se que a ingestão diária necessária para atletas ultrapassa essa QDR. É necessário mais pesquisa para estabelecer as demandas reais dos atletas.

ZINCO

O zinco está presente em quantidades relativamente grandes no osso e no músculo. Entretanto, como acontece com outros animais, essas reservas não são metabolicamente disponíveis. O reservatório de zinco que é prontamente disponível circula no sangue, é pequeno e possui um ritmo de renovação (*turnover*) rápido. O zinco participa do crescimento e desenvolvimento dos tecidos, especialmente o músculo, pois é uma substância essencial em numerosas enzimas envolvidas nas principais vias metabólicas. Estudos recentes indicaram que o zinco pode desempenhar também um papel crucial na competência imune (5,97,131).

Influência do Exercício

O zinco sérico representa em grande parte o reservatório de zinco metabolicamente disponível. Qualquer mudança rápida no volume sangüíneo causada pelo exercício físico afetará o estado do zinco sérico seja por desidratação, que fará aumentar a concentração do zinco em virtude da hemoconcentração, seja por causa de um aumento do volume plasmático após o exercício causado por retenção de água e sódio (isso reduzirá a concentração de zinco). Além desses efeitos, admite-se que os desvios do zinco funcional entre os tecidos podem ocorrer durante o exercício. Portanto, é difícil determinar o efeito do exercício sobre o estado do zinco, conforme indicado somente pelos níveis séricos de zinco (5,37). Por exemplo, os níveis plasmáticos de zinco aumentaram de maneira significativa durante várias semanas em ciclistas que participaram do Tour de France, apesar de estar sendo esperada uma redução (164).

Não obstante, o exercício regular pode elevar as demandas de zinco, pois o zinco corporal é perdido principalmente através da urina e do suor, que aumentam ambos como resultado de um exercício de *endurance* (4,5,37,41,78). A perda de zinco com o suor pode ser substancial. No entanto, existem grandes variações individuais (230). Ao ingerir

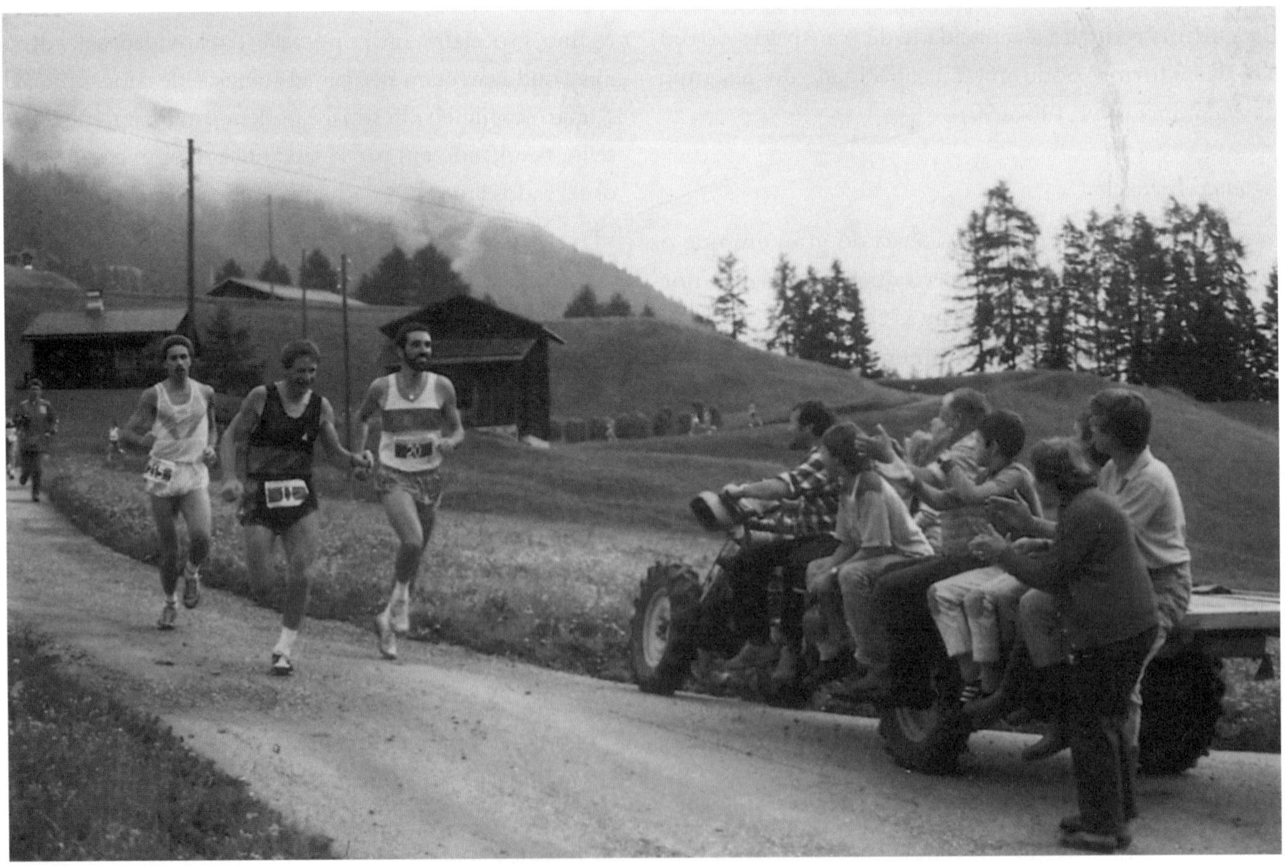

Fig. 35 A sola do pé é propensa aos altos picos de pressão durante a fase de aterragem ao correr. Admite-se que as hemácias, com uma baixa tolerância ao estresse, podem ser lesionadas, resultando em anemia.

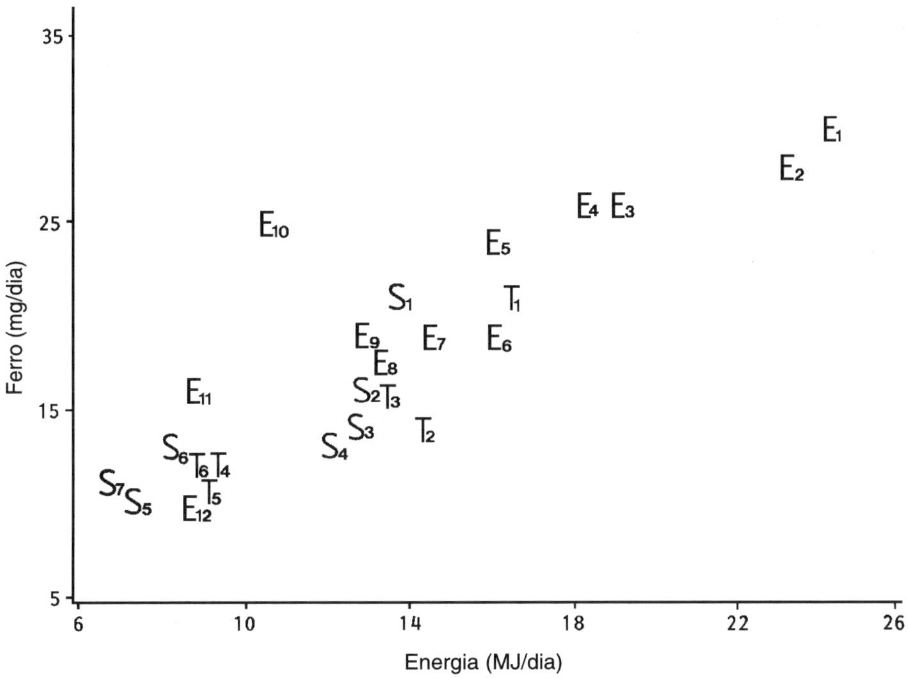

Fig. 36 A ingestão de ferro em atletas aumenta com as ingestas energéticas mais altas. E, atletas de *endurance*; S, atletas de força; T, atletas em desportos de equipe. Reproduzida de Erp-Baart *et al.* (59), com autorização de Georg Thieme Verlag, Stuttgart e New York.

uma dieta normal, dias repetidos de uma corrida prolongada em um clima quente não acarretavam um declínio nos níveis plasmáticos de zinco (231).

Isso nos permite concluir que um declínio nos níveis séricos ou hemáticos de zinco, conforme observado em alguns estudos (232-235), pode ser devido a uma combinação de baixa ingestão de zinco e perdas de zinco induzidas pelo exercício. O jejum a longo prazo, que acarreta um equilíbrio nitrogenado negativo, pode induzir perda de músculo e foi relatado que eleva os níveis séricos e, conseqüentemente, urinários de zinco (178). Igualmente, concluiu-se que na fase pós-exercício o zinco pode ser perdido pelas células lesionadas que são desintegradas nos processos de reparo. Um estudo recente, empreendi-

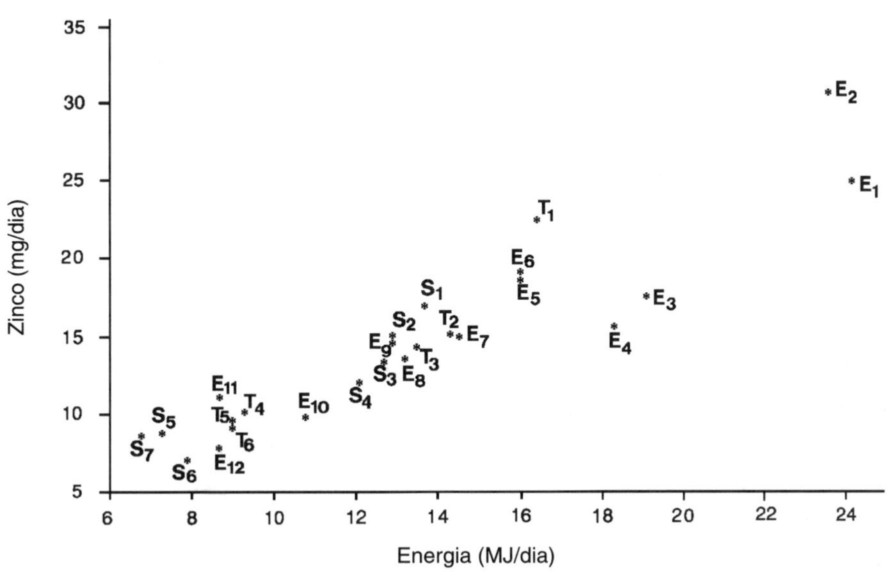

Fig. 37 A ingestão de zinco em atletas aumenta com as ingestas energéticas mais altas. E, atletas de *endurance*; S, atletas de força; T, atletas em desportos de equipe. Reproduzida de Erp-Baart *et al.* (59), com autorização de Georg Thieme Verlag, Stuttgart e New York e Erp-Baart (60).

do por Kazunori e Clarckson (216), porém, não confirmou os efeitos do dano muscular sobre os níveis séricos de zinco. Nosaka (229) também estudou os efeitos do exercício excêntrico sobre o dano muscular e as modificações no zinco plasmático. Apesar de o exercício ter resultado em dano e dor musculares, não houve qualquer efeito sobre os níveis plasmáticos de zinco.

Ingestão de Zinco

Carnes, fígado e frutos do mar são as principais fontes de zinco na dieta. Uma quantidade adicional de zinco pode ser obtida do leite e dos cereais. Os alimentos ricos em carboidratos, especialmente aqueles provenientes de fontes refinadas, são pobres em zinco. Sabe-se que os fitatos e as fibras dietéticas reduzem a absorção de zinco (131) e, assim sendo, podem reduzir sua biodisponibilidade quando presentes na dieta em quantidades significativas. A pesquisa mostra que a ingestão dietética diária de zinco parece ser marginal em muitos indivíduos sedentários. O efeito das baixas ingestões de zinco sobre o estado desse mineral pode ser exacerbado nos atletas por perdas elevadas induzidas pelo exercício (84,177). Entretanto, a ingestão de zinco em atletas está relacionada intimamente à ingesta energética total. Conseqüentemente, a maioria dos atletas de elite estudados na Holanda evidenciou ingestas mais altas que a QDR para as pessoas sedentárias normais (60). Os atletas vegetarianos podem evidenciar baixas ingestas de zinco (72,141). Contudo, não existe boa evidência de que as pessoas vegetarianas em geral sejam deficientes em zinco (55). A ingestão diária recomendada/segura para zinco é apresentada no Quadro 6.

REPOSIÇÃO E SUPLEMENTAÇÃO DE MINERAIS

Com base nos parágrafos precedentes, pode-se concluir que a ingestão de minerais nos atletas, em comparação com a QDR para pessoas sedentárias normais, é suficiente na maioria dos casos. Ainda mais, a suplementação em indivíduos sadios, que consomem uma dieta bem balanceada contendo quantidades suficientes de carnes, frutas, vegetais, cereais assim como produtos com grãos integrais, pode não ser benéfica. No entanto, por inúmeras razões, a dieta de atletas envolvidos em um treinamento intensivo deixa de ser balanceada com bastante freqüência. Muitos atletas consomem até 40% da ingesta energética diária na forma de lanches que são ricos em energia porém pobres em micronutrientes (23,58,165). A ingestão de minerais depende essencialmente tanto da qualidade do alimento escolhido quanto do componente quantitativo da ingestão alimentar. Assim sendo, somente nos casos de dietas pobres em energia ou nos períodos de ingestão alimentar inadequada em virtude da perda do apetite, quando o indivíduo refere uma sensação de mal-estar, existe uma razão para a suplementação. Recomenda-se o acréscimo de minerais aos produtos/refeições destinados a substituir as refeições normais durante os eventos de ultra-*endurance*, tais como triatlo, competições que duram vários dias e escaladas de grandes altitudes de longa duração. Entretanto, os níveis não devem ultrapassar aqueles de uma ingestão diária segura. A esse respeito, ainda não foi esclarecido se a QDR estabelecida para as pessoas sedentárias é adequada também para os atletas que, em virtude do exercício, podem perder quantidades substanciais de minerais com a urina e o suor.

A reposição de minerais através de seu acréscimo nas bebidas para reidratação é aceitável, desde que os níveis desses minerais não ultrapassem os níveis superiores relatados para o suor corporal total (ver Quadro 3). Apesar de haver possibilidade de perda de quantidades substanciais de ferro com o suor, que seja do nosso conhecimento não existe uma base lógica para repor esse mineral nas bebidas para reidratação durante o exercício. Em geral, a reposição e/ou suplementação de minerais em indivíduos sadios que consomem dietas bem balanceadas não conseguirá aprimorar o desempenho, porém em certas circunstâncias contribuirá para ingestas diárias adequadas. Entretanto, nos casos de uma composição precária da dieta, ou em atletas vegetarianos que não consomem produtos com carnes que são sabidamente ricos em minerais específicos, pode instalar-se um estado precário para alguns minerais, especialmente ferro, zinco e magnésio. Assim sendo, poderá ser aconselhável uma educação mais apropriada acerca do papel de uma dieta bem balanceada juntamente com boas diretrizes para a suplementação.

Alguns minerais foram promovidos por causa do aprimoramento do desempenho, em virtude de suas influências metabólicas específicas que podem ajudar a impulsionar o desempenho. Os exemplos são o fosfato e o bicarbonato de sódio. Por serem assim utilizadas, essas substâncias serão revistas em mais detalhes no Cap. 10, sobre ergogênica nutricional.

Pontos-chave

- Os minerais são substâncias importantes para as estruturas esqueléticas, assim como para numerosas ações biológicas nos músculos. Um estado mineral alterado pode resultar em formação óssea reduzida (densidade mineral) e fraqueza muscular.
- O exercício está associado sabidamente com maiores perdas de minerais, através da transpiração e também pela urina na fase pós-exercício.
- À semelhança do que ocorre com a maioria dos nutrientes, a ingestão de minerais depende da qualidade da dieta e da quantidade de energia (alimento) consumida. Um alto consumo energético acarreta uma ingestão maior de minerais.
- Os atletas que consomem dietas energéticas precárias podem correr o risco de uma baixa ingestão de minerais, especialmente de magnésio, cálcio e zinco.
- Os atletas vegetarianos podem estar propensos à deficiência de ferro, a menos que a escolha de seus alimentos seja apropriada.
- Foi sugerido que um estado alterado do magnésio resulta em cãibras musculares, porém ainda falta evidência concreta favorável a essa ocorrência.
- A suplementação com minerais durante o exercício não se revelou capaz de aprimorar a capacidade de desempenho.

7 Oligoelementos

A importância dos oligoelementos (minerais) em numerosas funções biológicas, assim como seus efeitos sobre a saúde e o desempenho, recebeu pouquíssima atenção até as últimas duas décadas. Isso deveu-se principalmente à falta de métodos analíticos para se medir e avaliar o papel desses elementos, que estão presentes nos líquidos corporais e nos tecidos em "microquantidades".

Os desenvolvimentos tecnológicos recentes, porém, proporcionaram novas visões acerca do estado dos oligoelementos. Aspectos da função e da biodisponibilidade de alguns oligoelementos e os possíveis efeitos do exercício sobre suas demandas serão abordados resumidamente nos parágrafos subseqüentes. Os oligoelementos a serem abordados são:

- Cobre
- Cromo
- Selênio

ESTADO DOS OLIGOELEMENTOS

Nas ciências do exercício, a maioria dos estudos no passado lidou com os macronutrientes: gordura, proteína, carboidrato e água. No entanto, a utilização, a função e o armazenamento desses macronutrientes são regulados em grande parte pelos micronutrientes, tais como oligoelementos específicos e vitaminas (5). A escassez de oligoelementos na dieta pode resultar em deterioração de seu estado, que influencia sabidamente as funções bioquímicas e fisiológicas e, às vezes, a própria saúde. É difícil estudar o estado dos oligoelementos. É possível obter amostras do soro, dos tecidos, dos cabelos (pêlos), das unhas, das fezes, da urina e do suor. Até que ponto essas amostras são representativas do estado corporal total? A análise dos quatro primeiros tipos de amostras pode indicar o estado do reservatório de onde a amostra deriva. As últimas três amostras podem indicar o efeito do estresse físico sobre as perdas de oligoelementos e podem, portanto, dizer-nos algo acerca do grau de perdas induzidas pelo exercício e seu possível significado para as demandas diárias. Entretanto, as perdas aumentadas não produzem informação acerca do estado dos diferentes tecidos. O conhecimento cada vez maior acumulado no transcorrer dos últimos 20 anos indicou diferentes locais das amostras como representativas de diferentes oligoelementos. Isso faz com que seja extremamente complexo para qualquer médico desportivo realizar uma mensuração simples no sangue capaz de incluir o estado tanto dos minerais (ver capítulo precedente) quanto dos oligoelementos.

COBRE

O cobre é um elemento essencial para o corpo humano. Foi mostrado que a deficiência de cobre resulta em saúde deteriorada e funcionamento inadequado. O cobre participa de um grande número de enzimas e desempenha algum papel no metabolismo energético, na síntese protéica e na proteção contra os radicais livres. Além disso, o cobre influencia o metabolismo do ferro (131). A atividade de superóxido dismutase (SOD) hemática, uma enzima que elimina o efeito lesivo dos radicais livres, parece ser um parâmetro objetivo para o estado do cobre (5,37,103). A ceruloplasmina, a principal proteína fixadora do cobre presente no plasma, em condições normais de repouso pode fornecer alguma informação acerca do estado do cobre. Entretanto, sabe-se que o estresse induz a liberação de ceruloplasmina pelo fígado. Este último fato pode, portanto, resultar em informação errônea acerca do verdadeiro estado do cobre nos períodos de enfermidade ou de exercício físico intensivo que resulta em exaustão (5,37).

Influência do Exercício

Foi relatado em alguns estudos que a ceruloplasmina e os níveis séricos de cobre aumentam como resultado do exercício; no entanto, em outros estudos esses níveis se mantêm inalterados ou diminuem (5). Vários fatores, tais como as diferenças no estado de treinamento, o tipo de exercício, o grau de modificação no volume plasmático ou o estado verdadeiro do cobre, podem ser responsáveis por esse fato. O cobre é perdido em quantidades significativas no suor (93). Portanto, foi sugerido que as grandes perdas repetidas de suor podem afetar o estado do cobre, e que uma ingestão dietética maior de cobre poderá ser necessária para contrabalançar as perdas induzidas por uma transpiração contínua (4,5). Assim sendo, a QDR normal para cobre, conforme determinada para pessoas sedentárias, poderá ser excessivamente baixa para atletas.

Ingestão de Cobre

As carnes de vísceras, especialmente o fígado, são as fontes mais ricas de cobre, seguidas por frutos do mar, nozes, sementes e batatas. O leite contém apenas um baixo nível de cobre. A ingestão observada de cobre em seres humanos é relativamente baixa, de 0,9-1,2 mg/dia. Zinco, vitamina C, ferro, cálcio, proteína e fibras dietéticas, assim como uma ingestão rica em frutose, reduzem sabidamente a absorção de cobre e podem, portanto, afetar o estado do cobre (4). A ingestão diária recomendada/segura para cobre é fornecida no Quadro 7 (131).

CROMO

O cromo atua principalmente em combinação (como co-fator) com a insulina. É necessário para uma atividade normal da insulina e, conseqüentemente, uma regulação normal do nível sangüíneo de glicose. Assim sendo, a deficiência experimental de cromo resulta em menor sensibilidade à insulina, regulação deteriorada da glicose sangüínea e, possivelmente, diabetes. Por causa de seu papel no metabolismo de insulina-carboidratos-energia, o cromo é considerado de particular importância para as pessoas envolvidas em um trabalho físico pesado e que consomem dietas ricas em carboidratos. O cromo sangüíneo não parece ser um bom marcador do estado do cromo. As perdas urinárias de cromo representam um total cumulativo de pequenas modificações transitórias no sangue e parecem ser um melhor indicador das modificações no metabolismo do cromo (3,5,97,131).

Influência do Exercício

Sabe-se que diferentes tipos de estresse, incluindo exercício, infecção e traumas físicos, exacerbam os sinais de uma deficiência marginal de cromo. No caso do exercício, isso ocorre mais provavelmente porque o exercício acelera as perdas de cromo com a urina. Além disso, as dietas ricas em carboidratos, especialmente as fontes de carboidrato com um alto índice glicêmico, tais como os açúcares, fazem aumentar sabidamente as perdas de cromo com a urina. Isso constitui mais provavelmente um efeito desses carboidratos sobre a secreção quantitativa de insulina e sua subseqüente degradação (5). Por outro lado, foi mostrado que uma sobrecarga de carboidratos reduz o ritmo de perda dos oligoelementos, particularmente cromo e zinco (405). A explicação para essa observação é que o nível de estresse real do exercício influencia a excreção urinária desses oligoelementos. Nesse estudo, o esquema com sobrecarga de carboidratos reduzia o nível de estresse do exercício quando medido pelas mudanças no cortisol sérico. As perdas de potássio, magnésio e cálcio não eram influenciadas. Esses achados opostos acerca dos efeitos dos carboidratos sobre os níveis de cromo no organismo fazem com que seja difícil tirar qualquer conclusão. A perda de cromo no suor não foi quantificada com a utilização de técnicas aceitáveis de coleta e de análise.

Os estudos animais indicaram que um estado precário do cromo está associado com reservas reduzidas de glicogênio no fígado e no músculo e que a suplementação com cromo aprimora o armazenamento de glicogênio nessa situação. Le-

Quadro 7 Ingestões diárias recomendadas/seguras para oligoelementos

Fonte	Cobre (mg) f + m	Cromo (μg) f + m	Selênio (μg) f + m
NRC	1,5-3,0	50-200	55-70
DGE	2,0-4,0	50-200	20-100

Os dados fornecidos derivam de NRC e DGE.
NRC = National Research Council, Recommended Dietary Allowances, 1989 (USA).
DGE = Deutsche Gesellschaft für Ernährung, Empfehlungen für die Nährstoffzufuhr, 1991.
f = mulheres, m = homens.

vando-se em conta que o desempenho de *endurance* assim como a oxidação das proteínas são influenciados pela disponibilidade de carboidratos, foi sugerido que uma quantidade suficiente de cromo dietético aprimora a capacidade no desempenho de *endurance*. Foi sugerido em vários artigos que a ação potencializadora do cromo sobre a insulina é responsável por uma incorporação maior de aminoácidos no tecido muscular e que isso resultará em uma massa corporal magra maior e em uma massa de gordura menor (3-5,35,37,96,103).

São reivindicados efeitos benéficos para o picolinato de cromo (Cr-pic), que é um composto lipossolúvel que penetra facilmente nas células e acelera a internalização da insulina (396,397). A atividade acelerada da insulina foi observada em amostras de tecido adiposo (395,396) e a captação de glicose era aprimorada nas células de fungos em virtude da presença de Cr-pic. Com base nessas observações, foi sugerido que Cr-pic maximiza a ação da insulina no músculo esquelético, resultando em aumento da massa muscular, redução da massa de gordura e aprimoramento na utilização da glicose. No entanto, os dados obtidos em apoio dessas ações nos seres humanos são todos de natureza indireta (397,398) e são criticados por causa do pequeno número de indivíduos e do desenho experimental (403). Em um estudo (61) realizado em atletas de força, a suplementação com cromo na forma de picolinato de cromo aumentava a massa corporal magra e reduzia a massa de gordura, conforme indicado apenas por medidas antropométricas. Entretanto, convém tomar cuidado com a interpretação desses resultados, pois o estado do cromo nos indivíduos testados não era controlado, e as medidas antropométricas usadas não constituem uma maneira muito precisa de se determinar a massa muscular verdadeira. Ainda mais, o estudo foi realizado pelos proprietários da patente, que serão beneficiados por qualquer resultado positivo. Nenhum efeito foi observado em um estudo bem controlado acerca dos efeitos da suplementação com Cr-pic sobre a composição corporal (400). Recentemente, o efeito da suplementação com cromo foi revisto em vários artigos (400-404). Foram tiradas as seguintes conclusões:

1. Por causa das maiores perdas de cromo e das ingestões provavelmente marginais, os atletas podem ter uma demanda de cromo maior. No entanto, até o momento não foram relatadas deficiências desse elemento.
2. Atualmente os dados acerca da ação anabólica do cromo não são convincentes.
3. Não existem bons dados independentes em apoio das reivindicações feitas em relação aos efeitos anabólicos de Cr-pic. São necessários dados diretos e independentes capazes de demonstrar uma síntese protéica maior assim como uma melhor ação da insulina em seres humanos para se poder consubstanciar qualquer reivindicação benéfica feita no mercado atual. Esse tipo de dados ainda não existe.

Ingestão de Cromo

A ingestão segura de cromo, recomendada ou sugerida para adultos, é de 50-200 mg/dia (131). No entanto, a ingestão de cromo nos países ocidentais desenvolvidos (Estados Unidos, Inglaterra, Finlândia) em geral tem sido menor (5). A absorção do cromo varia de 0,3 a 1,0% para o cromo inorgânico e de 5 a 15% para o cromo ligado organicamente, como aquele presente nos fungos. A absorção do cromo está relacionada inversamente à ingesta dietética na vigência de ingestões normais de cromo, mas pode ser reduzida pelas dietas ricas em fibras. Sabe-se que a absorção de cromo influencia (inibe) a absorção de ferro e de zinco (5,131).

As fontes importantes de cromo são os brócolis, as ostras, os cogumelos, os fungos e os cereais com farelo. Sabe-se que o conteúdo em cromo dos alimentos processados aumenta como resultado do processamento em recipientes metálicos e nos tanques de armazenamento.

SELÊNIO

O selênio é um componente essencial da enzima glutationa peroxidase, que regula o fracionamento dos hidroperoxídios em combinação com a vitamina E. Assim sendo, o selênio possui propriedades antioxidantes. Desempenha um papel essencial na varredura dos radicais livres que aparecem sabidamente em números cada vez maiores nas situações de trauma, estresse e também durante o exercício extenuante. Admite-se que os déficits de selênio afetam o tecido muscular, resultando em cardiomiopatia e desconforto ou fraqueza muscular (37,97,103).

Influência do Exercício

Por causa de sua função antioxidativa, o selênio pode ajudar a prevenir a peroxidação lipídica induzida pelo exercício. Assim sendo, pode ajudar a neutralizar o grau de dano celular, mais provavelmente no tecido muscular ativo e nos tecidos que podem receber um fluxo sangüíneo reduzido, resultando em isquemia local. Um exemplo deste último é o trato gastrintestinal, especialmente o cólon (31). Ainda não foram realizados estudos nos quais o efeito da suplementação com selênio sobre o estresse oxidativo tenha sido estudado especificamente, e não dispomos de dados acerca das perdas de selênio no suor induzidas pelo exercício (37,103).

Ingestão de Selênio

A ingestão diária segura e recomendada para selênio é apresentada no Quadro 7. Frutos do mar, rim e fígado são ricos em selênio. Os grãos e as sementes podem possuir um alto conteúdo de selênio, dependendo do conteúdo em selênio do solo onde ocorre seu crescimento (131). A ingestão de selênio em seres humanos sadios normalmente parece ser adequada. Não existem dados acerca da ingestão de selênio nas populações atléticas, o que indica a necessidade de se realizar mais pesquisa.

REPOSIÇÃO/SUPLEMENTAÇÃO DE OLIGOELEMENTOS

Apesar de uma dieta bem balanceada que contém uma grande variedade de frutas, vegetais, produtos cereais, carnes e frutos do mar poder garantir uma ingestão adequada de oligoelementos, pode-se concluir com base na literatura disponível que as pessoas sadias – incluindo atletas – com bastante freqüência exibem uma baixa ingestão de cobre e de cromo. Essas ingestões baixas podem causar um estado precário dos oligoelementos, que poderá ser exacerbado pelas perdas induzidas pelo exercício através do suor e da urina assim como pelas baixas ingestões e maiores perdas induzidas pelo alto consumo de carboidratos por parte dos atletas, especialmente nos eventos de *endurance*. Entretanto, não existem relatos documentados demonstrando que o estado global dos oligoelementos em atletas seja muito diferente daquele das pessoas sedentárias normais.

Os técnicos e seus atletas desejam garantir uma ingestão diária adequada durante os períodos com um treinamento de alta intensidade. Por causa dos possíveis riscos de suplementação excessiva e da natureza invasiva/complexa da determinação do estado dos oligoelementos, os atletas e seus conselheiros deverão ser educados acerca das práticas dietéticas e das ingestões diárias seguras. Uma suplementação diária com uma pequena dose de um preparado de oligoelementos, que irá fornecer a ingestão diária/segura recomendada (Quadro 7), pode ser aconselhável nos períodos de treinamento intensivo ou em qualquer situação na qual os atletas se abstêm de uma dieta normal, como ocorre durante os períodos de ingestão alimentar limitada combinada com um treinamento intensivo. Isso pode ser particularmente válido para as mulheres, os atletas vegetarianos e os atletas que participam em desportos com classes de baixo peso corporal (ver Quadro 1). Apesar de uma quantidade substancial de cobre poder ser excretada com o suor, que seja do nosso conhecimento não existe qualquer razão para repor esses elementos com as bebidas de reidratação durante o exercício. Em geral, a reposição e/ou a suplementação de oligoelementos não aprimorará o desempenho, mas pode contribuir para as ingestas diárias adequadas nas populações atléticas (5,37,84).

Pontos-chave

- A importância de uma ingestão e um estado apropriados dos oligoelementos nos atletas recebeu uma atenção significativa somente durante as duas últimas décadas.
- Como acontece com os minerais, os oligoelementos são perdidos em quantidades cada vez maiores como resultado do treinamento físico intensivo.
- As perdas de oligoelementos com o suor (cobre) e urina (cromo) podem, em certas circunstâncias, ultrapassar as ingestões diárias recomendadas. A composição da dieta também pode afetar essas perdas. Por exemplo, as altas ingestões de carboidratos, especialmente daqueles com um alto índice glicêmico, se revelaram capazes de acelerar as perdas de cromo, enquanto as dietas ricas em fibras dietéticas, consumidas freqüentemente por atletas de *endurance* e vegetarianos, reduzem sabidamente a absorção dos oligoelementos.
- Os atletas que consomem dietas com um baixo conteúdo energético podem correr o risco de adotar uma baixa ingestão de oligoelementos.
- Por ter sido reconhecido que o exercício exaustivo pode dar origem a um maior dano tecidual/celular e resultar na regeneração que está associada com um processo inflamatório, a importância do selênio como um componente dos mecanismos de defesa contra os radicais livres recebeu grande atenção. Ainda falta evidência de que a suplementação seja capaz de reduzir a inflamação muscular.
- Não existe qualquer evidência de que a suplementação com oligoelementos possa induzir o surgimento de uma massa corporal magra maior.
- É necessário pesquisar muito nesse campo, porém admite-se que a suplementação com determinadas quantidades de oligoelementos, que não ultrapassem as ingestões diárias seguras recomendadas, irá contribuir para uma ingestão diária adequada nos atletas.

8 Vitaminas

As vitaminas são nutrientes essenciais para o corpo humano. As vitaminas participam em quase todas as funções biológicas. Elas funcionam como coenzimas em muitas biorreações, reações bioquímicas (incluindo o metabolismo energético), estão envolvidas na síntese protéica e atuam como antioxidantes. As funções mais essenciais das vitaminas individuais assim como seu papel no metabolismo do exercício e sua influência sobre a capacidade de realizar exercícios serão descritos sucintamente nos parágrafos seguintes.

ESTADO DAS VITAMINAS

São usados vários métodos para se determinar o estado das vitaminas no corpo. Já que as vitaminas funcionam em processos metabólicos específicos, é óbvio que qualquer déficit significativo afetará o metabolismo e pode resultar em anormalidades ou enfermidades. É possível registrar a ocorrência dos sintomas de doença. No entanto, em geral esses sintomas são observados nos últimos estágios da deficiência vitamínica. A elaboração de técnicas analíticas tornou possível estudar "os déficits bioquímicos" que ocorrem em um estágio mais precoce. Essas mensurações incluem a determinação dos níveis plasmáticos das vitaminas pela cromatografia líquida de alta pressão (CLAP) e por testes de estimulação enzimática. Qualquer determinação desse tipo do estado vitamínico é invasiva e também dispendiosa. Portanto, é importante que os atletas alcancem um nível diário de ingestão de vitaminas que seja capaz de garantir um estado vitamínico ótimo. Isso eliminará a necessidade de que sejam realizados testes invasivos. Os fatores que influenciam o estado das vitaminas são a ingestão de alimentos e a densidade vitamínica do alimento, a biodisponibilidade (a capacidade de ser absorvida) e as perdas sofridas pelo organismo. A influência do exercício sobre esses fatores será abordada resumidamente.

VITAMINAS INDIVIDUAIS E INFLUÊNCIA DO EXERCÍCIO

Nos parágrafos seguintes, serão abordadas resumidamente as vitaminas individuais e os efeitos relatados do exercício.

VITAMINA B_1 (TIAMINA)

A vitamina B_1 desempenha um papel importante na conversão oxidativa do piruvato para acetil CoA, que é uma etapa essencial no processo de produção de energia a partir do carboidrato. Por essa razão, as necessidades recomendadas para vitamina B_1 foram relacionadas ao dispêndio total de energia e à ingestão de carboidratos. A QDR foi estabelecida em 0,5 mg/1.000 kcal de ingesta energética (131). Admite-se agora que a demanda de vitamina B_1 para atletas pode ser ligeiramente mais alta em virtude do aumento do metabolismo energético e dos carboidratos. Uma deterioração da captação máxima de oxigênio que resulta em maior metabolismo dos carboidratos e produção de lactato foi demonstrada nos seres humanos que recebem uma dieta deficiente em vitamina B_1 (10). As baixas ingestões dessa vitamina, assim como as deficiências bioquímicas, foram relatadas em indivíduos sedentários e também em atletas, especialmente em ciclistas que consomem grandes quantidades de soluções de carboidratos com fontes refinadas de carboidratos (13,28,58,84,165), apesar de já ter sido constatada uma relação quase linear com a ingesta energética (58). Não existem estudos controlados disponíveis acerca do efeito da suplementação com vitamina B_1 sobre o desempenho.

VITAMINA B_2 (RIBOFLAVINA)

A vitamina B_2 participa do metabolismo energético mitocondrial. O National Research Council relaciona a ingestão de B_2 com a ingesta energética. A ingestão diária recomendada é de 0,6 mg/1.000 kcal, apesar de admitir-se que não existe qualquer evidência de que as necessidades aumentam com um aumento no metabolismo energético (131). Poucos estudos mostraram que as necessidades de vitamina B_2 por parte das pessoas envolvidas no exercício físico podem estar aumentadas (28). No entanto, não existem estudos que tenham indicado baixas ingestões dessa vitamina nas populações atléticas. Os estudos nos quais a vitamina B_2 era suplementada em nadadores de elite não mostraram quaisquer efeitos sobre o desempenho (13,58).

VITAMINA B_6 (PIRIDOXINA)

A vitamina B_6 desempenha um papel importante na síntese protéica. Por essa razão, admite-se com freqüência que essa vitamina é de importância crucial para os atletas de força e os fisiculturistas. Entretanto, não dispomos de dados em apoio de uma maior demanda para os atletas. Conseqüentemente, os estudos nos quais a vitamina B_6 foi suplementada não evidenciaram qualquer aprimoramento do desempenho. Alguns estudos indicaram aprimoramentos no desempenho após a suplementação com preparados combinados, incluindo também substâncias que desempenham algum papel no ciclo do ácido cítrico (ciclo de Krebs; ver Cap. 13). Entretanto, é provável que qualquer efeito observado não tenha sido devido à vitamina B_6 mas causado por substâncias correlatas (13). Uma relação da vitamina B_6 dietética de 0,016 mg/g de ingestão de proteína parece garantir valores aceitáveis para o estado de B_6 em adultos de ambos os sexos. A QDR foi estabelecida em 2,0 mg/dia para homens e 1,6 mg/dia para mulheres (131). Dispomos de dados recentes indicando ingestões insuficientes de B_6 em diferentes populações atléticas (58).

VITAMINA B_{12} (CIANOCOBALAMINA)

A vitamina B_{12} funciona como coenzima no metabolismo do ácido nucléico e influencia a síntese protéica. Surpreendentemente, os ciclistas de *endurance* e os atletas de força utilizam com freqüência a vitamina B_{12}, pois admite-se que esse composto pode exercer um efeito analgésico sobre a dor muscular quando usado em megadoses. Williams (199) e van der Beek (11) realizaram uma revisão da literatura até 1985 e concluíram que não existe evidência para qualquer benefício da suplementação, conclusão esta compartilhada por outros nas revisões mais recentes. A suplementação tanto oral quanto parenteral não influenciou qualquer parâmetro relacionado ao desempenho (86,131). A QDR é de 2,0 μg/dia (131). Os déficits desta vitamina podem ocorrer nos casos de absorção precária devida à falta do fator gástrico (um fator necessário para tornar a vitamina B_{12} biodisponível), ou nos indivíduos que não consomem qualquer tipo de carne (única fonte para a vitamina B_{12}), como acontece nos vegetarianos. Entretanto, não existem dados acerca da ingestão de vitamina B_{12} nem acerca da existência de déficits nas populações atléticas.

NIACINA

A niacina funciona como coenzima na substância NAD (nicotina adenina dinucleotídio), que desempenha um papel proeminente na glicólise e é necessária para a respiração tecidual e a síntese das gorduras. O aminoácido triptofano pode ser convertido em niacina: 60 mg de triptofano exibem a mesma resposta de 1 mg de niacina e, portanto, são declaradas como 1 EN (equivalente da niacina). Vários autores admitiram que essa vitamina poderia influenciar a potência aeróbica, que é um importante fator para o desempenho de *endurance* nos atletas (199). Entretanto, foi relatado que a ingestão de megadoses também pode ter efeitos adversos sobre o desempenho. Isso pode ser induzido pelo efeito inibidor do ácido nicotínico sobre a mobilização dos ácidos graxos livres (AGL) provenientes dos triglicerídios armazenados. Durante o exercício, uma disponibilidade reduzida de AGL acelera a utilização de carboidratos, o que por sua vez pode resultar em uma taxa mais alta de depleção do glicogênio. Foi mostrado que isso desencadeia a fadiga subjetiva e deteriora o desempenho (13,85). A QDR foi estabelecida em 6,6 EN por 1.000 kcal ou pelo menos 13 EN para ingestas calóricas de $<$ 2.000 kcal (131). Não dispomos de dados sobre a ingestão de niacina nem sobre as deficiências nas populações atléticas, nem acerca dos efeitos da suplementação com niacina sobre o desempenho.

ÁCIDO PANTOTÊNICO (AP)

O ácido pantotênico é um componente de acetil CoA, o metabólito intermediário no ciclo do ácido cítrico para o metabolismo dos carboidratos e das gorduras. Williams afirmava em 1985 que alguns relatos sugeriam um efeito benéfico da suplementação com AP, mas que ainda não se dispunha de dados conclusivos (199). Esse panorama não se modificou até agora. Não existem dados acerca da ingestão de AP nem sobre as deficiências em atletas. A suplementação com doses farmacológicas de até 1 g/dia não resultou em qualquer aprimoramento no desempenho (13). O National Research Council conclui que ainda existe evidência insuficiente para que se possa estabelecer uma QDR para o ácido pantotênico. Admite-se que o nível de ingestão diária segura é de 4-7 mg (131).

FOLATO

O folato funciona como coenzima no metabolismo dos aminoácidos e na síntese dos ácidos nucléicos. A QDR para folato é de aproximadamente 3 μg/kg de peso corporal, resultando em uma QDR diária de 200 μg para homens e de 180 μg para mulheres (131). Não existem estudos controlados acerca do efeito da suplementação com folato sobre o desempenho físico, nem sobre a ingestão de folato em atletas (13). Aumentos nos níveis plasmáticos de folato, que podem refletir as ingestões dessa substância, foram observados em participantes do Tour de France, que ingeriam quantidades substanciais de preparados vitamínicos (164). Williams (202) citou uma pesquisa recente de que a suplementação com folato poderia restaurar o estado normal do folato em corredores que apresentavam deficiência dessa substância, mas que não aprimoravam a capacidade de desempenho.

BIOTINA

A biotina é uma parte essencial das enzimas que transportam unidades carboxila e fixam o dióxido de carbono nos tecidos. A conversão de biotina para coezima ativa depende da disponibilidade de magnésio e de ATP. A biotina desempenha um papel essencial no metabolismo dos carboidratos, das gorduras, do propionato e dos aminoácidos de cadeia ramificada. A biotina é produzida no intestino delgado por microorganismos e fungos. Não existem dados sobre a absorção quantitativa e existem dados insuficientes para que se possa estabelecer uma QDR para biotina. Uma variação de 30-100μg/dia é recomendada provisoriamente como uma ingestão diária segura para adultos (131). Não existem estudos sobre os efeitos da suplementação, nem sobre a ingestão de biotina ou a síntese intestinal em atletas (13).

VITAMINA C (ÁCIDO ASCÓRBICO)

A vitamina C é provavelmente a vitamina mais estudada. A vitamina C é um antioxidante hidrossolúvel. Serve para varrer os radicais livres que causam dano celular e proteger a vitamina E, um outro antioxidante, da possível destruição. Participa em muitas reações enzimáticas agindo como transmissor de elétrons, estando envolvida também na síntese do colágeno e da carnitina (esta última é necessária para o transporte dos ácidos graxos de cadeias longas através da membrana mitocondrial antes da oxidação). A vitamina C acelera a absorção de ferro no intestino. É necessária também para a biossíntese de alguns hormônios (14,68,131). Os primeiros estudos realizados durante a Segunda Guerra Mundial mostraram que uma quantidade insuficiente de vitamina C reduzia a capacidade de desempenho físico nos soldados e aumentava a sensação de exaustão e as dores musculares durante e após um trabalho físico árduo. No entanto, muitos dos estudos realizados naquela época foram criticados agora por sua metodologia, controle e desenho estatístico precários. Mais recentemente, estudos duplo-cegos bem controlados mostraram que um estado de deficiência moderada de vitamina C não reduz o desempenho físico nas sessões únicas e intensivas de exercício. Existem algumas indicações de que a vitamina C pode acelerar o ritmo de aclimatação ao calor (13). Isso pode ser benéfico para os atletas envolvidos em competições de *endurance* em um clima quente nas diferentes regiões do mundo. Entretanto, a suplementação com vitamina C não aprimorou o desempenho em estudos controlados. Um estudo realizado em corredores de longa distância mostrou que a suplementação com vitamina C antes da corrida resulta em uma menor ocorrência de infecções respiratórias (236). Em geral, a ingestão de vitamina C em atletas é suficiente, com exceção dos indivíduos que consomem uma dieta de baixo valor calórico (12,13,28,58,68). A vitamina C é também um poderoso antioxidante. Este aspecto é abordado no Cap. 9.

VITAMINA E (ALFA-TOCOFEROL)

A vitamina E é um antioxidante e um varredor dos radicais livres que protege as membranas celulares da peroxidação lipídica. Funciona juntamente com a vitamina C, o betacaroteno e o selênio, e também protege as hemácias contra a hemólise (14,131,171). No período de 1970-1980, foi dada uma atenção especial a essa vitamina após os efeitos benéficos relatados de sua suplementação sobre o consumo de oxigênio e o desempenho físico. À semelhança do que ocorre com a vitamina C, muitos desses estudos também não eram bem controlados ou sofriam de uma elaboração estatística precária. A análise crítica da literatura e os resultados mais recentes de estudos duplo-cegos bem elaborados não trouxeram qualquer evidência sólida para um possível aprimoramento do desempenho (13,14,84,171,206). Foi observado que os atletas de *endurance* em geral possuem baixos níveis séricos de vitamina E. Isso pode ser uma indicação seja de um suprimento marginal de vitamina E nos alimentos, seja de uma utilização maior nos mecanismos de defesa antioxidantes.

Existem indicações de que a suplementação com vitamina E eleva a relação testosterona-cortisol, sugerindo que essa vitamina exerce um efeito redutor do estresse sobre o organismo. É capaz de reduzir a peroxidação lipídica tanto em animais quanto nos seres humanos, quando medida pelo aparecimento acelerado de pentano no ar exalado. Estudos realizados nas grandes altitudes indicam que a vitamina E pode influenciar os parâmetros do desempenho metabólico e reduzir a exalação de pentano (um marcador indireto do dano celular induzido pelos radicais livres), sugerindo que a vitamina E pode exercer um efeito protetor. Entretanto, não sabemos quais são os tecidos que sofrem mais peroxidação lipídica durante o exercício. É possível que o local mais importante seja o tecido que é propenso a alguma isquemia durante o exercício, como o sistema gastrintestinal, porém não o músculo.

Desde que se tornou possível medir os efeitos sobre a patologia dos radicais livres, foi dada a devida atenção às propriedades antioxidantes da vitamina E. Esse aspecto é abordado no Cap. 9.

VITAMINAS A, D e K

A importância das vitaminas lipossolúveis A, D e K para a saúde é incontestável (131), porém não existem estudos indicando qualquer efeito significativo dessas vitaminas sobre os parâmetros bioquímicos ou fisiológicos relacionados com a capacidade de desempenho físico. Já que essas vitaminas são potencialmente tóxicas quando ingeridas em altas doses por um período de tempo prolongado (com exceção da vitamina K), e sabendo-se que a ingestão diária nos países ocidentais civilizados em geral é suficiente, não existe qualquer necessidade para a suplementação (13,83,84,199).

A vitamina K desempenha uma função na mineralização óssea. Isso foi constatado após a observação de que a ingestão de agentes anticoagulantes (antagonistas da vitamina K) influencia os processos de formação óssea. Conseqüentemente, está sendo estudado atualmente o papel da vitamina K sobre a formação óssea e a prevenção da osteoporose (237). Recentemente, o efeito da suplementação com vitamina K, 10 mg/dia, foi estudado em oito mulheres atletas de *endurance*, quatro das quais estavam amenorréicas por mais de um ano, enquanto as quatro restantes vinham utilizando anticoncepcionais orais. Essas mulheres atletas de *endurance* possuem níveis de estrogênio deprimidos e podem desenvolver uma perda mineral a partir do osso num grau comparável ao das mulheres pós-menopáusicas. Observou-se que em todas elas uma ingestão maior de vitamina K estava associada com um aumento de 15-20% nos marcadores da formação óssea e com uma redução paralela de 20-25% nos marcadores da reabsorção óssea, sugerindo um equilíbrio aprimorado entre a formação e a perda de osso (238). Parece estar justificada uma pesquisa adicional destinada a determinar se a suplementação a longo prazo com vitamina K é benéfica para a saúde do osso na população de mulheres atléticas.

Ingestão de Vitaminas

Alguns aspectos da ingestão das vitaminas individuais por atletas foram abordados nos parágrafos precedentes. Aqui abordaremos algumas influências gerais sobre a ingestão diária de vitaminas. As vitaminas estão presentes em uma ampla variedade de alimentos frescos e não processados, tais como vegetais, frutas, bagas, tubérculos e grãos. Uma dieta normal e bem balanceada, constituída por uma ampla variedade de alimentos, é considerada capaz de fornecer todas as vitaminas necessárias em quantidades suficientes. No entanto, em algumas situações a ingestão pode ser mais baixa que a QDR atual. Uma situação desse tipo pode ocorrer quando são consumidas dietas com um baixo valor energético ou dietas não balanceadas. Esta primeira situação ocorre com freqüência em atletas que competem nas categorias ponderais mais baixas e que adotam programas de dieta-treinamento destinados a reduzir o peso. Como alternativa, os atletas que precisam manter um peso corporal baixo por longos períodos de tempo, tais como bailarinas e ginastas, podem estar propensos a baixas ingestões de vitaminas (Quadro 1).

RESTAURAÇÃO E SUPLEMENTAÇÃO DE VITAMINAS

Como abordado nos capítulos sobre minerais e oligoelementos (Caps. 6 e 7), os indivíduos que correm um risco potencial de um suprimento marginal de micronutrientes são aqueles que consomem dietas com um baixo conteúdo calórico por longos períodos de tempo. Um su-

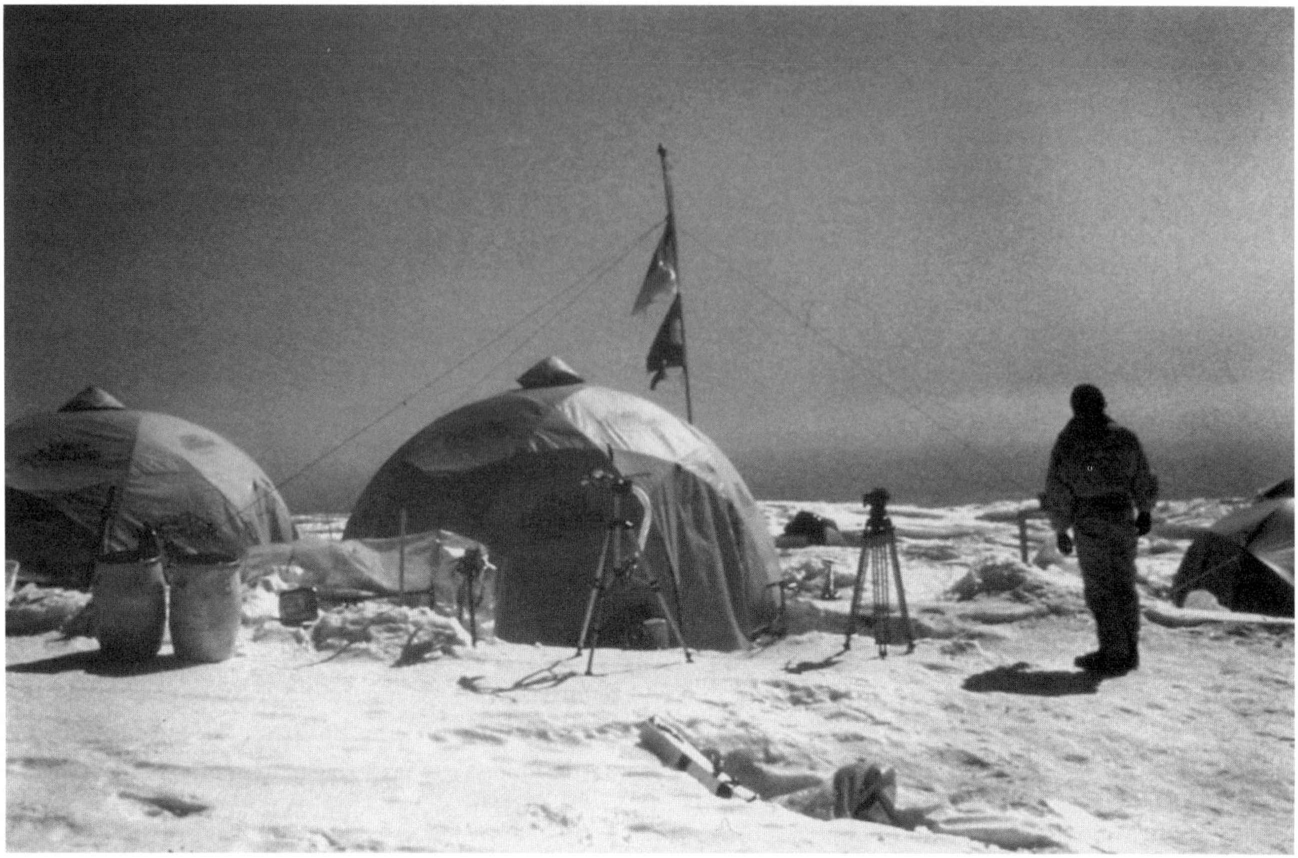

Fig. 38 A suplementação com vitamina E pode aprimorar a captação de oxigênio e o desempenho nas grandes altitudes, mas são necessários mais estudos antes de se poder justificar uma recomendação acerca da suplementação (foto ARPE).

primento relativamente baixo de vitaminas pode ocorrer também quando grandes quantidades de alimentos processados constituem a maior parte da dieta diária. Isso foi observado em atletas de *endurance* que ingerem quantidades relativamente grandes de carboidratos refinados na forma de bebidas energéticas durante seus eventos desportivos (23,58,165). A razão disso foi abordada no Cap. 2. Em ambas as situações, a densidade necessária de micronutrientes (isto é, a quantidade de vitaminas presentes em 1.000 kcal de ingesta energética) é mais alta que aquela que pode ser conseguida na dieta. Nessas situações, os atletas podem ser aconselhados a tomar um suplemento diário de vitaminas-minerais-oligoelementos (nunca mais que 1-2 vezes a QDR/diariamente) para elevar a densidade de micronutrientes e garantir uma ingestão apropriada.

Nos produtos/refeições processados industrialmente, as vitaminas são acrescentadas com freqüência para que sejam repostas as perdas induzidas pelo processamento (restauração) ou para aumentar ligeiramente o conteúdo vitamínico acima do valor normal (enriquecimento/fortificação). Em geral, a restauração de vitaminas ou a fortificação de alimentos processados com uma alta densidade energética como as bebidas ou as barras energéticas, assim como a suplementação com pílulas ou cápsulas, não aprimorará o desempenho (13,195), mas pode contribuir para uma ingestão diária adequada.

A ingestão diária de uma pequena dose de suplemento vitamínico, ou um preparado nutriente que supre no máximo a ingestão diária recomendada (Quadro 8), além da dieta normal, é recomendada nos períodos de treinamento intensivo ou em qualquer situação na qual os atletas se abstêm de uma dieta normal, como ocorre durante os períodos de ingestão alimentar limitada combinada com treinamento intensivo (especialmente nas mulheres, nos atletas vegetarianos e nos participantes dos desportos com classes ponderais, ver Quadro 1). A utilização das megadoses de vitaminas pelos atletas é defendida freqüentemente com base no argumento de que quantidades substanciais de vitaminas podem ser perdidas com o suor e na urina, porém não existem

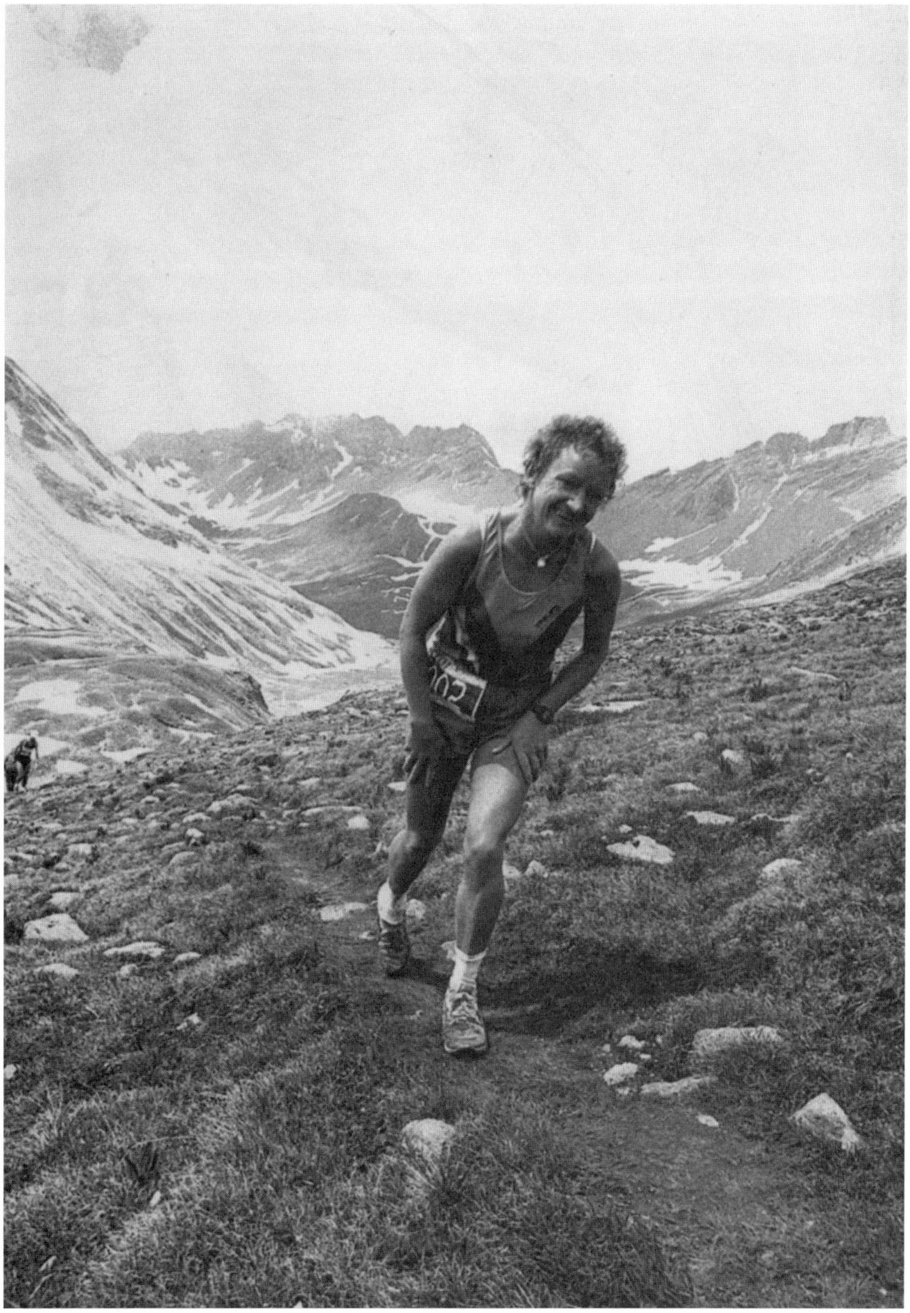

Fig. 39 A corrida através de montanhas pode acarretar um dano microscópico mecânico nas fibras musculares. Foi sugerido que a recuperação após um dano sofrido pelas células musculares é acelerada quando as vitaminas antioxidantes são suplementadas.

dados científicos capazes de apoiar essa suposição. As perdas de vitaminas no suor em geral são negligenciáveis (13,28,84). Portanto, a utilização de altas doses de vitaminas deve ser desestimulada, por causa dos possíveis efeitos colaterais indesejáveis (3) e das possíveis interações negativas com outros micronutrientes (109). É improvável a ocorrência de benefícios do desempenho como resultado da suplementação com vitaminas-minerais (479,480).

UTILIZAÇÃO DE VITAMINAS E MINERAIS PELOS ATLETAS

A utilização de vitaminas e minerais como substâncias ergogênicas foi revista recentemente por Sobal e Marquart (355). Eles analisaram 51 estudos que proporcionavam dados sobre a utilização quantitativa desses preparados em mais de 10.000 atletas de ambos os sexos. A prevalência média

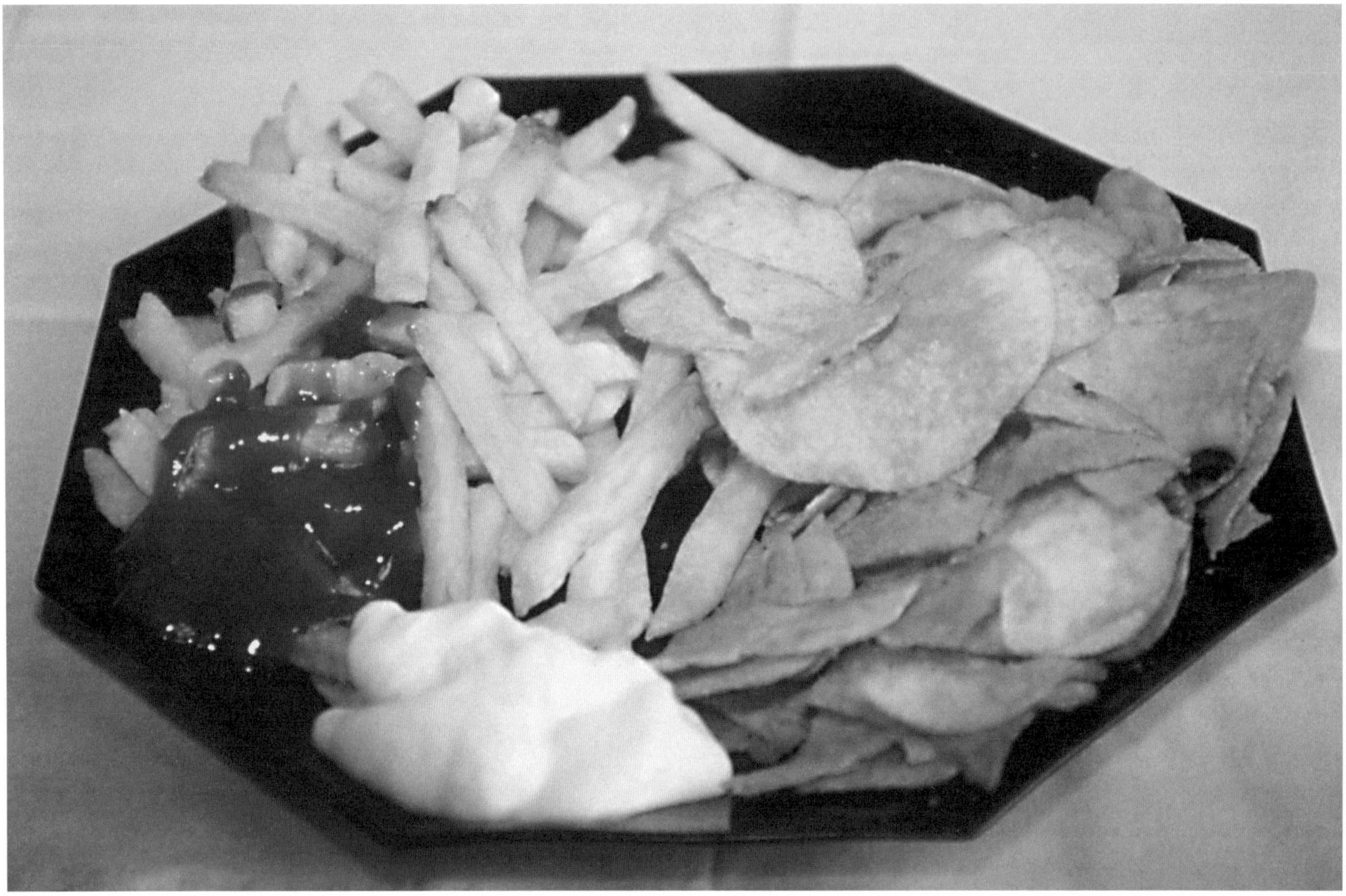

Fig. 40 As batatas fritas são populares em todo o mundo. Lamentavelmente, muitos atletas jovens consomem lanches regularmente entre as refeições. Isso pode afetar o suprimento de nutrientes essenciais de uma maneira negativa.

Quadro 8 Quantidades dietéticas recomendadas para vitaminas

	Idade: homens			Idade: mulheres		
	NRC 15-18	19-24	25-50	15-18	19-24	25-50
Vitamina	DGE 15-18	19-25	25-51	15-18	19-25	25-51
Vitamina B_1 (mg)	1,5/1,6	1,5/1,4	1,5/1,3	1,1/1,3	1,1/1,2	1,1/1,1
Vitamina B_2 (mg)	1,8/1,8	1,7/1,7	1,7/1,7	1,3/1,7	1,3/1,5	1,3/1,5
Niacina (mg)	20/20	19/18	19/18	15/16	15/15	15/15
Vitamina B_6 (mg)	2,0/2,1	2,0/1,8	2,0/1,8	1,5/1,8	1,6/1,8	1,6/1,6
Folato (μg)	200/300	200/300	200/300	180/150	180/150	180/150
Vitamina B_{12} (μg)	2/3	2/3	2/3	2/3	2/3	2/3
Vitamina C (mg)	60/75	60/75	60/75	60/75	60/75	60/75
Vitamina A (μg) ER	1.000/1.000	1.000/1.000	1.000/1.000	800/900	800/800	800/800
Vitamina D (μg)	10/5	10/5	5/5	10/5	10/5	5/5
Vitamina E (mg) ET	10/12	10/12	10/12	8/12	8/12	8/12
Vitamina K (μg)	65/70	70/70	80/80	55/60	60/60	65/65
Ácido pantotênico	[a]/8	[a]/8	[a]/8	[a]/8	[a]/8	[a]/8

Os dados mostrados são derivados de NRC/DGE.

NRC = National Research Council, Recommended Dietary Allowances, 1989 (USA).

DGE = Deutsche Gesellschaft für Ernährung, Empfehlungen für die Nährstoffzufuhr, 1991.

da utilização era de 46%. Os atletas de elite utilizavam mais suplementos que os atletas de nível mais baixo, e as mulheres utilizavam mais do que os homens. Dos 51 estudos, 32 proporcionaram informação acerca do tipo de suplemento utilizado. As multivitaminas e o ferro eram administrados mais freqüentemente, seguidos pelas vitaminas do complexo B, vitamina E, cálcio e vitamina A. As mulheres atletas tomavam particularmente ferro, às vezes em altas quantidades. Na maioria dos casos, os suplementos de ferro eram utilizados em bases diárias regulares, em vez de ocasional ou semanalmente.

Alguns estudos constataram que alguns atletas de elite exibem níveis extremos de utilização de suplementos. Constatou-se que alguns atletas olímpicos consomem até 14 tipos diferentes de suplementos/dia e 63 pílulas/dia (355). Faber e Spinnlerbenade (352) descreveram uma ingestão média de pílulas suplementares de 19 por dia, com um atleta consumindo até 87 pílulas por dia.

As razões para a utilização de suplementos são variadas: aprimoramento do desempenho; fornecimento de energia extra; prevenção das enfermidades; intensificação da vitalidade; garantia de se conseguir uma ingestão diária adequada de importantes vitaminas e minerais; apoio das adaptações ao treinamento; e desenvolvimento muscular.

A informação acerca do motivo pelo qual os suplementos específicos são usados é obtida mais freqüentemente por técnicos, porém os pais, os médicos e os colegas também são importantes. Um levantamento realizado por Parr *et al.* (357) revelou que a opinião entre atletas, técnicos e treinadores nos Estados Unidos é aquela que espera dos treinadores que assumam a responsabilidade primária pela nutrição dos atletas.

A propaganda industrial e os meios de comunicação exercem grande influência sobre a tomada de decisões (353,354). O mito de que as vitaminas fornecerão energia extra, como alegado com freqüência na propaganda, é enganoso, porém aceito por parte da população atlética que é persuadida a tomar vitaminas extras quando existe fraqueza ou fadiga muscular (351).

O mito de que L-carnitina acelera a oxidação das gorduras é suficientemente plausível a ponto de persuadir muitos atletas de *endurance* a usar esse suplemento assim como as pessoas que desejam emagrecer e reduzir sua gordura corporal (368). Inúmeros estudos analisaram o conhecimento nutricional de atletas e de seus treinadores (350,351,353,354,356,357,359-361). Esses estudos tendem a mostrar que um melhor nível de informação acerca dos aspectos da nutrição diária e da eficiência dos suplementos alimentares resulta em uma ingestão mais razoável de suplementos.

O conhecimento básico acerca do tipo de desporto no qual o atleta está envolvido e das conseqüências desse conhecimento para o consumo de alimentos é considerado importante. Por exemplo, muitos atletas de *endurance* não reconhecem que ingerem substancialmente mais alimentos, em bases diárias, que os atletas que competem em eventos que não são de *endurance*. As conseqüências desse maior consumo de alimentos também residem em um maior consumo da maioria de micronutrientes e de proteínas. A esse respeito nós havíamos observado a opinião entre os técnicos envolvidos em ciclismo profissional que os ciclistas necessitam de proteína extra para serem capazes de completar o Tour de France. Entretanto, apesar de isso ser realmente correto, foi observado que, para o alto nível de ingestão alimentar adotado por esses atletas e para um nível constante de aproximadamente 12 en% de ingestão de proteína, o nível diário de ingestão de proteína de 2,4 g/kg dos fisiculturistas era superior às necessidades máximas (165).

Esses exemplos mostram que a informação correta com base científica é essencial para a compreensão da inter-relação entre eventos desportivos e as necessidades nutricionais, especialmente ao nível da tomada de decisões/dos formuladores de opiniões, tais como técnicos, treinadores e pais.

Pontos-chave

- As vitaminas são co-fatores essenciais em muitas reações enzimáticas envolvidas na produção de energia e no metabolismo protéico.
- Qualquer escassez de uma vitamina pode resultar em um metabolismo aquém do ideal, que a longo prazo pode resultar em menor desempenho ou até mesmo em enfermidade.
- Algumas vitaminas atuam como antioxidantes e existe evidência acumulada de que os antioxidantes nutricionais podem ajudar a aprimorar o papel protetor para a manutenção da integridade tecidual/celular.
- Foi mostrado que a suplementação com vitaminas restaura a capacidade de desempenho, nos casos em que existe um déficit vitamínico, e reduz o dano tecidual devido à produção de radicais livres.
- Não foi possível demonstrar que a suplementação vitamínica com quantidades que ultrapassam aquelas necessárias para que sejam obtidos níveis óti-

mos/sangüíneos seja capaz de aprimorar o desempenho.

- À semelhança do que ocorre com os minerais e oligoelementos, os atletas envolvidos em treinamento intensivo, mas que consomem dietas com um baixo valor energético, são mais propensos a adotar ingestões marginais de vitaminas.
- Pode-se concluir que a restauração das vitaminas dos alimentos processados e com uma alta densidade energética, ou a suplementação com preparados, não conseguirá aprimorar o desempenho mas pode, nas populações atléticas, contribuir para ingestas diárias adequadas.
- A ingestão diária de pequenas doses de vitaminas ou de um preparado combinado com vitamina-mineral-oligoelemento, capaz de suprir a ingestão diária segura recomendada, pode ser aconselhada nos períodos de treinamento intensivo ou em qualquer situação na qual os atletas precisam abster-se de uma dieta normal.

Antioxidantes e Radicais Livres Induzidos pelo Exercício 9

Em geral é reconhecido que os radicais livres são formados durante os processos oxidativos da produção de energia. Durante esses processos, o oxigênio acaba sendo reduzido para formar água, enquanto o adenosina trifosfato (ATP) é formado a partir de adenosina difosfato (ADP).

Certas restrições físicas determinam que o oxigênio somente pode receber um elétron de cada vez, apesar de serem necessários quatro elétrons para produzir água. Essa via univalente da redução do oxigênio resulta transitoriamente na produção de radicais livres. O acréscimo de um, dois ou três elétrons ao oxigênio molecular resulta na produção de superóxido (O_2^-), peróxido de hidrogênio (H_2O_2) e radical hidroxila ($OH^{\bullet}$), respectivamente. Foi estimado que cerca de 2 a 5% do fluxo total de elétrons durante o metabolismo normal "acabam vazando" para gerar radicais livres. Conseqüentemente, a respiração intensificada durante a atividade desportiva é acompanhada por uma produção maior de radicais livres que poderá ser aumentada ainda mais pela temperatura corporal elevada e por maiores níveis dos hormônios do estresse.

Felizmente, o corpo humano dispõe de numerosas maneiras de eliminar os radicais livres depois que estes são formados rapidamente. Existem inúmeros sistemas enzimáticos que são capazes de suprimir a maioria dos radicais. Conseqüentemente, existem inúmeros compostos antioxidantes que circulam no sangue e/ou que estão presentes nos tecidos e nas células e que podem ajudar a reduzir o dano induzido pelos radicais livres. Entre esses compostos estão as vitaminas beta-caroteno, C, E assim como a hipoxantina que resulta da degradação de adenosina monofosfato durante o exercício intenso.

Curiosamente, os indivíduos treinados possuem maiores níveis dessas enzimas, o que aponta para dois aspectos importantes: (i) o exercício gera níveis mais altos de radicais livres; (ii) o corpo responde a isso com uma adaptação fisiológica que consiste em uma regulação ascendente tanto do número quanto da atividade das enzimas nos sistemas de defesa.

A esse respeito é relevante perguntar se os sistemas de defesa do organismo são apropriados em todas as circunstâncias. Por exemplo, será que no indivíduo insuficientemente treinado e possuindo um sistema enzimático não-adaptado um desempenho intensivo pode prejudicar a saúde? Ou pode o desempenho máximo absoluto realizado por um atleta de elite, por exemplo, em uma maratona, ser aprimorado ao ingerir antioxidantes orais com o objetivo de reduzir o dano celular e de manter uma capacidade contrátil ótima das células musculares? Novamente, será que a qualidade e o volume diários de treinamento podem ser aprimorados pela ingestão de antioxidantes orais? A última pergunta é relevante, pois foi observado que a dor muscular que pode ocorrer após um exercício intenso (conhecida como dor muscular de início tardio (DMIT)), está relacionada a um processo inflamatório. Nesse processo, os macrófagos ajudam a desintegrar as fibras musculares lesionadas com a finalidade de iniciar um processo de reparo no qual participa uma reação inflamatória. Os maiores níveis de radicais livres mantêm paralelismo com o processo doloroso que afeta sabidamente a força muscular. Essa observação gerou muita especulação acerca dos possíveis benefícios da suplementação antioxidante sobre a função muscular, a recuperação muscular e a qualidade de vida do atleta.

A revisão sucinta apresentada a seguir aborda os aspectos básicos da produção de radicais livres, os efeitos sobre os antioxidantes e os efeitos do exercício. À semelhança dos outros capítulos, a documentação apresentada aqui se baseia nas revisões existentes e nos artigos de pesquisa original que lidam com esse tópico. A maior parte da introdução deste capítulo se baseia em citações dos seguintes artigos excelentes: Conning-British Nutrition Foundation (280); Muggli (278), National Research Council (279). O leitor interessado pode encontrar informação mais detalhada em outras revisões que incluem aspectos específicos do exercício (14,271-275). As revisões recentes mais abrangentes são aquelas de Sen *et al.* (276) e Li Li Ji (277).

O QUE É UM RADICAL LIVRE?

Os átomos consistem em um núcleo com elétrons em "órbita" ao redor do núcleo. O número de elétrons é igual ao número de prótons no núcleo, porém os elétrons devem organizar-se em camadas (ou "cápsulas"), de forma que a camada interna possa conter no máximo dois, a próxima no máximo oito, a terceira no máximo 18 elétrons. Os átomos são mais estáveis quando os elétrons em cada camada existem aos pares e os elétrons de cada par orbitam em direções opostas. As reações químicas necessárias para manter a função dos processos vitais dos animais terrestres ocorrem habitualmente na pressão atmosférica e na temperatura corporal. As mesmas reações, se realizadas em um laboratório, exigiriam temperaturas e pressões mais elevadas. Os organismos vivos podem executar essas sínteses e fracionamentos químicos através de sistemas enzimáticos que modificam a distribuição dos elétrons das moléculas envolvidas. Um tipo de produto desse efeito é o "radical livre".

Um radical livre é um átomo ou uma molécula, capaz de existir independentemente por um período de tempo extremamente curto, que contém um ou mais elétrons que não formam pares. Uma visão global dos diferentes radicais livres, denominados também espécies reativas de oxigênio, é apresentada no Quadro 9. Alguns radicais livres são muito reativos quimicamente e, portanto, comportam o potencial de infringir um dano extenso ao organismo no qual são gerados. As reações dos radicais livres envolvem a doação ou a aquisição de um único elétron. Isso tende a criar outro radical a partir do qual o processo poderá ser repetido. É a natureza das reações dos radicais livres que lhes permite criar *reações em cadeia*, e cabe ao sistema defensivo interromper essa propagação.

PRODUÇÃO DE RADICAIS LIVRES

Em nosso corpo vários processos e reações podem produzir radicais livres. O Quadro 10 os divide em duas seções principais; (1) aqueles formados como resultado do impacto da radiação; (2) aqueles formados pelas reações de redução-oxidação (redox) envolvendo a transferência de um elétron.

A oxidação dos radicais livres pode desencadear ou prolongar a lesão celular por remover um átomo de hidrogênio de, por exemplo, um ácido graxo poliinsaturado em uma biomembrana, iniciando o processo degradativo da peroxidação lipídica.

Eles podem anexar-se também através de centros não saturados nas moléculas, a fim de proporcionar aductos com ligações covalentes que podem ter uma função biológica consideravelmente perturbada. Assim sendo, os radicais livres podem afetar o metabolismo das proteínas e dos ácidos nucléicos, a integridade das biomembranas, as enzimas e, portanto, a função e a patologia dos tecidos.

Já sabemos que um grande número de doenças e de lesões celulares tóxicas está associado à produção de radicais livres. Entretanto, em muitas delas ainda não foi esclarecido se os ra-

Quadro 9 Espécies reativas de oxigênio

Radical	Nome	Alvo biológico típico
$O_2^{\bullet -}$	Superóxido	Enzimas
H_2O_2	Peróxido de hidrogênio	Ácidos graxos insaturados
$HO^{\bullet}$	Hidroxila	Todas as biomoléculas
$R^{\bullet}$	R-il	Oxigênio
$RO^{\bullet}$	R-oxila	Ácidos graxos insaturados
$ROO^{\bullet}$	R-dioxil (R-peroxil)	Ácidos graxos insaturados
ROOH	Hidroperóxido	Ácidos graxos insaturados
$^1O_2$	Oxigênio molecular singleto	H_2O
$NO^{\bullet}$	Nitroxila	Vários

Quadro 10 Principais mecanismos que resultam na formação dos intermediários dos radicais livres reativos

Formação
1. Pelo impacto ou absorção da radiação, ou ambos:
   (a) radiação de alta energia ou ionizante
   (b) radiação ultra-violeta
   (c) degradação térmica do material orgânico
2. Pelas reações de transferência de elétrons ("redox"):
   (a) catalisadas por íons metálicos de transição
   (b) catalisadas por enzimas

dicais livres causam essas patologias ou se resultam de um processo patológico iniciado e agravam ainda mais esse processo.

Os resultados de numerosos estudos da última década mostram que a geração de radicais livres do oxigênio constitui uma característica essencial do metabolismo oxidativo normal no qual participa um grande número de enzimas. No entanto, essa geração é aumentada nas situações de estresse metabólico oxidativo, como ocorre na isquemia, especialmente após um traumatismo, mas muito provavelmente também durante o exercício altamente intensivo e a isquemia intestinal ou as atividades capazes de lesionar o tecido muscular.

A esse respeito, o interesse científico através dos anos concentrou-se no efeito do estado antioxidante sobre o dano induzido pelos radicais livres. Estudos *in vitro* mostraram que a falta de antioxidantes em um sistema biológico resultava em uma patologia significativa induzida pelos radicais livres, enquanto o acréscimo de antioxidantes ao sistema reduzia em parte ou totalmente essa patologia. Estudos epidemiológicos indicaram que uma baixa ingestão dietética de nutrientes antioxidantes está associada com uma maior incidência de patologia tecidual, em particular câncer do pulmão (beta-caroteno), da mama, do cólon e da próstata (selênio) ou generalizado (vitamina C). Portanto, o organismo deve estar equipado com poderosos mecanismos de defesa para prevenir esse dano. O corpo humano possui uma ampla variedade de mecanismos para proteger-se contra os efeitos dos radicais livres — enzimas, varredores e antioxidantes.

Os mecanismos de defesa enzimáticos estão localizados principalmente dentro da célula e possuem minerais ou oligoelementos como co-fatores. Os mecanismos de defesa não-enzimáticos podem ser encontrados como proteínas específicas no sangue, que se ligam aos minerais ou aos oligoelementos com um alto potencial para iniciar uma reação de radical livre. Por último, o corpo é beneficiado por pequenas moléculas não-enzimáticas que são hidrossolúveis ou lipossolúveis e que circulam por todo o corpo com o sangue e estão presentes também em todos os tecidos. Os nutrientes antioxidantes pertencem a essa classe. O Quadro 11 apresenta uma visão global dos principais mecanismos de defesa antioxidantes nos sistemas biológicos.

Várias publicações fornecem mais detalhes acerca de antioxidantes e co-fatores específicos: beta-caroteno (281,282,284,295,298), vitamina C (287), fenóis (300), vitamina E (293,294,296,297), Q10 (6,302), cobre (291), selênio (283,292), hipotaurina (286).

SISTEMAS ENZIMÁTICOS

Superóxido dismutase (SOD) catalisa a conversão do radical superóxido para peróxido de hidrogênio e oxigênio. Portanto, trabalha em combinação com catalase e glutationa peroxidase. A SOD nas mitocôndrias depende do manganês. As enzimas presentes no citoplasma dependem do zinco e do cobre.

A *catalase* é a enzima que lida com o peróxido de hidrogênio em compartimentos especializados denominados peroxissomas. Com efeito, a catalase promove a transferência de elétrons a partir do ferro para formar água e oxigênio. A catalase depende do ferro.

Os *tióis* são compostos que contêm grupos sulfidrila (—SH). Muitas proteínas contêm esses grupos, porém o tiol não-protéico mais abundante é a glutationa (GSH). A maior quantidade dessa substância existe no citoplasma da célula, porém cerca de 15% existem nas mitocôndrias, onde se encontra altamente concentrada. A GSH pode reagir diretamente com um radical, porém sua capacidade de fazê-lo é consideravelmente aumentada por outra enzima, a glutationa-S-transferase (GST).

A glutationa participa também da destruição do peróxido de hidrogênio na célula. Uma enzima que depende do selênio, a glutationa peroxidase, transfere o hidrogênio para o peróxido de hidrogênio a fim de formar água. A glutationa oxidada, na forma de uma dupla molécula ou dímero (GSSG), é reduzida pela enzima GSH redutase para restaurar GSH.

CO-FATORES ANTIOXIDANTES

Vários componentes dos sistemas de defesa enzimáticos necessitam de certos minerais e oligoelementos como parte integral de sua estrutura para funcionar de maneira apropriada. A catalase depende do ferro, SOD pode depender do zinco, do cobre ou do manganês e a glutationa depende do

Quadro 11 Principais defesas antioxidantes nos sistemas biológicos

A. Enzimáticas (principalmente intracelulares)	
SOD*	Enzima Cu-Zen, enzima Mn
Catalase	Enzima hemo
GSH peroxidase	Selenoenzima, não-Se-enzima
GSH transferase	Detoxifica os agentes eletrofílicos centrados no carbono
GSH redutase	Regenera GSH
B. Proteináceas não-enzimáticas (plasma sangüíneo)	
Ceruloplasmina	Fixa Cu, atividade ferro-oxidase, varredor de $O_2^{\bullet -}$
Transferrina-	Fixa Fe
Albumina	Fixa Cu
Haptoglobina	Fixa a hemoglobina livre
Hemopexina	Fixa o heme livre
C. Pequenas moléculas não-enzimáticas	
1. Hidrossolúveis	
Ácido ascórbico (vitamina C):	Antioxidante hidrossolúvel mais importante na pressão normal do oxigênio. Elimina (varre) $O_2^{\bullet -}$, OH, H_2O_2 e $^1O_2$
Glicose	
Ácido úrico	
Bilirrubina	
GSH (Glutationa)	
2. Lipossolúveis	
α-Tocoferol (vitamina E):	Antioxidante lipossolúvel mais importante no sangue. Antioxidante capaz de romper as cadeias. Elimina (varre) $O_2^{\bullet -}$, OH, H_2O_2 e $^1O_2$
Ubiquinol-10	
β-Caroteno:	Supressor mais eficiente de $^1O_2$. Antioxidante com baixa pressão do oxigênio
Licopeno	
Luteína	
Zeaxantina	

*Superóxido dismutase.

selênio. Admite-se que um estado precário dessas substâncias alimentares pode afetar os sistemas de defesa enzimáticos.

SISTEMAS PROTEINÁCEOS NÃO-ENZIMÁTICOS

O corpo possui proteínas transportadoras, que fixam minerais e oligoelementos após a absorção ou a liberação para dentro do sangue. Já que essas substâncias poderiam ser prejudiciais na forma livre, essas proteínas podem ser encaradas como um mecanismo de defesa. Com um baixo suprimento dos minerais, a atividade fixadora dessas proteínas aumenta, porém, quando estão saturadas, a atividade fixadora diminui. Ocorrem problemas sempre que o corpo é sobrecarregado com um mineral específico, como, por exemplo, o ferro, de forma que a capacidade fixadora é ultrapassada e os níveis de ferro livre aumentam, ou quando, em virtude da má nutrição especialmente de proteínas e de energia, a quantidade da proteína fixadora diminui.

PEQUENAS MOLÉCULAS NÃO-ENZIMÁTICAS: ANTIOXIDANTES

A este grupo de mecanismos de defesa pertencem todas as vitaminas antioxidantes e outras substâncias que reduzem a oxidação nos sistemas biológicos, tais como ubiquinona, luteína, licopeno, flavonóides, taurina e os fenóis e indóis vegetais. O problema importante desses antioxidantes é que um aumento na ingestão dietética pode elevar sua concentração no sangue e nos tecidos. Concomitantemente, o potencial antioxidante do corpo aumentará ou diminuirá, dependendo do suprimento diário de alimentos.

ANTIOXIDANTES

Os antioxidantes são compostos que doam prontamente elétrons ou hidrogênio sem que eles mesmos sejam transformados em radicais altamente reativos. Existem várias classes de compostos nutricionais que podem agir dessa forma:

- A *vitamina E* é uma vitamina lipossolúvel (alfa-tocoferol) presente nas membranas celulares e nas partículas lipoprotéicas. Reage prontamente com os radicais hidroxila, doa seu próprio hidrogênio e, portanto, encerra a reação em cadeia, que poderia ser lesiva para as membranas. Existe evidência de que a vitamina E, que foi utilizada com essa finalidade, pode ser "restaurada" pela ação do ácido ascórbico (vitamina C). Outras formas de vitamina E (isto é, outros tocoferóis) são menos ativas como antioxidantes.
- A *vitamina C* é uma vitamina hidrossolúvel (ácido L-ascórbico) que participa sabidamente de inúmeras sínteses biológicas importantes assim como da absorção do ferro e do cobre. A vitamina C é usada em todo o mundo como um antioxidante no processamento dos alimentos. Existe alguma evidência de que, além dos papéis mencionados, ela é necessária para a geração do óxido nítrico (ON) pelos macrófagos. Nenhum radical pode estar envolvido na eliminação das bactérias. Existe evidência de que a vitamina C "protege" a vitamina E da destruição nos alimentos depois que essa vitamina é transformada em um radical, $E^{\bullet}$. Assim sendo, podem existir interações protetoras dos antioxidantes.
- O *beta-caroteno ou pró-vitamina A* é um antioxidante e desempenha esse papel sem transformação para vitamina A. O beta-caroteno é particularmente efetivo contra o oxigênio singleto, uma espécie muito reativa na qual um elétron foi "excitado" para uma órbita acima daquela que ocupa normalmente. Outros carotenos, como licopeno e luteína, estão sendo pesquisados para uma possível atividade semelhante de aprisionamento dos radicais. A capacidade antioxidante total do plasma sangüíneo é constituída por uma ampla variedade de fatores, dos quais a vitamina E e a vitamina C desempenham um pequeno papel, e o ácido úrico e os tióis protéicos desempenham um papel mais significativo. Com base nessa observação, pode-se concluir que nenhum antioxidante isolado possui uma importância primordial para a saúde ótima, mas que existe uma ação sinérgica dos antioxidantes, dos cofatores e da defesa enzimática. Além disso, as substâncias com capacidade antioxidante que derivam dos alimentos vegetais podem ser de primordial importância no sistema como um todo.
- *Fenóis e indóis vegetais.* As plantas contêm um grande número de compostos fenólicos que podem agir como doadores de elétrons. Alguns deles foram estudados extensamente para seu possível papel como antioxidantes dietéticos. Sabe-se que alguns indóis inibem a atividade dessas substâncias químicas causadoras de câncer que precisam ser transformadas em eletrófilos antes de se tornar evidente o efeito canceroso. Ainda não ficou claro se o mecanismo representa um efeito direto ou se envolve a indução das enzimas envolvidas no sistema de defesa.
- *Compostos organossulfurosos.* Os di e trissulfetos de alilo, substâncias químicas encontradas nas cebolas e nos alhos, induzem sabidamente a síntese de glutationa-S-transferase (GST). Portanto, não atuam primariamente como antioxidantes, mas como um estímulo para os mecanismos antioxidantes.

RADICAIS LIVRES NO DESPORTO

O desempenho desportivo altamente intensivo se caracteriza por inúmeros eventos, que tornam extremamente provável a maior produção de radicais livres e o dano celular correlato. O consumo de oxigênio para a produção de energia aeróbica aumenta cerca de 20 vezes e o mesmo ocorre com a produção de radicais livres, pois ambos os processos estão inter-relacionados quantitativamente.

Além disso, os radicais livres podem resultar da depleção de energia no músculo esquelético, durante a qual o ATP é fracionado para ADP → AMP → hipoxantina, que finalmente acarreta a formação de xantina e de ácido úrico nas hemácias e nas células endoteliais, resultando na liberação de radicais livres. Essa é a via xantina-oxidase (XO). Além disso, a auto-oxidação das catecolaminas assim como a produção de óxido nítrico, substâncias que estão aumentadas durante o exercício, resultam na produção de radicais livres.

Com base em experiências animais assim como em cirurgias realizadas em seres humanos, sabe-se que uma restrição do fluxo sangüíneo, seguida por reperfusão (restauração do fluxo sangüíneo), é acompanhada por uma produção maior de radicais livres. Igualmente, é possível que uma redução significativa do fluxo sangüíneo para o trato gastrintestinal, como acontece durante os eventos de *endurance* em um estado desidratado, possa causar efeitos semelhantes. Nos corredores de maratona, uma condição de isquemia intestinal e necrose da mucosa, que evolui para diarréia sanguinolenta após a competição, já foi observada e permite especular que os radicais livres estão associados com o dano das células epiteliais do trato gastrintestinal. Além disso, o ferro liberado pelas hemácias durante a hemólise pode induzir a formação de radicais livres (290).

A dor muscular após uma sessão intensiva de exercício em indivíduos menos bem treinados pode estar relacionada aos radicais livres. Os microtraumatismos (ruptura ao nível da faixa Z dos sarcômeros) que resulta da sobrecarga aguda não podem ser evitados pelos sistemas antioxidantes, pois são de natureza mecânica. O processo de reparo das fibras musculares que sofreram um dano mecânico, porém, envolve um processo inflamatório, que causa dor muscular, rigidez e perda da força muscular, especialmente no período 2-5 dias após a competição desportiva. Foi sugerido que os radicais livres desempenham um papel importante durante esse processo inflamatório e que o suprimento de quantidades adequadas de antioxidantes pode reduzir tanto a gravidade quanto a duração dessa dor muscular tardia (288).

Foi sugerido que o exercício de *endurance* em um ambiente poluído, como ao correr uma maratona em uma grande cidade num dia de verão quente com uma mistura de neblina e fumaça (*smog*), resulta em dano do tecido pulmonar induzido pelo ozônio. Suspeita-se de que os radicais livres sejam mediados por esse mecanismo. Conseqüentemente, a suplementação com vitamina E é sugerida para reduzir esse dano assim como a deterioração da função pulmonar (285).

Sabe-se que o treinamento acarreta um aumento significativo na atividade dos mecanismos de defesa enzimática, que é uma adaptação fisiológica normal (289,299). Pode-se especular que essa adaptação, por si só, pode ser suficiente para neutralizar os possíveis efeitos devidos a uma maior formação de radicais livres; do contrário, o exercício intensivo regular resultaria em deterioração da saúde e da função corporal.

As conclusões e o consenso, conforme listados a seguir, podem ser obtidos das revisões citadas, em particular aquelas de Sen *et al.* (276) e de Li Li Ji (277).

Pontos-chave

- Os radicais livres participam da etiologia do dano celular e das patologias teciduais.
- O corpo possui vários mecanismos de defesa contra os radicais livres, enzimáticos e não-enzimáticos, incluindo co-fatores derivados dos nutrientes.
- A produção de radicais livres durante e após o exercício aumenta como resultado do estresse oxidativo e metabólico, dos microtraumatismos e da isquemia.
- A capacidade dos mecanismos de defesa do corpo depende do estado nutricional, especialmente do suprimento adequado de substâncias com propriedades de varrer os radicais livres. Admite-se que o dreno produzido pelos radicais livres nas células e nos tecidos é agravado nos casos de mecanismos de defesa inadequada.
- O suprimento marginal desses co-fatores, tais como selênio, zinco, cobre e manganês, pode limitar as adaptações enzimáticas. Entretanto, ainda faltam dados concretos, provenientes das populações atléticas, capazes de mostrar que a ingestão desses co-fatores é insuficiente, e que isso pode afetar os mecanismos de defesa contra os radicais livres.
- A suplementação antioxidante pode exercer algum efeito nos casos de deterioração dos mecanismos de defesa, conforme observados com uma ingestão nutricional marginal que acarreta depleção das vitaminas antioxidantes ou dos co-fatores.
- Em atletas sadios e bem treinados, não existe evidência de deterioração dos mecanismos de defesa corporal.
- Foi mostrado que a suplementação com vitamina E reduz os marcadores enzimáticos do dano tecidual na fase pós-exercício. O efeito dessa observação sobre o desempenho atlético ou o estado de saúde do atleta ainda não foi esclarecido. O desempenho continua inalterado.
- As vitaminas C e Q10, quando administradas em posologias mais altas, podem funcionar como pró-oxidante, que potencializará a produção de radicais livres. O papel desses dois compostos sobre o aprimoramento do desempenho não foi comprovado.
- Falta evidência para o papel do beta-caroteno no desempenho e nos mecanismos de defesa antioxidantes no atleta que se exercita.
- Foi mostrado que a suplementação com glutationa aprimora o desempenho em estudos animais e que previne a oxidação de GSH induzida pelo exercício Assim sendo, a suplementação com GSH pode ser promissora para uma pesquisa futura destinada a definir os possíveis benefícios para o atleta.

Ergogênica Nutricional e Metabolismo IV

Ergogênica Nutricional 10

A ergogênica nutricional descreve as substâncias alimentares cujos efeitos consistem em aprimorar o desempenho. Esse efeito pode ser físico assim como mental. Desde que foi intensificado o controle dos esteróides anabólicos e de outras substâncias ilegais que pretendem aprimorar o desempenho, vários nutrientes foram promovidos como alternativas efetivas, seguras e legais. Neste capítulo, serão abordadas algumas possíveis alternativas nutricionais para as drogas (medicamentos) ilegais, assim como alguns suplementos alimentares colocados no mercado para os atletas.

RIBOSE

As sessões repetidas de exercício intenso e explosivo resultam em uma produção significativa de lactato e amônia ao mesmo tempo que depletam rapidamente os níveis musculares de glicogênio e de fosfocreatina. O fracionamento da fosfocreatina e a glicólise são as vias primárias para a produção de ATP durante o exercício extenuante de curta duração. Para as intensidades muito altas do exercício, o elevado ritmo de fracionamento do ATP pode ultrapassar a capacidade de reação da creatina cinase e da glicólise em refosforilar o ADP. Isso resulta em um aumento no conteúdo intracelular de ADP. Uma fração desse ADP acaba sendo degradada para IMP, que pode ser transformada em inosina e hipoxantina. Esses compostos podem ser removidos do músculo e, conseqüentemente, acarretar uma redução do reservatório muscular de adenina nucleotídio total (TAN) (241,242,249). Após o exercício, o TAN é reabastecido parcialmente através da via de preservação das purinas, que envolve a conversão reversa sucessiva de hipoxantina para inosina monofosfato (IMP) e novamente para adenosina monofosfato (AMP). A fração restante terá de ser recuperada pela síntese *de novo* dos nucleotídios. Entretanto, em comparação com a via de preservação das purinas, este último processo é lento. Conseqüentemente, o conteúdo muscular de ATP poderá ser reduzido por vários dias após o exercício de alta intensidade (241,249,250). Foi aventada a hipótese de que essa recuperação ineficiente é causada por uma baixa atividade da enzima responsável pela limitação do ritmo (glicose-6-fosfato-desidrogenase) na via da síntese de adenina nucleotídio. Essa enzima é fundamental para a produção de fosforribosil-pirofosfato, um composto que é um precursor para a produção de IMP além de ser necessário para a síntese *de novo* dos nucleotídios e a recuperação do AMP a partir de seus produtos de degradação na via de preservação (salvação). É difícil realizar uma regulação ascendente da atividade dessa enzima, até mesmo em uma situação com níveis deprimidos de TAN. Existe alguma evidência sugerindo que essa limitação pode ser superada pelo suprimento de ribose ao músculo. Os estudos animais indicaram que as *concentrações supra-fisiológicas* de ribose aceleravam a síntese de ATP. Uma maior provisão de ribose pela infusão intravenosa dessa substância acelera acentuadamente a recuperação do conteúdo miocárdico de ATP assim como a capacidade funcional em vários modelos animais de isquemia do miocárdio (243,245,247,248,251-254).

Foi mostrado que a ribose ingerida é absorvida rapidamente pelo trato intestinal e bem tolerada até mesmo em posologias muito altas (>100 g por dia) (240) e durante o exercício (239). Após a absorção, a ribose é metabolizada rápida e extensamente, e o seu destino principal é a conversão no fígado para a glicose através da via do fosfato de pentose (246,258). Ainda mais, a ribose pode ser transportada para o interior das células musculares a fim de alimentar a via da síntese dos nucleotídios. Foi observado que o fornecimento de ribose aos músculos esqueléticos de ratos em um modelo de contração experimental acelerava em quatro a seis vezes o ritmo de recuperação de adenina nucleotídio a partir dos produtos de degradação (250). Os primeiros estudos animais mostraram que a recuperação de TAN após um período de isquemia no coração, assim como no fígado, acelera-se consideravelmente pelo suprimento de ribose (256). Essa observação deu origem a estudos realizados em pacientes cardíacos que sofriam de isquemia do coração. Foi mostrado nesses estudos que a tolerância da isquemia pelo coração melhorava e que o tempo de caminhada em uma esteira rolante sem sintomas aumentava em >30% (257). Entretanto, na maioria dos estudos humanos sobre suplementação com ribose não foi realizada a mensuração dos níveis sangüíneos de ribose nem das alterações no TAN. Assim sendo, falta inteiramente qualquer evidência direta nos seres humanos.

O primeiro e único estudo humano randomizado, duplocego atualmente disponível, que mediu também as modificações de TAN no músculo assim como o nível de ribose no sangue, não identificou qualquer efeito sobre o desempenho (255). Nesse estudo, o rendimento de potência muscular foi medido durante as extensões dinâmicas do joelho com a perna direita em um dinamômetro isocinético antes (pré-teste) e após (pós-teste) um período de treinamento de 6 dias em combinação com ribose (R, 4 × 4 g por dia administrada no transcorrer de um período de 4 horas "ao redor" das sessões do exercício, n = 10) ou com a ingestão de um placebo (P, n = 9). O protocolo do exercício consistia em duas sessões (A e B) de contrações máximas, que eram entremeadas por intervalos de repouso de 15 segundos. As sessões A e B consistiam em 15 séries de 12 contrações cada, separadas por um período de repouso de 60 minutos. Durante o período de treinamento, os indivíduos realizavam o mesmo protocolo de exercício duas vezes ao dia com um intervalo de repouso de 3-5 horas. As amostras de sangue eram coletadas antes e após as sessões A e B e 24 horas depois da sessão B. Os rendimentos de potência da extensão do joelho eram semelhantes para P e R em todas as séries de contração. O exercício elevava as concentrações sangüíneas de lactato e plasmáticas de amônia ($p < 0{,}05$), sem diferenças significativas entre P e R em qualquer momento específico. Após um período de eliminação (lavagem) de 6 semanas em um subgrupo de indivíduos (n = 8), as amostras de biópsia por agulha eram obtidas do vasto lateral (parte do músculo quadríceps da coxa) antes, imediatamente após e 24 horas depois do pré-teste. O conteúdo de ATP e de adenina nucleotídio total sofria uma redução de ~25% e 20% imediatamente após e 24 horas depois do exercício tanto em P quanto em R. Concluiu-se que 16 g de suplementação com ribose oral, com um ritmo de 4 × 4 g, realizada imediatamente antes e após o exercício, não conferem qualquer benefício para a recuperação do ATP muscular nem para o desempenho máximo no exercício intermitente.

Pontos-chave

- As alterações metabólicas mais importantes durante o exercício intensivo e explosivo são: (i) depleção da reserva de fosfato de creatina; (ii) fracionamento de ATP ⇒ AMP ⇒ IMP ⇒ produtos terminais; (iii) aumento no lactato muscular e sangüíneo; (iv) aumento na amônia muscular e sangüínea; (v) aumento na xantina, hipoxantina, adenina e ácido úrico no sangue.
- Após o exercício, os produtos de fracionamento mencionados em (v) poderiam ser perdidos pelo músculo. Isso resulta em menor conteúdo total de nucleotídio de adenina (TAN).
- A ressíntese dos nucleotídios de adenina é um processo longo; assim sendo, a recuperação até um nível normal pode levar até 3–4 dias.
- Foi aventada a hipótese de que o suprimento oral de ribose pode dar origem a uma recuperação mais rápida do reservatório de TAN após sessões de treinamento intensivo ou de competições, porém não existe evidência dessa ocorrência em seres humanos.
- A ingestão de 16 g de ribose não conseguia elevar os níveis sangüíneos de ribose de maneira significativa até um nível capaz de acelerar a recuperação. Essa dosagem não conseguia aprimorar qualquer parâmetro do desempenho.

CREATINA

A creatina é a substância ergogênica mais estudada na última década. A creatina não foi incluída na lista de dopagem do Comitê Olímpico Internacional (COI). Entretanto, já foram publicadas inúmeras revisões excelentes (261-268) que fornecerão ao leitor informação abundante e detalhada acerca desse tópico. Em resumo, a creatina é sintetizada no corpo humano a partir dos aminoácidos arginina, metionina e glicina com um ritmo de 1–2 g/dia. A creatina está presente nos alimentos em pequenas quantidades, resultando em uma ingestão diária de 0,25–1 g/dia. A creatina está presente principalmente no músculo esquelético, que contém cerca de 95% do reservatório total de creatina. A quantidade total no corpo humano é estimada em 120 g. No músculo esquelético, a creatina desempenha um papel proeminente em inúmeras funções metabólicas importantes.

1. A manutenção de um nível apropriado de ATP, através da refosforilação rápida do ADP a partir da fosfocreatina. Isto é particularmente importante durante a transição do repouso para o exercício assim como durante os desempenhos explosivos de curta duração.
2. Facilitando o transporte bidirecional do fosfato de creatina. A creatina livre e a fosfocreatina aprimoram a permuta do fosfato de alta energia do local das mitocôndrias para o local do citosol (citoplasma). Conseqüentemente, o ATP produzido pelo metabolismo oxidativo nas mitocôndrias pode atender a demanda energética no citosol durante os períodos de trabalho anaeróbico de alta intensidade e a glicólise intensa correlata.
3. A fosfocreatina ajudará a reduzir a acidose nas células musculares pelo tamponamento dos íons hidrogênio. A hidrólise da fosfocreatina "consome" os íons hidrogênio.
4. Os produtos que resultam da hidrólise da fosfocreatina — fosfato inorgânico e creatina livre — podem ajudar a regular a ativação dos processos de fracionamento dos carboidratos (glicolíticos) no músculo.
5. A creatina pode estimular a síntese das proteínas musculares, resultando em um aumento no tamanho das fibras musculares e da massa corporal magra (304).

Foi mostrado que a suplementação com monoidrato de creatina em quantidades de 20–30 g/dia por 4–5 dias eleva o conteúdo total de creatina muscular em 25–30%. A evidência indica que a reação de creatina cinase é facilitada nos músculos com uma sobrecarga de creatina, fenômeno este que irá inibir o acúmulo intracelular de ADP durante as contrações musculares de alta intensidade. Assim sendo, a formação de AMP e IMP é prevenida ou reduzida. Conseqüentemente, a perda dos nucleotídios de adenina é minorada.

Efeitos sobre o Desempenho

Foi observado que a suplementação com creatina resulta em um melhor desempenho em certas condições. Com base nas funções listadas anteriormente, o sistema da fosfocreatina é particularmente importante nas condições que acarretam uma modificação rápida no ritmo de fracionamento e na ressíntese do ATP. Essas condições são determinadas principalmente pela duração e intensidade do exercício. A intensidade máxima e, conseqüentemente, uma curta duração resultarão em um declínio rápido no conteúdo muscular de fosfocreatina, pois o ritmo de ressíntese da fosfocreatina a partir da creatina não consegue acompanhar o ritmo de hidrólise da fosfocreatina, necessário para manter uma alta ressíntese do ATP a partir do ADP. Conseqüentemente, a glicogenólise e a glicólise deverão ser ativadas ao máximo para suprir o fosfato de alta energia necessário. Assim sendo, a contribuição relativa da hidrólise da fosfocreatina para o suprimento de fosfato de alta energia, em comparação com a contribuição da glicólise e dos processos oxidativos, varia com a intensidade e a duração do exercício. Por exemplo, durante um exercício de piques explosivos muito curtos (6 s) o sistema da fosfocreatina e a glicólise podem contribuir, ambos, com cerca de 50% da demanda total de ATP, com uma pequena contribuição por parte dos processos de fosforilação oxidativa nas mitocôndrias, que necessitam de um período de tempo substancial para que haja uma regulação ascendente apropriada (260). O conteúdo de fosfocreatina no músculo será reduzido, porém e com base na duração muito curta, não será depletado.

Com uma duração mais longa, como os piques de corrida de 200 m, os piques de natação de 50 m, a patinação de velocidade de 500 m, com uma duração de aproximadamente 20–40 s, a glicólise será ativada ao máximo e os processos aeróbicos passarão a fazer uma maior contribuição. Conseqüentemente, a contribuição do sistema da fosfocreatina será reduzida gradualmente para cerca de 25% (259). Apesar de a contribuição quantitativa por parte da fosfocreatina ser menor que durante um pique muito curto, sua depleção será mais prolongada, por causa da duração mais longa.

Com um aumento adicional na duração do exercício, a intensidade cairá. A produção oxidativa de energia dentro das mitocôndrias a partir da glicose, dos ácidos graxos e, em menor grau, dos aminoácidos, se tornará apropriada para atender a demanda de fosfato de alta energia para a ressíntese de ATP. Nessa condição, não haverá uma redução substancial na fosfocreatina, como aquela observada no exercício de curta duração. Nessa condição, o conteúdo normal de fosfocreatina e de creatina livre no músculo é abundante para atender de maneira apropriada o transporte bidirecional da fosfocreatina. A glicogenólise e a glicólise serão menores, resultando em valores apenas ligeiramente elevados de lactato sangüíneo.

Graças a essas observações, torna-se compreensível que uma elevação nos níveis musculares totais de fosfocreatina e de creatina livre como resultado da suplementação possa não resultar em efeitos sobre o desempenho nos piques únicos de curta duração nem durante as atividades de *endurance*, tais como maratona ou triatlo. Entretanto, a suplementação com creatina e o aumento resultante na creatina muscular total podem implicar um melhor desempenho nas condições em que a reserva de fosfocreatina será depletada, juntamente com uma alta produção de lactato assim como uma queda no ATP muscular. Os exemplos dessas condições são os piques e os exercícios de meia distância, com uma duração de aproximadamente 30–180 s, assim como um exercício intermitente de alta intensidade, como os piques repetidos durante as sessões de treinamento intervalado ou os desportos tipo intervalado. Os exemplos do último são o hóquei no gelo, o futebol, o rúgbi, assim como as séries repetidas de levantamentos de pesos, como é habitual nas sessões de treinamento de fisiculturismo.

Numerosos estudos mostraram que a capacidade de desempenho durante as sessões repetidas de exercício explosivo é aprimorada após um período de suplementação com creatina. Com base nos dados atualmente disponíveis, foi sugerido que a suplementação com creatina pode aprimorar os exercícios de piques e de meia distância por facilitar um alto rendimento de potência, mas que é incapaz de afetar o desempenho no exercício de *endurance*. Ainda não se realizou uma pesquisa apropriada capaz de responder se é possível aprimorar a fase final de uma corrida de ciclismo, durante a qual são realizados piques repetidos.

Efeitos Colaterais

Houve alguma preocupação acerca dos hipotéticos efeitos negativos das altas doses de ingestão de creatina sobre a função renal, por causa das altas taxas de excreção. Entretanto, até agora não foram observados efeitos colaterais negativos (269). Um estudo recente realizado por Poortmans e Francaux descreveu os efeitos da ingestão de creatina a longo prazo (10 meses até 5 anos), sobre a função renal, e concluiu que a suplementação a curto, médio ou longo prazo não induzia efeitos deletérios sobre o rim (305). Ainda não foram observados efeitos colaterais, além de um aumento no peso corporal na variação de 1–3 kg. A revisão mais abrangente acerca dos efeitos da creatina sobre o desempenho e a composição corporal pode ser encontrada nas referências 265 e 481.

Pontos-chave

- A creatina muscular (TCr) é de aproximadamente — ±120 mmol/kg.dm) (±30 mmol/kg de peso corporal). 1 mmol de Cr = ±131 mg. 1 kg de músculo contém ±3,5 − 4 g de Cr. Um homem de 70 kg possui uma massa muscular de ±30 kg de músculo, que contém aproximadamente 120 g de creatina.
- A suplementação pode aumentar o conteúdo muscular de creatina até ±160 mmol/kg.dm ou 5 g/kg de peso corporal (aumento de 25–30%).
- As funções mais importantes da creatina consistem em facilitar a ressíntese do ATP no sistema de energia do fosfagênio: $H^+ + PCr + ADP \Leftrightarrow ATP + Cr$. Atua como um tampão energético temporário quando a degradação de ATP é maior que a ressíntese. PCR pode ajudar a tamponar os íons H^+ quando a produção de lactatos é alta. O transporte bidirecional de PCR serve para manter os altos níveis de ATP transferindo a energia das mitocôndrias para o citosol.
- A creatina pode estimular a síntese protéica.
- A suplementação com creatina aumenta a fosfocreatina muscular (PCr), a creatina livre (FCr) e a creatina total (TCr). Entretanto, nem todos os indivíduos são beneficiados.
- Efeitos sobre o desempenho: (i) exercício único de curta duração < 30 s nenhum efeito observado; (ii) piques repetidos, efetivo; (iii) desempenho aeróbico 30–150 s, efetivo/não-efetivo; (iv) exercício de *endurance*, tipo intervalado, efetivo; (v) exercício de *endurance*, contínuo, não-efetivo; (vi) o aumento de força com o passar do tempo é ampliado com o treinamento de força.
- Efeitos colaterais: o peso corporal aumenta por uma média de 2–3% após a suplementação com Cr.
- A decisão de suplementar ou não deveria depender do treinamento assim como das características da competição do evento desportivo.

LECITINA E COLINA

A colina é o precursor da acetilcolina, um neurotransmissor de grande importância para o sistema nervoso central e para a transmissão dos impulsos neuromusculares. Durante a estimulação, a colina usada para a liberação de acetilcolina (AC) provém apenas de fontes intracelulares. Para manter níveis apropriados de colina, as células captam colina do sangue (418,477). Para a produção aguda de acetilcolina, a colina pode ser obtida também dos fosfolipídios da membrana (fosfatidilcolina PC) (411,415–417). Durante a estimulação contínua do cérebro, a renovação (*turnover*) da colina no cérebro é mais alta que o ritmo com que a colina é captada (418). Conseqüentemente, a concentração de colina livre cairá e a colina proveniente das moléculas de PC da membrana celular será usada para compensar esse fato. Isso pode resultar em uma depleção parcial porém consistente de colina (419,420) assim como em uma liberação suprimida de acetilcolina, em maior grau com uma duração mais prolongada do exercício (411,415,420). No músculo estimulado, foi demonstrado que uma queda na concentração de colina livre induz uma queda na liberação de AC e lentidão na transmissão do impulso responsável pela geração da contração (422). Conseqüentemente, os estudos em animais experimentais sugerem que uma redução na produção muscular de acetilcolina, causada pela falta de disponibilidade de colina, pode contribuir para uma deterioração da função muscular (423–425). Assim sendo, parece que uma menor disponibilidade de colina pode afetar a função neuromuscular assim como o sistema nervoso central e pode, portanto, estar envolvida na etiologia da fadiga tanto física como mental, conforme experimentada por atletas de *endurance*.

Será que o exercício intensivo reduz a disponibilidade de colina para a produção de acetilcolina? Foram realizados apenas alguns estudos acerca desse assunto. Durante uma corrida de maratona, foi mostrado que o nível sérico de colina de um grupo de participantes sofria uma redução de 40% (426). Essa redução é comparável ao efeito observado após a ingestão de uma dieta isenta de colina, que afeta os níveis cerebrais de colina e a liberação de neurotransmissores. Em outro estudo ainda não publicado (patente relacionada) (427), foi observado que uma corrida de 20 milhas (32 km) reduzia a colina plasmática em 30% e que a suplementação com colina resultava em um tempo de chegada 5 min mais rápido. Entretanto, ainda não dispomos de dados completos e, conseqüentemente, é difícil julgar a validade desses resultados. Em um estudo mais recente, foi observado que 2 h de ciclismo com uma velocidade de 35 km/h resultavam em uma queda na colina plasmática de 16,9% (412). Ao analisar as hipotéticas relações entre disponibilidade de colina, liberação de AC e fadiga, é interessante especular acerca das medidas capazes de elevar a disponibilidade de colina através da suplementação. Foi mostrado que a ingestão dietética de colina eleva os níveis plasmáticos dessa substância assim como os níveis cerebrais de colina (410,414). Foi mostrado que a lecitina (fosfatidilcolina purificada) é mais bem absorvida e induz uma elevação mais prolongada da colina plasmática que o sal cloreto de colina, que é degradado parcialmente no intestino (430). Foi sugerido também que a colina acoplada à PC ou liso-PC é captada mais rapidamente pelo sangue (410) e também no cérebro, resultando em uma maior elevação dos níveis cerebrais de acetilcolina (429) em comparação com o cloreto de colina.

Nesse ínterim, foram realizados vários estudos de suplementação com colina, dos quais apenas uns poucos apareceram na literatura. Von Allwörden *et al.* (412) suplementaram 10 triatletas com uma dose de 0,2 g de lecitina (esta era PC 90% purificada) 1 h antes do exercício. Isso resultava na manutenção dos níveis plasmáticos pré-exercício de colina, em comparação com o grupo placebo, que mostrava uma redução de 16,9%. Sem exercício, a suplementação resultava em um aumento de 26,9% da colina plasmática. O desempenho não foi avaliado nesses estudos.

Um estudo laboratorial controlado (306) sobre o efeito da ciclo ergometria com uma intensidade de 65% do $VO_{2máx}$ e o efeito da suplementação com colina não mostrou quaisquer benefícios para o desempenho. É possível que a duração desse trabalho tenha sido por demais curta para induzir efeitos sobre a disponibilidade de colina para a síntese de acetilcolina.

Pontos-chave

- A colina é uma substância importante para a síntese do neurotransmissor acetilcolina.
- Foi mostrado que a acetilcolina sofre uma redução significativa durante o exercício intensivo de *endurance*. Foi sugerido que essa redução desempenha algum papel no surgimento da fadiga.
- A suplementação com colina ou lecitina (fosfatidilcolina) se revelou capaz de contrabalançar a queda nos níveis plasmáticos de colina durante o exercício.
- Ainda não existem dados em apoio de um efeito benéfico da suplementação com colina ou lecitina sobre os índices do desempenho.
- Que seja de nosso conhecimento, ainda não foram estudados os efeitos desses compostos sobre a função das células neuronais e das células musculares durante o exercício.

AMINOÁCIDOS INDIVIDUAIS

Durante as últimas duas décadas, foi sugerido que vários suplementos de aminoácidos aprimoram o desempenho, principalmente por causa da secreção de hormônios estimulantes, que afetam o metabolismo cerebral e aprimoram a concentração mental assim como o impulso para realizar um desempenho máximo.

Apesar de a maioria dos suplementos de aminoácidos existentes no mercado terem como alvo os atletas de força e os fisiculturistas, vários suplementos reivindicam também a capacidade de aprimorar o desempenho de *endurance*. A pesquisa acerca dos efeitos do aprimoramento do desempenho desses suplementos está aumentando, porém os dados disponíveis ainda são limitados. A análise apresentada a seguir se baseia em várias revisões e investigações recentes (33,94,201,202).

ARGININA E ORNITINA

Foi aventada a hipótese de que a ingestão de arginina e de ornitina pode estimular a liberação do hormônio do crescimento humano, que é considerado capaz de estimular o crescimento muscular. Existem vários estudos acerca do efeito da suplementação com arginina e/ou ornitina sobre a composição corporal e/ou a força ou potência muscular. Três desses estudos indicaram aumentos significativos na massa corporal magra, uma indicação de aumento na massa muscular e/ou de redução na massa de gordura. Entretanto, Williams (202) criticou a metodologia experimental desses estudos. Seus novos cálculos dos dados, utilizando técnicas estatísticas apropriadas, não revelaram diferenças significativas entre os grupos suplementado e tratado com placebo. Os outros dois estudos com uma abordagem metodológica correta apareceram apenas na forma de resumos. Ambos os estudos não relataram qualquer efeito significativo da arginina ou de uma mistura de diferentes aminoácidos sobre as mensurações da força, da potência ou do hormônio de crescimento, em fisiculturistas bem treinados (81,192). Ainda não existem dados de pesquisa concretos capazes de apoiar um efeito ergogênico da arginina ou da ornitina. Isso pode estar relacionado à ineficácia geral dos aminoácidos no sentido de aumentar os níveis de hormônio do crescimento além da variação na qual flutuam diariamente os níveis fisiológicos normais.

Utilizando um desenho duplo-cego controlado por placebo, Fogelholm *et al.* (307) estudaram os efeitos de uma suplementação de 4 dias combinada de L-arginina, L-ornitina e L-lisina (cada uma com 2 g/dia, dividida em duas doses diárias) sobre o nível de 24 horas do hormônio do crescimento sérico e os níveis de insulina em levantadores de pesos. A suplementação não conseguiu modificar os níveis circulantes do hormônio. Os autores mencionam vários estudos que evidenciaram efeitos imediatos sobre os níveis sangüíneos do hormônio de uma alta dose de aminoácidos, ingeridos com o estômago vazio após um jejum noturno assim como após as infusões.

Entretanto, eles concluem que os suplementos ingeridos pelos atletas em geral possuem baixos níveis de aminoácidos e não conseguem modificar a secreção hormonal. Essas observações são confirmadas por outro estudo de Lambert *et al.* (394).

Foi sugerido que as doses muito altas que são necessárias para causar qualquer efeito significativo podem causar distúrbios gástricos (33). Até agora existe pouca justificativa que permita apoiar um efeito benéfico da suplementação com aminoácidos sobre o desempenho.

TRIPTOFANO E AMINOÁCIDOS DE CADEIA RAMIFICADA (AACR)

Os maiores níveis de triptofano no sangue podem elevar também a secreção do hormônio do crescimento, porém teoricamente seu efeito ergogênico mais possante se baseia em outro mecanismo, a formação de serotonina (5-hidroxitriptamina) no cérebro. Segura e Ventura (170) sugeriram que esse neurotransmissor pode aprimorar o desempenho por aumentar a tolerância à dor. Em apoio de sua hipótese, eles constataram que 1.200 mg de triptofano consumidos em doses de 300 mg durante um período de 24 h prolongavam o período de tempo até a exaustão e reduziam a taxação do esforço percebido (TEP) durante uma corrida na esteira rolante até a exaustão com uma intensidade do exercício de 80% do $VO_{2máx}$. Ao contrário da hipótese de Ventura, Newsholme (140) sugeriu que a serotonina pode estar envolvida no surgimento de fadiga. Conseqüentemente, uma entrada maior de triptofano, passando da circulação para o cérebro, pode contribuir para o surgimento de fadiga. Com base em dados da pesquisa animal, mostrando que os baixos níveis sangüíneos de aminoácidos de cadeia ramificada (AACR) podem facilitar a penetração de triptofano no cérebro, Newsholme aventou a hipótese de que uma queda nos níveis séricos de AACR, como é observada com freqüência no estágio mais avançado do exercício de *endurance*, pode ser um fator que contribui para a fadiga. Assim sendo, teoricamente os suplementos de AACR tomados durante o exercício de *endurance* e que elevam a concentração sangüínea de AACR podem ajudar a retardar o início da fadiga por reduzir o ritmo de captação do triptofano no interior do cérebro. Entretanto, não dispomos de bons dados em apoio dessa hipótese.

Blomstrand *et al.* (388) observaram que a suplementação com AACR melhorava o desempenho na corrida durante uma maratona em corredores lentos, porém não em corredores rápidos. O grupo total não mostrava qualquer efeito significativo. Esse estudo foi criticado pela separação em corredores rápidos e lentos depois que o estudo havia sido realizado. Não havia uma equivalência apropriada dos indivíduos (388). Vandewalle *et al.* (184) depletaram o glicogênio muscular dos indivíduos e, a seguir, permitiram que realizassem uma corrida no cicloergômetro até a exaustão com uma intensidade de 75% do $VO_{2máx}$. Eles não relataram qualquer efeito benéfico da suplementação com AACR. O mesmo aconteceu com Galiano e outros (67), que suplementaram os AACR durante um exercício prolongado até a exaustão com uma carga de trabalho de 70% do $VO_{2máx}$. Kreider e colaboradores (99,122) proporcionaram suplementos de AACR a cinco triatletas por 14 dias antes e durante um triatlo "metade-Ironman" (2 km de natação, 90 km de ciclismo e 21 km de corrida) realizado em condições de laboratório. Não foram observadas diferenças significativas entre as condições com AACR e com placebo. Outros estudos mais recentes, incluindo um estudo repetido por Blomstrand, não evidenciaram efeitos sobre o desempenho (388–390,482). Uma das implicações da hipótese de Newsholme é que a suplementação de triptofano poderia resultar em uma modificação da relação AACR/triptofano e, conseqüentemente, em uma queda na capacidade de desempenho. Entretanto, durante um teste de pedalagem intensiva de 2 h, a ingestão de triptofano não afetou o desempenho (388). Assim sendo, com base na evidência disponível, pode-se concluir que a validade da hipótese de Newsholme e o valor da suplementação dos AACR durante o exercício não foram consubstanciados.

Sabe-se que os AACR passam quase exclusivamente pelo fígado. Conseqüentemente, qualquer fonte de proteína que seja rica em AACR pode ser um ótimo fornecedor de nitrogênio para o tecido muscular nos períodos de recuperação, quando a síntese protéica é sabidamente aumentada (125,194).

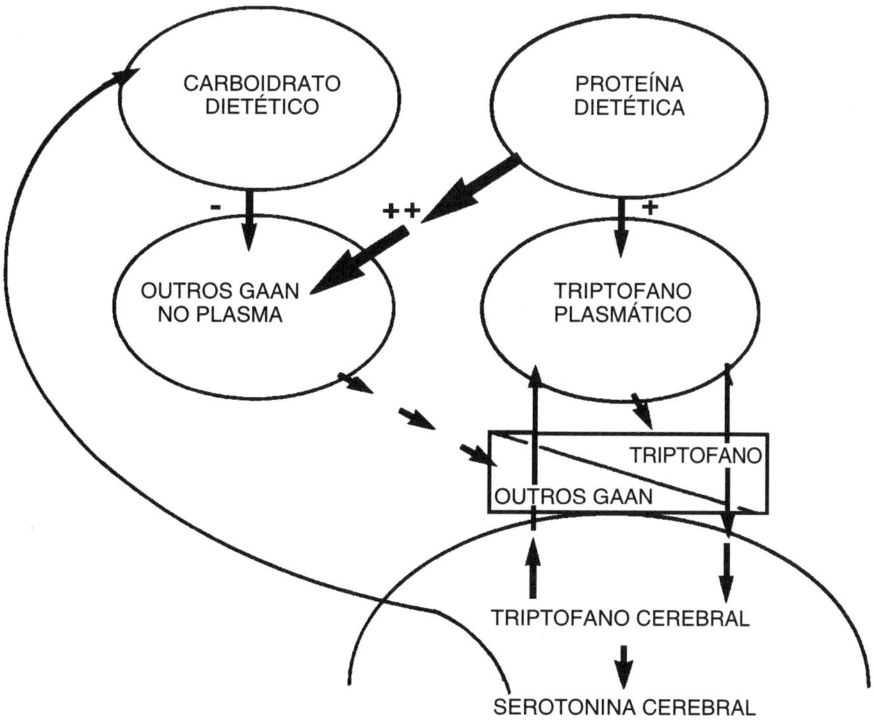

Fig. 41 A entrada do aminoácido triptofano, um precursor da serotonina, depende da relação de triptofano/outros grandes aminoácidos neutros (GAAN) (leucina, valina, isoleucina) no sangue. A ingestão de carboidrato, pela maior secreção de insulina, reduzirá o nível de GAAN no sangue. Isso fará aumentar a entrada de triptofano no cérebro. O consumo de proteínas elevará o nível plasmático de proteína de GAAN mais que o nível plasmático de triptofano. Isso reduzirá a captação de triptofano. Quando a serotonina for alta, um *feedback* produzirá um consumo reduzido de carboidratos. Os baixos níveis de serotonina podem induzir o indivíduo a fazer lanches ricos em carboidratos. Adaptada de R. J. Wurtman, Nutrients that modify brain function, *Scientific American* 1982; 246: 42–51. Copyright © by Scientific American, Inc. Todos os direitos reservados.

Entretanto, não existe evidência de que os AACR tenham qualquer efeito sobre outras fontes de proteínas/aminoácidos em atletas sadios normais. Uma revisão recente detalhada acerca do papel dos AACR no metabolismo do exercício, se houver algum, é fornecida por Wagenmakers (264).

GLUTAMINA

A glutamina é o aminoácido mais abundante no sangue e no reservatório de aminoácidos. Foi sugerido que um nível apropriado de glutamina na circulação e nos líquidos corporais é essencial para uma competência imune ótima, assim como para a síntese protéica (139,188).

Conseqüentemente, foi sugerido que a redução na glutamina plasmática, como observada em atletas de *endurance*, pode estar associada com predisposição para as infecções do sistema respiratório. Assim sendo, do ponto de vista teórico, a suplementação com glutamina pode ser útil no sentido de prevenir os declínios em seus níveis plasmáticos. Entretanto, a glutamina plasmática pode aumentar também como resultado dos exercícios, ou permanecer inalterada, dependendo do tipo, duração e intensidade do exercício.

Nos atletas de *endurance* que depletam suas reservas de glicogênio, a concentração mais baixa é observada cerca de 2 h após o início do exercício e leva aproximadamente 5–7 h para que a concentração seja novamente normalizada.

Um declínio de 10% na glutamina plasmática foi observado por Parry Billings *et al.* (406) em atletas supratreinados, em comparação com atletas não-supratreinados, e concluíram que essa redução pode enfraquecer o sistema imune. Essa sugestão parecia ser apoiada pelas observações de Castell, que fornecia glutamina ou placebo imediatamente após uma maratona ou ultramaratona e, novamente, 2 h depois. Ele observou menores taxas de infecção no grupo da glutamina durante a semana pós-exercício (407). No entanto, esses dados devem ser interpretados com extrema cautela, pois foram obtidos somente através de um questionário. Todos os sintomas relatados, incluindo tosse e dor de garganta, foram considerados como sendo indicativos de uma infecção real. Nunca houve uma verificação médica apropriada desses achados. Nesse ínterim, foram realizados inúmeros estudos controlados e não foram observados efeitos capazes de apoiar os achados delineados anteriormente. Conseqüentemente, na revisão abrangente de Pedersen e Rohde (408) concluiu-se que ainda não existem dados experimentais capazes de apoiar ou de rejeitar a hipótese de que a suplementação com glutamina seja benéfica para os atletas.

ASPARTATOS

Foi postulado que os sais de potássio e de magnésio do aspartato, que é um aminoácido não-essencial, aprimoram o desempenho por meio de vários mecanismos. A hipótese que prevalece é que os aspartatos reduzirão o acúmulo de amônia no sangue durante o exercício. Os aumentos nos níveis séricos de amônia foram correlacionados com fadiga muscular e central (8,29,189). Os dados de pesquisa relativos ao efeito estimulante dos aspartatos são duvidosos. Inúmeros estudos não relataram qualquer efeito. Como exemplo de um estudo bem elaborado, Maughan e Sadler (116) administraram um placebo ou 3 g cada de aspartato de potássio e de magnésio a oito indivíduos 24 h antes de uma corrida no cicloergômetro até a exaustão e não relataram efeitos benéficos. Inversamente, um número igual de outros estudos documentou um efeito positivo sobre o desempenho, alguns relatando um aprimoramento superior a 20% na *endurance* aeróbica. Por exemplo, Wesson e outros (197), que utilizaram uma elaboração apropriada da pesquisa, forneceram um placebo ou 10 g de aspartatos aos indivíduos no transcorrer de um período de 1 dia antes do exercício até a exaustão com 75% do $VO_{2máx}$. Eles relataram uma redução significativa nos níveis séricos de amônia e um aumento de 15% no desempenho de *endurance*. Não foram relatados efeitos tóxicos nos estudos que utilizaram essas posologias.

Ficou claro que é necessário mais pesquisa antes de se poder fornecer recomendações para a suplementação, particularmente com posologias de 10 g ou mais, pois estas estiveram associadas com um desempenho aprimorado.

L-CARNITINA

L-Carnitina é um composto que facilita principalmente o transporte de ácidos graxos de cadeias longas para o interior das mitocôndrias para sua oxidação subseqüente nas vias responsáveis pela produção de energia. Foi sugerido que a maior disponibilidade de carnitina pode acarretar um aumento na utilização da gordura, como substrato para a produção de energia, e que isso poderia resultar em preservação do glicogênio muscular durante o exercício. Isso poderia prolongar o tempo até a exaustão. No entanto, os dados disponíveis não apóiam esse ponto de vista. Os dados dos primeiros estudos foram inconsistentes, por causa da elaboração inadequada da pesquisa ou da dose utilizada. Por exemplo, vários estudos do grupo de pesquisa de Otto (146,175) não identificaram qualquer efeito para 500 mg de carnitina

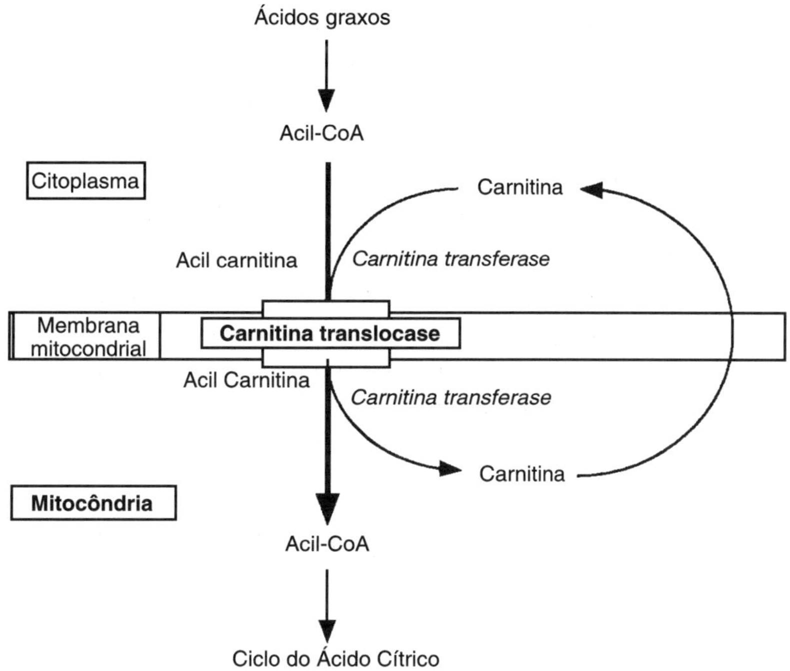

Fig. 42 A carnitina é necessária para transportar os ácidos graxos de cadeias longas através da membrana mitocondrial. Os ácidos graxos ativados estão relacionados à carnitina através da formação de acil carnitina pela enzima carnitina transferase. Este composto passa pela membrana, após o que o processo é revertido e a carnitina é transportada de volta para o citoplasma. O ácido graxo penetrará no ciclo do ácido cítrico para ser oxidado. Adaptada de R. Laschi, L-carnitine and Ischemia, Foundazione Sigma-Tau, 1987.

administrados diariamente durante 4 meses sobre a utilização de ácidos graxos livres, o $VO_{2máx}$, o limiar anaeróbico, o tempo de exercício até a exaustão ou a produção de trabalho em um cicloergômetro por 60 min. Entretanto, Bucci (34) criticou esses relatórios, por causa da baixa dosagem de L-carnitina ingerida. Entretanto, vários estudos mais recentes, com doses de até 2 g, também não relataram quaisquer efeitos da suplementação com carnitina sobre a utilização dos combustíveis para 50% do $VO_{2máx}$, freqüência cardíaca máxima, limiar anaeróbico, $VO_{2máx}$, alterações no conteúdo muscular de carnitina ou tempo de exercício até a exaustão (73,147,208,392,393). Hultman *et al.* (308) postularam que o efeito reivindicado por Vecchiet (309), de que a suplementação com carnitina aprimora o metabolismo lipídico e reduz a formação de lactato, *não pode* ser atribuído à carnitina. A argumentação era de que a biodisponibilidade da carnitina ingerida oralmente era de apenas cerca de 13%. Isso significa que uma ingestão de 2 g de carnitina resultará em uma fração absorvida de apenas cerca de 0,8–1,6 mmol. Quando distribuída uniformemente no músculo, essa quantidade elevará o conteúdo muscular de carnitina em apenas cerca de 30–60 μmol/kg, equivalente a aproximadamente 1–2% do conteúdo muscular total de carnitina. Essa quantidade é claramente insuficiente para explicar qualquer efeito. Recentemente, apareceram várias revisões (190,264). Em geral, conclui-se que a L-carnitina oral não afeta o desempenho de *endurance* nem o metabolismo das gorduras. Foi mostrado que D,L-carnitina é prejudicial e não deve ser administrada. L-carnitina, que é produzida no corpo humano, é relativamente inócua quando ingerida oralmente. No entanto, a suplementação oral em seres humanos sadios não resulta em maiores níveis de L-carnitina no músculo e, portanto, não chega a afetar o metabolismo muscular de energia/gordura em indivíduos sadios treinados (190); o exercício propriamente dito também não acarreta uma redução no conteúdo muscular total de carnitina (50,95). Uma revisão recente pode ser encontrada na referência 478.

COQ10 (UBIQÜINONA)

CoQ10 é um composto lipídico que está presente nas mitocôndrias, particularmente no coração. Foi usado com finalidades terapêuticas para o tratamento da doença cardiovascular em virtude de seu papel no metabolismo oxidativo e como antioxidante. Pelo fato de a suplementação com CoQ10 ter induzido uma maior captação de oxigênio e um melhor desempenho nos exercícios em pacientes cardíacos, foi sugerido que pode ser efetivo também para o aprimoramento do desempenho em atletas de *endurance*. Entretanto, não existem dados que apóiem essa sugestão. Vários estudos recentes constataram que a suplementação com CoQ10 pode elevar acentuadamente os níveis séricos de CoQ10, em comparação com a suplementação de um placebo. No entanto, não houve melhoras significativas na glicose ou no lactato sérico para cargas de trabalho submáximas ou máximas, função cardiovascular, $VO_{2máx}$ ou desempenho de *endurance* (21,159,210). Demopoulos e outros (51) sugeriram que a suplementação com esse composto pode, em certas circunstâncias, ser até mesmo perigosa, pois pode agir como um pró-oxidante quando administrado em altas doses. Conseqüentemente, com uma alta posologia pode induzir a formação de radicais livres em vez de preveni-la.

INOSINA

A inosina é um nucleosídio. Algumas das funções metabólicas relatadas da inosina, tais como a facilitação da síntese do ATP (fosfato rico em energia), os efeitos sobre o fracionamento do glicogênio muscular e sobre o suprimento de sangue e de oxigênio, foram extrapoladas para a fisiologia do exercício, sugerindo que os atletas tanto de força quanto de *endurance* poderiam ser beneficiados pela suplementação. A inosina é disponível na forma pura ou combinada com outros co-fatores, tais como CoQ10. Apenas um estudo pesquisou seus efeitos sobre os parâmetros da *endurance*. Williams e outros (200) utilizaram um protocolo de suplementação recomendada (6 g de inosina por 2 dias) e não relataram efeitos significativos sobre os parâmetros metabólicos e o desempenho. Claramente, é necessário mais pesquisa para consubstanciar qualquer benefício hipotético.

PÓLEN DE ABELHA

A análise química do pólen de abelha mostra que é constituído por uma mistura de vitaminas, minerais, aminoácidos e outros nutrientes. Apesar de o pólen de abelha não parecer induzir qualquer efeito fisiológico específico, seu efeito ergogênico teórico pode basear-se nos papéis que as vitaminas e os minerais são capazes de exercer no metabolismo do exercício. Para testar essa suposição, corredores altamente treinados foram estudados, e não foi possível identificar qualquer efeito significativo sobre o ritmo de recuperação, quando medido pelo desempenho em corridas máximas repetidas na esteira rolante até a exaustão, com períodos de recuperação preestabelecidos (205). Outros estudos bem controlados não relataram efeitos sobre o consumo máximo de oxigênio ou outras respostas fisiológicas ao exercício, nem sobre o desempenho de *endurance* (36,179). Os indivíduos que são alérgicos ao pólen de abelha podem experimentar uma reação anafilática que comporta altos riscos para a saúde (54). Claramente, esses dados não proporcionam qualquer razão plausível para que sejam utilizados os preparados de pólen de abelha com a finalidade de se conseguir um aprimoramento no desempenho ou na produção de energia.

SAIS DE FOSFATO

O fósforo é um mineral essencial que funciona no corpo como sal de fosfato. Esse é um co-fator ou um componente de várias vitaminas do complexo B, de ATP e fosfocreatina, de 2,3-DPG (difosfoglicerato) e de um sistema de tamponamento intracelular. Com base nessas funções metabólicas, foi sugerido que os suplementos de fosfato podem aprimorar o desempenho. Alguns estudos iniciais sugeriram de fato que a suplementação com sais de fosfato era um ergogênico efetivo para vários tipos de desempenho físico. Apesar de Boje (20) ter criticado esses estudos por causa das falhas de elaboração, ele indicou que os fosfatos poderiam aumentar provavelmente o desempenho físico se fossem consumidos nas quantidades encontradas na dieta normal. Entretanto, a maior parte da pesquisa atual concentrou-se na capacidade de os sais de fosfato acelerarem a captação de oxigênio e o desempenho de *endurance*. Alguns estudos apoiaram a observação de Boje por mais de 50 anos (100,202). Williams (202) citou quatro estudos, todos eles fundamentados em elaborações experimentais e posologias apropriadas, que não relataram qualquer efeito benéfico. Em contrapartida, outros quatro estudos bem elaborados (202) mencionaram benefícios significativos relacionados ao desempenho. Já existe razoável evidência de que a sobrecarga com fosfato aprimora o desempenho através de várias respostas metabólicas e cardiovasculares em indivíduos tanto treinados quanto relativamente destreinados.

Os efeitos sobre o atleta que se exercita são:

- Estimulação da glicólise pela elevação dos níveis intra ou extracelulares de fosfato (310–312)
- Aceleração do metabolismo oxidativo e atenuação do limiar anaeróbico (313,314,318)

- Favorecimento da disponibilidade de fosfato para a fosforilação oxidativa e a síntese de creatina (315)
- Promoção da fixação de oxigênio nas hemácias (313,316,317)
- Aprimoramento das respostas miocárdicas e cardiovasculares ao exercício (318–320)
- Aprimoramento da capacidade de tamponamento (319–321).

Inúmeros estudos evidenciaram acertadamente que a suplementação com fosfato pode melhorar a capacidade de desempenho nos exercícios (313,314,318,320–323). Outros estudos, porém, não evidenciaram efeitos positivos (317,324,325). Este último achado pode ser devido ao tipo de protocolo do exercício, à dose e ao momento da ingestão do fosfato e ao estado de treinamento dos indivíduos. A maioria dos estudos realizados em atletas competitivos treinados mostrou efeitos positivos (318,319,322,323). A quantidade de fosfato ingerido é de vários gramas/dia, no mais das vezes em três a quatro doses, isto é, quatro vezes 1 g de fosfato de sódio/dia.

BICARBONATO DE SÓDIO

O bicarbonato de sódio é um sal alcalino. Sua principal função consiste em controlar o equilíbrio ácido-básico no sangue e no líquido extracelular. Seu papel proposto como substância ergogênica é o tamponamento do ácido lático, que é produzido durante o exercício de alta intensidade e se acumula no sangue. Esse maior tamponamento pode afetar o início da fadiga. A pesquisa sobre os efeitos ergogênicos do bicarbonato de sódio vem sendo realizada há mais de 50 anos. Em muitos estudos, uma quantidade de 0,15–0,40 g (mais freqüentemente 0,30 g) por quilograma de peso corporal era administrada 1–3 h antes de uma tarefa com exercícios de intensidade máxima e curta duração. Esse desempenho necessita principalmente de glicogênio muscular como fonte de energia e resulta na produção de ácido lático, que é considerado responsável pela indução de fadiga. Habitualmente esses testes eram realizados até a exaustão e consistiam em sessões únicas de exercício ou em sessões repetidas de um exercício com piques com pequenos períodos de repouso de permeio.

Foram publicadas várias revisões sobre a eficácia do bicarbonato de sódio (70,85,117). Cerca de 50% dos estudos revisados, e que se revelaram de qualidade aceitável, mostraram um efeito benéfico sobre o desempenho físico e sobre as percepções psicológicas do esforço. Em uma revisão (85), admitiu-se que a suplementação com uma dosagem apropriada de bicarbonato de sódio parece não ter efeito sobre o desempenho de alta intensidade (30 s ou menos), nem sobre o desempenho de *endurance* que depende principalmente do metabolismo oxidativo. Entretanto, o desempenho no exercício contínuo e intenso de aproximadamente 1–7,5 min ou nas sessões repetitivas de exercício intenso envolvendo curtos intervalos de repouso pode ser aprimorado.

Vários estudos relataram angústia gastrintestinal, como diarréia, após a ingestão de bicarbonato de sódio, enquanto vários estudos de casos de dano da parede gástrica também foram relatados. Não foram relatados problemas gastrintestinais com o citrato de sódio, que exerce os mesmos efeitos sobre o tamponamento, evidenciados pelo bicarbonato de sódio em posologias de até 0,5 g/kg de peso corporal (120).

CAFEÍNA

Apesar de a cafeína (CAF) ter sido incluída na lista de dopagem do COI, ela é também uma substância que é ingerida diariamente por muitos atletas. Assim sendo, encontra-se "na área cinzenta entre a dopagem e a nutrição". Os efeitos da CAF foram estudados extensamente, e seu impacto sobre o desempenho e o metabolismo tornam essa substância altamente interessante para os fisiologistas do desporto. Por essa razão, CAF será abordada em mais detalhes. A informação seguinte se baseia essencialmente nos dados obtidos de Terry Graham, Canadá, e foi publicada com grandes detalhes em sua excelente revisão das diferenças sexuais nas respostas metabólicas à cafeína (323) e dos efeitos da cafeína sobre os tecidos (333). Outras revisões detalhadas são fornecidas por Dews (331), Dodd *et al.* (330), Spriet (329), Powers e Dodd (326) e Nehlig e Debry (328).

A cafeína é o estimulante usado mais freqüentemente em todo o mundo. O café é sem sombra de dúvida a fonte mais importante de nossa ingestão diária de cafeína. Entretanto, o chocolate e os refrigerantes, especialmente as bebidas energéticas existentes no mercado europeu, também contribuem de forma significativa. O chá também contribui, porém em menor grau. Muitos países evidenciam uma alta ingestão de cafeína, especialmente a Escandinávia e a Holanda. O consumo anual em âmbito mundial de cafeína em termos de grãos de café usados para extração do café chega a 10 kg de grãos de café/pessoa/ano!

A cafeína é um composto de ocorrência natural com o nome de trimetilxantina. Está presente em um grande número de produtos alimentares e de bebidas, como mostra-

Quadro 12 Conteúdo em cafeína de vários produtos comerciais

Produto	Conteúdo	CAFEÍNA (mg)
Café		
— filtro	150 ml	60
— instantâneo	150 ml	60
— expresso	60 ml	100
— descafeinado	150 ml	< 1
Chá		
— saquinho, preto	150 ml	30, 50*
— saquinho, verde	150 ml	15, 35*
— folhas	150 ml	20, 30*
Chocolate com leite	240 ml	5
Chocolate quente	240 ml	10
Leite com chocolate	30 mg	6
Chocolate de padaria	30 mg	20
Bolo de chocolate	1 fatia	25
Refrigerantes		
— Coca-Cola	360 ml	46
— Pepsi	360 ml	38

* Extração durante respectivamente 1 e 5 min.

Quadro 13 Conteúdo em cafeína de inúmeros produtos farmacêuticos

Produto	Quantidade	CAFEÍNA (mg)
Analgésicos		
— Exedrin	2 comprimidos	130
— Anacin	2 comprimidos	64
— Midol	2 comprimidos	64
— Cafergot	1 comprimido	100
— Fiorinal	1 comprimido	40
— Norgesic	1 comprimido	30
— Norgesic Forte	1 comprimido	60
— Aspirina	1 comprimido	0
Laxativos		
— Dristan	2 comprimidos	32
Estimulantes		
— No Doz	1 dose	200
— Vivarin	1 dose	200
Preparados para redução ponderal		
— Dexatrim	1 dose	200

do no Quadro 12. Existem também três dimetilxantinas (paraxantina, teofilina e teobromina). Estas também possuem uma atividade biológica comparável àquela da cafeína. As duas últimas substâncias estão presentes no chocolate e no chá. Cafeína e teofilina adicionais estão disponíveis como compostos medicinais. Assim sendo, estão presentes em várias prescrições médicas (Quadro 13).

O café propriamente dito é o extrato aquoso dos grãos de café. Contém uma mistura de mais de 200 compostos químicos, dos quais a cafeína é apenas um (347). A presença relativa de todos esses compostos, com relação às suas quantidades no café que bebemos, depende principalmente do tipo de grãos de café que são usados. Os fatores locais desempenham algum papel, tais como o solo e as condições climáticas nos quais as plantas crescem. Existem dois tipos de grãos de café, arábica e robusta, que possuem diferentes composições químicas orgânicas. As maneiras pelas quais os grãos são torrados e o café é preparado (por exemplo, filtro ou café expresso) serão de grande influência sobre a composição da bebida final.

Apesar de as afirmações provenientes da prática desportiva sugerirem que a cafeína é o estimulante mais "abusado" nos desportos, pelo que sabemos não existem atualmente informações acerca do consumo de café e de cafeína nos vários eventos desportivos. Sabe-se que a cafeína é usada extensamente por seus participantes nos eventos de *endurance*, por causa de suas capacidades conhecidas de reduzir a fadiga. Os atletas nas provas de velocidade e de potência utilizam o café e a cafeína porque acreditam que sua utilização irá aprimorar o tempo de reação e o rendimento (produção) máximo de potência. Pela mesma razão, as pessoas jovens utilizam a cafeína não apenas para melhorar o desempenho nos desportos mas também para reduzir a necessidade de dormir quando estão se deleitando com as festas nas altas horas da noite. Com relação ao último tópico, está sendo desenvolvido um novo mercado, especialmente na Europa, para bebidas energéticas que contêm até 320 mg de cafeína/l.

O levantamento canadense de 1993 (334) do *Center for Drugs Free Sports* fornece importante informação com relação à ingestão de cafeína por parte dos mais jovens. Nesse levantamento, os adolescentes eram interrogados acerca dos recursos que haviam utilizado durante os últimos 12 meses com o objetivo de melhorar seu desempenho. A cafeína, utilizada por 27% dos participantes, foi o número 1 na lista.

Como Funciona a Cafeína?

Uma explicação tradicional para o efeito ergogênico da cafeína consistia no fato de que estimula o sistema nervoso

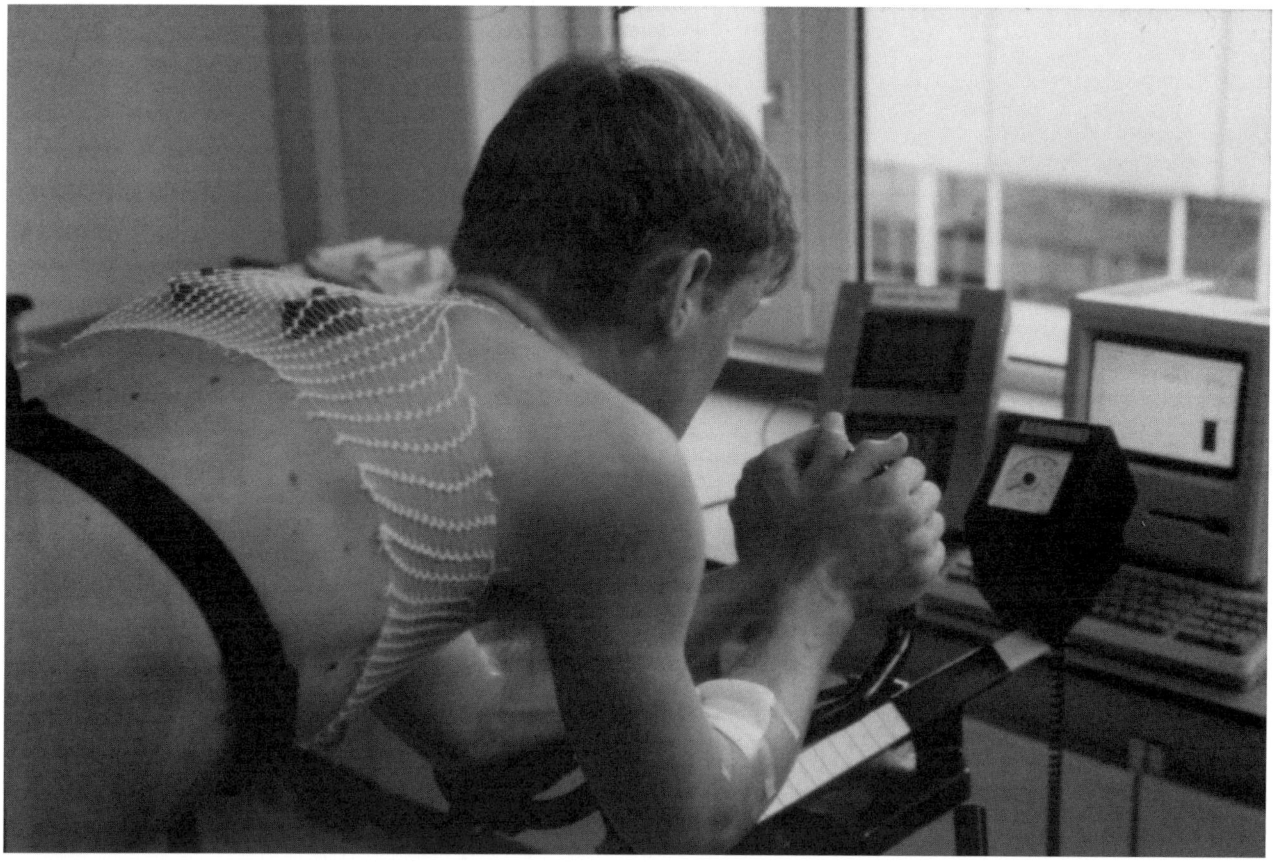

Fig. 43 Teste de esforço para medir o efeito da cafeína. Na tela do computador, existe uma barra que será preenchida após se realizar a tarefa preestabelecida do exercício. Quando a barra apresenta-se cheia, a tarefa terá terminado. Nas costas existem cápsulas para obtenção de amostras do suor para análise da excreção regional de cafeína com o suor.

central, resultando em mobilização de ácidos graxos livres por parte do tecido adiposo. Admitia-se que este último fato acelerava a captação de ácidos graxos pelo músculo e a subseqüente oxidação, em favor de uma maior produção de energia. Concluiu-se que a utilização de glicogênio muscular poderia ser reduzida por esse mecanismo.

Entretanto, estudos recentes lançaram algumas dúvidas acerca da validade dessa teoria para o atleta que se exercita. Foi observado que, em muitos estudos, um aumento na concentração de ácidos graxos livres no sangue ocorria como resultado da ingestão de cafeína, mas que isso não acarretava um aumento na oxidação da gordura, nem uma diminuição na utilização de glicogênio (332). Apesar dessas observações, a cafeína melhorava o desempenho na maioria desses estudos. Existem outras observações que confirmam a hipótese de que a cafeína exerce algum efeito sobre o desempenho por outros mecanismos além da modulação da utilização de gorduras e de carboidratos. A cafeína pode melhorar o desempenho dos eventos que duram apenas 1 a 30 minutos, como mostrado no Quadro 14. Esta duração tão curta é por demais limitada para exercer uma influência significativa sobre o conteúdo muscular de glicogênio. Assim sendo, devem existir outros fatores capazes de explicar os efeitos da cafeína sobre o aprimoramento do desempenho.

Sistema Nervoso Central

Sabe-se que a cafeína exerce um efeito estimulante sobre o sistema nervoso central. Portanto, a cafeína pode aprimorar o desempenho por influenciar os processos que determinam os estímulos do sistema neuromotor. É igualmente possível que a cafeína influencie o processamento dos estímulos que penetram no sistema nervoso central a partir da periferia como, por exemplo, reduzindo a percepção das sensações relacionadas com a fadiga muscular.

Outras observações mostram que a cafeína afeta o processamento local dos estímulos neurais por parte dos músculos. Foi sugerido que pelo menos parte dos efeitos locais

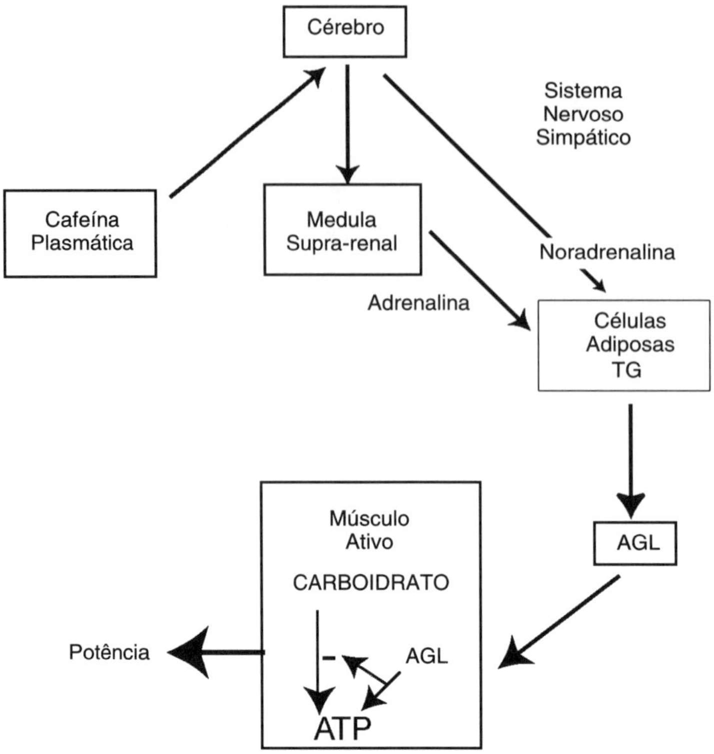

Fig. 44 A opinião clássica acerca de como a cafeína influencia o desempenho de *endurance*. TG = triglicerídios, AGL = ácidos graxos livres. Um sinal de menos indica inibição da enzima (de Graham 493).

poderia ser explicada pelos aumentos na concentração de cálcio nas células musculares ou pela redução da perda de potássio pelas células durante o processo das contrações repetidas. Ambos os mecanismos podem influenciar positivamente a capacidade de *endurance*.

Efeitos Ergonômicos e Desempenhos de *Endurance*

A maioria dos ensaios de laboratório está preocupada com o efeito da cafeína sobre a capacidade de se executar uma carga contínua de exercício até onde for possível. O Quadro 14 fornece uma compilação de um número substancial desses estudos. Não existem dúvidas acerca dos efeitos de aprimoramento do desempenho por parte da cafeína nos eventos de *endurance*, especialmente nos eventos com duração muito longa. Existem relatos de que a cafeína exerce um efeito positivo sobre a corrida de 1.500 m e a natação de 1.500 m, sobre um ensaio temporal de pedalagem de 1 h, sobre o esqui *cross country* de 21 km assim como sobre a capacidade de se realizar trabalho durante um teste de pedalagem de 2 h. Alguns estudos enfocaram os efeitos da cafeína sobre o desempenho a curto prazo de alta intensidade. Os resultados desses estudos não são tão consistentes como aqueles dos estudos de *endurance*. Entretanto, em geral admite-se que a cafeína pode exercer efeitos positivos sobre a *endurance* de alta intensidade por aprimorar os mecanismos que determinam os rendimentos máximos de potência ao nível do sistema nervoso central e da função neuromuscular. Em um estudo recente realizado pela Universidade de Maastricht na Holanda, foi mostrado que a ingestão de soluções de carboidratos-eletrólitos com níveis relativamente baixos de cafeína aprimorava de maneira significativa o desempenho em um ensaio temporal de 1 h (342), em comparação com a situação sem cafeína. Foi sugerido também que a cafeína pode exercer um efeito positivo sobre a quantidade de treinamento assim como sobre a qualidade das sessões diárias de treinamento, simplesmente por reduzir a fadiga e permitir que seja suportado um treinamento mais intenso.

Efeitos Viciantes

Na prática desportiva, costuma ser sugerido que o consumo a longo prazo de cafeína reduzirá a sensibilidade a essa substância. Poucos estudos enfocaram o efeito do consumo a longo prazo de cafeína sobre o metabolismo. Foi mostrado que o metabolismo da cafeína é acelerado com o passar do

Quadro 14 Estudos dos efeitos da cafeína sobre o desempenho

Autor	Protocolo	Resultados-chave do estudo
Anselme *et al.* (335)	Piques repetidos de 6 s	A cafeína aprimora o rendimento máximo de potência em 7%
Greer *et al.* (339)	4 testes de Wingate	Nenhum efeito observado
Collomp *et al.* (336)	1 teste de Wingate	Nenhum efeito observado
Collomp *et al.* (338)	Natação de 100 m	Os nadadores treinados eram 1 s mais rápidos
Wiles *et al.* (348)	Corrida de 1.500 m	Cafeína 4 s mais rápida
MacIntosh e Wright (344)	Natação de 1.500 m	Cafeína 23 s mais rápida
Cohen (341)	Competição de estrada de 21 km	Nenhum efeito observado
Berglund e Hemmingsson (333)	Esqui *cross country* de 21 km	Cafeína 3,2% mais rápida
Ivy *et al.* (340)	Carga de trabalho executada durante 2 h de ciclismo	Cafeína 7,3% mais trabalho
Wemple *et al.* (347)	3h de ciclismo com 60%; a seguir, pique final com 500 rpm com alta resistência (5–6 min)	Nenhum efeito observado
Kovacs *et al.* (342)	Ensaio com tempo de ciclismo, 1 h	Cafeína 3,6 min mais rápida
Clinton *et al.* (343)	Teste de remo de 2.000 m	Cafeína 1,2% (variação de 0,4–1,9%) mais rápida

tempo e que haverá alguma forma de adicção (vício), resultando em sintomas de privação tipo cefaléia e insônia quando a ingestão de cafeína é interrompida. Entretanto, não dispomos de dados acerca dos efeitos do consumo a longo prazo sobre a modulação do desempenho nos desportos com o passar do tempo. Recentemente, pesquisadores canadenses procuraram os efeitos da privação de cafeína sobre o desempenho de *endurance*. Nenhum efeito foi encontrado.

Eventos de Alta Velocidade

Em muitos eventos desportivos, é a combinação da capacidade de se realizar um alto rendimento de potência com a capacidade de se desenvolver uma velocidade máxima que irá decidir quem será o vencedor. Os exemplos são todos eventos de *endurance* de meia distância e de alta velocidade com durações entre 1 e 10 min. Conseqüentemente, inúmeros estudos relataram efeitos positivos da cafeína nesses eventos (Quadro 14). Mais complexo é determinar se a cafeína consegue aprimorar o desempenho a curto prazo nos eventos de velocidade que duram apenas uns poucos segundos até cerca de 1 min. Esses desempenhos são influenciados por tantos fatores que se torna quase impossível realizar estudos bem controlados acerca do efeito de uma única variável. Ainda não existem dados que apóiem um efeito positivo da cafeína sobre o desempenho de alta velocidade ou outros eventos de curtíssima duração, tais como os eventos de arremesso ou de saltos.

Eventos de Força e de Potência

Os atletas de força ingerem com freqüência cafeína com a convicção de que isso irá aprimorar sua potência máxima ou de que irá reduzir a fadiga e melhorar a concentração nos dias em que são necessários desempenhos máximos repetidos. Não existem dados capazes de apoiar diretamente essas suposições.

Momento mais Apropriado para a Ingestão

Não foram realizados estudos sistemáticos acerca do efeito do momento mais apropriado da ingestão de cafeína sobre o desempenho. A absorção da cafeína pelo corpo é relativamente rápida e torna-se mensurável após 15 min. Os níveis máximos no sangue são medidos cerca de 60 min após a ingestão. A meia-vida da cafeína é relativamente longa. Conseqüentemente, terão de transcorrer 4–6 h antes de o nível da cafeína no sangue começar a sofrer uma redução significativa. Assim sendo, para obter um efeito positivo máximo da cafeína sobre o desempenho, a ingestão deveria ocorrer cerca de 1–1,5 h antes da hora da competição.

A esse respeito, é difícil responder a questão acerca do momento mais apropriado no caso de um desempenho de longa duração, como uma maratona ou um triatlo. Estudos recentes mostraram que a ingestão repetida de uma bebida para reidratação que contenha cafeína (150 mg/l) durante um ensaio temporal de 1 h aprimorava de maneira significativa o desempenho (342). O consumo da mesma bebida durante um evento de 4 h não resultava em níveis urinários inaceitáveis de cafeína, mais provavelmente como resultado das perdas de cafeína induzidas pela transpiração. No entanto, a capacidade de desempenho não foi medida durante esse estudo de longa duração.

Efeitos sobre o Balanço Hídrico

Em repouso, o consumo de cafeína acarretará uma produção maior de urina. Conseqüentemente, tem sido freqüentemente sugerido que os atletas de *endurance* que competem em um clima quente, o qual poderia aumentar o nível de desidratação e reduzir o desempenho, não deveriam ingerir cafeína. Isso não pode ser consubstanciado por dados científicos. Vários estudos mostraram que o efeito diurético da cafeína é anulado durante o exercício pelo efeito inibidor que o próprio exercício intensivo exerce sobre a produção de urina. Assim sendo, a cafeína não exerce qualquer efeito diurético durante o exercício (342).

Níveis de Detecção da Cafeína

As organizações desportivas que examinam a urina para a possível presença de cafeína como estimulante medem apenas o composto trimetilxantina (cafeína). O fígado metaboliza a cafeína para dimetilxantinas, que também exercem um efeito estimulante. Esses compostos também podem ser metabolizados e não são medidos no exame de urina. A excreção urinária de cafeína corresponde a apenas 1–3% da quantidade de cafeína ingerida. Assim sendo, o conteúdo urinário de cafeína constitui uma mensuração precária para a determinação do abuso de cafeína como estimulante.

Outra observação importante é que existem grandes diferenças inter-individuais na excreção de cafeína e dos compostos correlatos. Foi observado que existem atletas que excretam duas ou mais vezes cafeína que os outros, apesar de uma ingestão semelhante dessa substância. Assim sendo, o nível de dopagem de 12 mg/l, conforme estabelecido pelo COI, continua sendo uma mensuração controversa.

Os atletas que participam de competições internacionais são aconselhados a testar seus níveis de excreção de cafeína em resposta a uma ingestão habitual ou desejada, a fim de obterem informação acerca do nível de consumo que é tolerável sem o risco de produzir um estado positivo em um teste para a identificação de drogas. Atualmente, não existem diferenças conhecidas entre os sexos que possam ter alguma influência significativa sobre a absorção, o metabolismo, a distribuição ou a excreção de cafeína.

Efeitos Colaterais da Cafeína

A ingestão de cafeína, especialmente em grandes quantidades (> 4 mg/kg de peso corporal), pode resultar em efeitos colaterais, mas que em geral são ligeiros. A cafeína pode irritar a parede gástrica assim como o intestino, o que pode acarretar refluxo ácido-gástrico e alterações da motilidade intestinal. Ocasionalmente, pode ocorrer diarréia. Os estudos acerca do efeito da cafeína sobre a

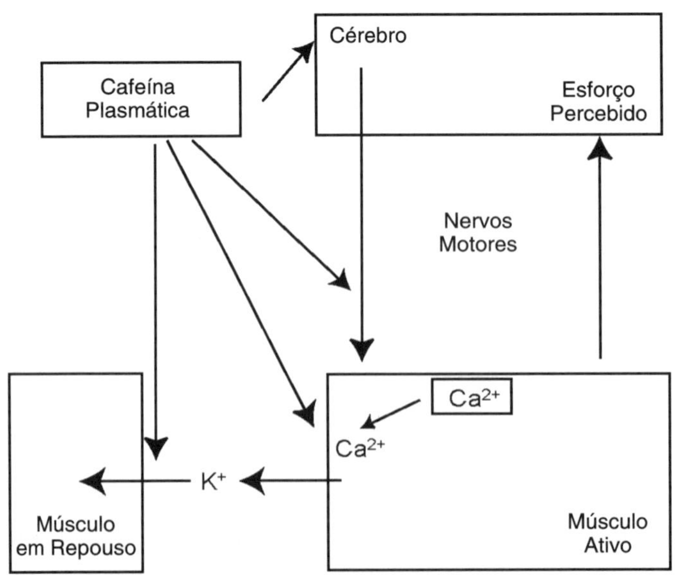

Fig. 45 Uma representação dos mecanismos alternativos pelos quais a cafeína pode influenciar o desempenho (de Graham 493).

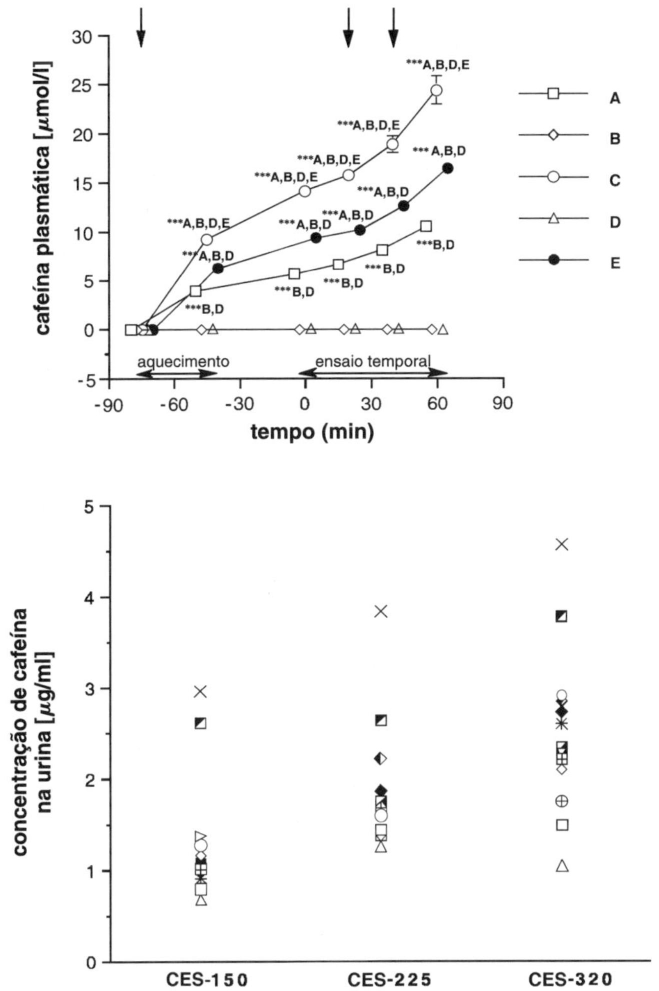

Fig. 46 Resultados de um estudo recente de Kovacs *et al.* (342) acerca do efeito sobre o desempenho da cafeína acrescentada a uma solução de reidratação e ingerida durante o exercício. Quando comparada ao ensaio com água e placebo, a ingestão de uma solução de carboidratos e eletrólitos (CES) ou de CES com acréscimo de, respectivamente, 150, 225 ou 320 mg de cafeína/litro aprimorava o desempenho durante um ensaio temporal simulado de 1 h. A cafeína evidenciou um efeito tipo dose-resposta. Em todos os casos, o conteúdo urinário de cafeína se mantinha abaixo do limite estabelecido pelo COI de 12 mg/l. Alguns indivíduos evidenciavam consistentemente valores mais baixos ou mais altos em seus níveis sangüíneos e urinários de cafeína com ingestões iguais dessa substância.

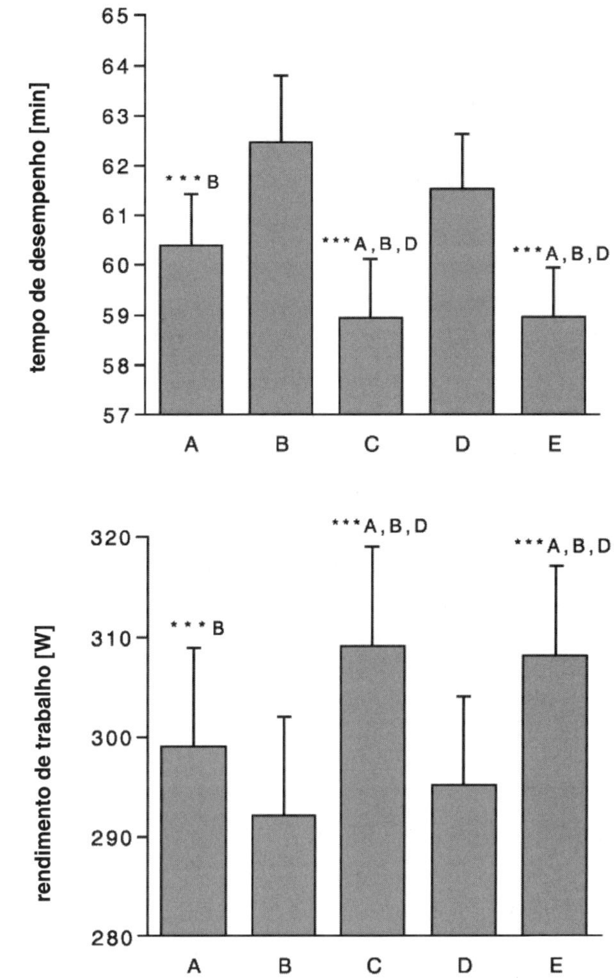

Fig. 47 **Ver Fig. 46 para legenda.**

função gastrintestinal são escassos. Nosso recente trabalho de laboratório sobre os efeitos do consumo de uma bebida com 150 mg/l de cafeína não mostrou qualquer efeito sobre a produção de ácido gástrico, o refluxo gástrico ou a motilidade intestinal (270). Isso não exclui a possibilidade de que uma ingestão mais alta de cafeína, por exemplo, através de cápsulas que contêm essa substância, possa dar origem a efeitos que irão perturbar o desempenho do atleta. Outros efeitos colaterais relatados após a ingestão de doses mais altas de cafeína são uma coordenação reduzida dos movimentos, excitação excessiva que induz o indivíduo a tomar decisões errôneas e resulta em agitação/insônia. Nessas circunstâncias, a pressão arterial, a freqüência cardíaca e a freqüência respiratória podem estar elevadas.

SUPLEMENTOS PARA OS FISICULTURISTAS

A suplementação é particularmente alta entre os atletas envolvidos em desportos de força que estão sujeitos também a uma limitação por classe ponderal, ou que são caracterizados pelo desejo dos atletas de possuírem uma alta massa muscular/baixa massa de gordura, como acontece com os fisiculturistas. Vários estudos realçaram uma utilização muito alta de suplementos entre os fisiculturistas, na variação de 100% entre as mulheres e de 90% entre os homens

(362,363). Brill e Keane (362) estudaram os padrões de suplementação de 309 fisiculturistas competitivos de ambos os sexos em uma variação etária de 13–70 anos. Aproximadamente 94% de todos os que responderam vinham tomando algum tipo de suplemento, comparável aos valores de 90–100% observados em outros estudos (362,363). Os suplementos populares são preparados de aminoácidos, concentrados de proteínas, combinações de proteínas-carboidratos, carnitina, inosina, ácido pangâmico, formulações de ervas medicinais e combinações de micronutrientes. Alguns fisiculturistas parecem ciclar o uso de suplementos específicos ou de suas combinações, dependendo de seu estágio de treinamento. Na fase de formação, são enfocados especialmente os suplementos considerados capazes de ajudar no aprimoramento da massa muscular e da força muscular, enquanto durante a fase terminal são mais enfocados os suplementos que podem ajudar a reduzir a massa de gordura.

A maioria dos fisiculturistas (70,3%) relatou que vinham usando suplementos com a finalidade de satisfazer as demandas extras do treinamento pesado e mais de 50% para aprimorar o desempenho no treinamento e os níveis de energia. O autor conclui que muitos fisiculturistas depositaram falsas esperanças nesses produtos. Claramente, essas falsas esperanças se baseiam em opiniões e informações erradas assim como nas alegações que são comunicadas pelos meios mercadológicos das companhias desses suplementos. Além disso, os técnicos e treinadores que captam essa informação e a divulgam como sendo "sua própria sabedoria científica" exercem uma influência significativa. É necessário mais educação sobre os aspectos fisiológicos do fisiculturismo assim como sobre a eficácia nutricional dos suplementos comercializados.

Pontos-chave

- Substâncias como cafeína (guaraná), carnitina, aspartatos, bicarbonato de sódio, pólen de abelha, aminoácidos específicos, creatina, ribose, colina etc. receberam recentemente atenção científica em virtude de sua possível influência sobre o desempenho, a fadiga e a recuperação.
- Foi mostrado que algumas dessas substâncias são úteis para o aprimoramento do desempenho: creatina, sobrecarga com fosfato, bicarbonato de sódio e cafeína.
- Outros foram claramente refutados por causa dos efeitos funcionais observados com as posologias adotadas: L-carnitina, pólen de abelha, AACR, triptofano, inosina, picolinato de cromo.
- Outras carecem da evidência que seria necessária para poder fazer afirmações de benefícios para a posologia com que os suplementos são aconselhados e ingeridos: ribose, colina, glutamina, arginina, ornitina, CoQ10, aspartatos.
- Apesar desses aspectos, o uso de suplementos é generalizado, em particular entre atletas de força e fisiculturistas.
- A cafeína não atua como diurético durante o exercício e aprimora o desempenho até mesmo nos baixos níveis de ingestão.
- Além de ser um composto nutricional, a cafeína pode ser considerada também um medicamento (droga). Foi incluída na lista de dopagem do COI e os atletas são aconselhados a testar os níveis urinários de cafeína após a ingestão de uma dose efetiva padronizada antes do início das competições.

Distúrbios Alimentares em Atletas 11

Durante as duas últimas décadas, um número substancial de publicações foi dedicado aos aspectos de distúrbios alimentares tipo anorexia e bulimia assim como às práticas dietéticas perigosas entre os atletas envolvidos em disciplinas desportivas nas quais se admite que um peso corporal baixo é essencial para o desempenho (365-373).

Sundgot-Borgen e Corbin (370) reviram a prevalência de distúrbios alimentares em mulheres atletas de elite utilizando questionários, entrevistas e exames clínicos em 522 atletas de 35 desportos e 448 controles não-atléticos na população norueguesa. Constatou-se que um número muito mais alto de atletas (18%) sofria de distúrbios alimentares, em comparação aos controles (5%). São afetados especialmente os atletas que competem em desportos que exigem um peso específico ou magreza corporal, tais como os desportos de natureza estética, de *endurance* ou caracterizados por classes ponderais.

São descritos os métodos patogênicos de controle ponderal e sua freqüência. Esses métodos incluem as pílulas dietéticas, os laxativos, os diuréticos, os vômitos, o jejum intenso, as "orgias alimentares" e o exercício excessivo.

Beals e Manore (380) fizeram uma revisão da literatura existente sobre a prevalência e as conseqüências dos distúrbios alimentares subclínicos em mulheres atletas. Os hábitos dietéticos, as atitudes em relação aos desportos, a imagem corporal, o dispêndio de energia e a ingesta energética são abordados em grandes detalhes, e o leitor interessado que deseja aprender mais acerca desses aspectos deveria consultar essa revisão.

Os autores concluem que a alimentação restritiva ou o comportamento obsessivo em relação ao controle do peso podem ser autodestrutivos, pois a restrição energética intensa pode causar um aumento na conservação de energia ou na eficiência da energia que, por si só, pode tornar menos efetivas todas as tentativas adicionais de perda de peso ou de controle do peso. Não obstante, esses atletas competem em um alto nível de desempenho, o que pode sugerir que ocorreu uma eficiência mais alta do organismo no metabolismo energético (381). São fornecidas inúmeras recomendações para a pesquisa adicional acerca dos aspectos tanto fisiológicos quanto psicológicos. Uma disciplina desportiva na qual os efeitos da restrição dietética intensa sobre o desempenho foram estudados é representada pelas lutas, enquanto os aspectos das dietas e dos distúrbios alimentares relacionados com a obtenção e a manutenção de um determinado biótipo corporal foram mais estudados entre as bailarinas. Ambos serão abordados adiante com mais detalhes.

PREOCUPAÇÃO COM O PESO BAIXO: BAILARINOS

Anorexia e bulimia são distúrbios alimentares comuns nas companhias de dança orientadas para o alto desempenho, especialmente entre os bailarinos que possuem um peso corporal mais alto natural, em comparação com aqueles que possuem um tipo corporal ectomórfico natural (376-379). As sugestões práticas acerca da maneira de ajudar o atleta com bulimia podem ser encontradas em Clark (387). Susan Campbell Sandri (375) reviu os aspectos da composição corporal e os problemas nutricionais correlatos em bailarinos. Ela aborda o problema básico de um conflito de cultura entre os bailarinos e as autoridades da nutrição, pois os bailarinos necessitam de métodos seguros para alcançar um biótipo ultramagro, enquanto as recomendações da maioria dos nutricionistas não se coadunam com as necessidades dos bailarinos.

Ela declara também que o tipo corporal ultramagro preferido pelas bailarinas deu origem a inúmeros efeitos, incluindo menarca tardia, padrões alterados de menstruação e inadequações nutricionais que podem dar origem a efeitos fisiológicos negativos. Nos casos extremos, foram relatadas a osteoporose e as tendinites crônicas. As sugestões básicas que devem ser fornecidas ao se aconselhar os bailarinos acerca da nutrição (375) são listadas no boxe a seguir.

Pontos-chave

- Quando se suspeita de um possível distúrbio alimentar, começar realizando uma avaliação completa do comportamento do bailarino e das atitudes em relação aos alimentos, incluindo entrevistas com as pessoas que exercem um impacto significativo sobre a vida diária do bailarino.
- Reconhecer que, na vida diária, a maioria das pessoas consegue esconder algum excesso de peso pela maneira de vestir-se, mas que isso é impossível para um bailarino. Até mesmo um pequeno "excesso de peso" será visível nos delicados costumes da dança.
- Nunca tentar modificar os ideais do bailarino. Se você o fizer, não será aceito como profissional útil.
- Reconhecer que as prescrições de medicamentos costumam ser rejeitadas por causa do temor de que venham a afetar o peso corporal e de que possam acarretar uma retenção de água.
- Muitos atletas consultam os nutricionistas para poder ter um melhor desempenho. Isso não ocorre necessariamente com os bailarinos. Com freqüência, seus contatos são devidos a outros que assinalaram que os bailarinos podem ter um problema que torna necessário o aconselhamento. A diferença entre automotivação para ser aconselhado *versus* ter sido levado a um nutricionista por outra pessoa constitui a base para se compreender a posição dos bailarinos.
- Os bailarinos desejam com freqüência perder peso rapidamente antes dos espetáculos principais que se aproximam. Deve ser reconhecido que a perda de gordura é um processo lento, que requer uma boa compreensão tanto dos bailarinos quanto de seus instrutores. Uma combinação de redução na ingestão de gordura, com inclusão de sessões de trabalho aeróbico, parece ser apropriada.
- Os bailarinos parecem ficar mais assustados com relação ao peso excessivo que com relação aos efeitos deletérios para a saúde que os distúrbios alimentares graves podem causar. É importante educar tanto os bailarinos quanto as "outras pessoas importantes para eles" acerca dos sérios efeitos que os distúrbios alimentares podem ter tanto sobre o desempenho na dança quanto sobre a saúde.

PREOCUPAÇÃO COM O PESO EXCESSIVO: LUTADORES

Uma preocupação acerca de alguma forma de peso excessivo é comum na maioria dos eventos desportivos nos quais vigoram certas categorias ponderais (Quadro 1). As lutas, em particular, foram o assunto de um grande número de estudos que abordaram a composição corporal, os hábitos alimentares e os esquemas para se conseguir uma redução ponderal. Vários desses estudos enfocaram o impacto que uma perda rápida de peso pode exercer sobre vários parâmetros do desempenho físico. Algumas revisões e discussões excelentes podem ser encontradas nas referências 382–386. Basicamente, foram relatados os seguintes achados. Os métodos primários de redução ponderal são a manipulação dietética utilizando-se dietas bem balanceadas, o jejum e a redução ou a eliminação da ingestão de líquidos. Outras medidas são a aeróbica destinada a reduzir a gordura corporal, a desidratação conseguida por exposição térmica (sauna) ou o exercício em uniformes de náilon ou uma vestimenta com múltiplas camadas. O uso de diuréticos, laxativos, procedimentos para limpeza colônica e uma dieta com baixíssimo valor calórico também já foi relatado. Alguns relatos mencionam que um baixo percentual (de até 4%) de lutadores correm o risco de desenvolver bulimia. A perda rápida de peso antes dos procedimentos de pesagem para a competição, seguida por um aumento rápido do peso assim como pela repetição regular desses procedimentos (ciclagem ponderal) foram revistas por Horswill (382) com relação aos seus efeitos sobre o desempenho e a taxa metabólica em repouso. A maioria dos estudos não mostra qualquer efeito sobre o desempenho anaeróbico, enquanto o desempenho aeróbico em geral será prejudicado pelos procedimentos com perda rápida de peso. Esta última conseqüência pode ser devida aos efeitos da desidratação e da menor disponibilidade de glicogênio muscular. A maioria dos estudos que enfocou os efeitos de uma reidratação rápida e de um aumento de peso como sendo habituais no dia da competição mostra que o desempenho retorna aos níveis que vigoravam antes da redução ponderal, apesar do fato de que a recuperação nutricional ainda pode ser incompleta.

Pontos-chave

- Não existem dados válidos capazes de apoiar a hipótese de que a ciclagem ponderal em lutadores possa reduzir a taxa metabólica em repouso e, dessa forma, ser um fator capaz de promover o aumento crônico de peso.
- Parece prudente que os lutadores devem ser educados acerca das estratégias a longo prazo capazes de proporcionar um controle ponderal e um aconselhamento dietético ótimos.

12 Da Teoria à Prática

Este capítulo se baseia em uma revisão (476) apresentada em uma conferência internacional de consenso intitulada "Avanços no treinamento e na nutrição para os desportos de *endurance*: da teoria à prática". A conferência foi realizada no Centro de Treinamento Olímpico "Papendal" na Holanda.

NUTRIÇÃO ANTES DO EXERCÍCIO

Sobrecarga com Glicogênio

Sabe-se que a depleção de glicogênio muscular e os baixos níveis sangüíneos de glicose são os principais fatores que acarretam fadiga durante o exercício de *endurance*. Portanto, é importante garantir um armazenamento ótimo de glicogênio antes do exercício e um fornecimento ótimo de carboidratos durante o exercício.

De primordial importância na preparação de pré-competição de um atleta de *endurance* é a definição do melhor método capaz de otimizar níveis corporais de glicogênio. No passado, pesquisadores escandinavos introduziram uma dieta de supercompensação. Eis sua estratégia e dieta recomendadas: uma semana antes de uma competição importante, é realizada uma sessão de exercício de *endurance* exaustivo com a finalidade de depletar as reservas de glicogênio. Nos 3 dias subseqüentes, é ingerida uma dieta rica em gordura, preferencialmente com menos de 20% da ingesta energética na forma de carboidrato. Durante o período restante que vai até a competição, o atleta deve ingerir uma dieta rica em carboidratos com menos de 20% da ingesta energética derivados da gordura. Não deve ser realizado nenhum treinamento de *endurance* durante os 6 dias que precedem a competição. Esse esquema de dieta-tratamento acarreta um grande aumento nas reservas musculares de glicogênio (160–200% maiores que os níveis normais de repouso). Entretanto, neste protocolo há sérias desvantagens:

- Durante o período com dieta rica em gorduras e pobre em carboidratos, os atletas costumam sentir-se fracos e, às vezes, acabam ficando desmotivados e perdem a auto-confiança.
- Para alguns atletas poderá ser difícil compor uma dieta saborosa que consista em apenas 20% da energia proveniente da gordura (ou 20% da energia proveniente do carboidrato), o que torna necessário um bom conhecimento funcional do conteúdo em carboidratos e gorduras dos alimentos.
- A dieta rica em gorduras pode acarretar problemas gastrintestinais, tais como diarréia ou cólicas abdominais, em alguns atletas.
- Muitos atletas relutam em abster-se de qualquer treinamento por 3–7 dias antes de uma competição importante.

Por causa dessas desvantagens, foi elaborado um esquema dietético de treinamento mais moderado e mais prático. Este esquema também começa com uma sessão de exercício exaustivo 1 semana antes da competição. No entanto, durante os 6 dias subseqüentes, recomenda-se que a ingestão dietética de carboidratos aumente progressivamente dos 50–55 en% habituais para cerca de 70–75 en%. Durante o mesmo período, aconselha-se que o volume de treinamento seja reduzido gradualmente sem se modificar a intensidade do treinamento: isso é denominado afunilamento (*tapering*).

Esse protocolo também resulta em aumentos significativos nas reservas de glicogênio (150% do valor normal de repouso) (172), sem os efeitos colaterais relatados freqüentemente pelos atletas que utilizam o esquema clássico. Uma comparação gráfica de ambos os tratamentos é mostrada na Fig. 48.

Qual a Quantidade Necessária de Carboidrato?

A ingestão de carboidratos costuma ser enunciada como um percentual da ingestão diária, porém a quantidade absoluta ingerida pode ser mais importante. Para um indivíduo de 70 kg, as reservas corporais de carboidratos perfazem cerca de

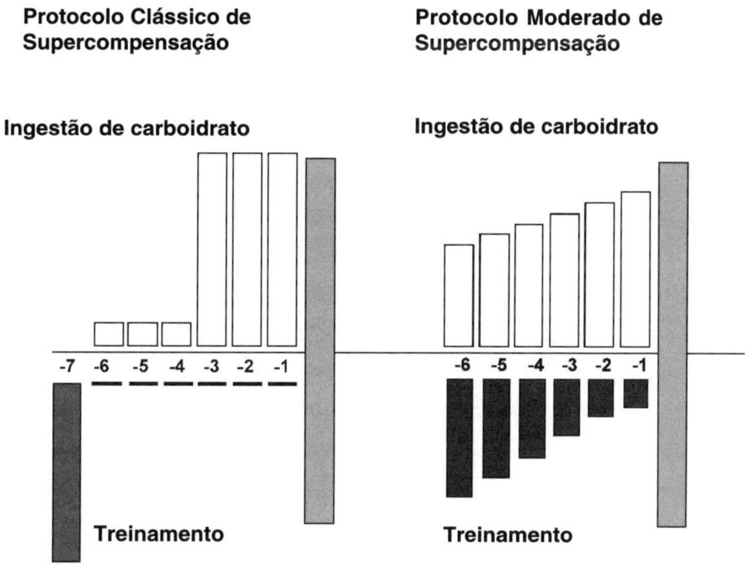

Fig. 48 Os protocolos de supercompensação clássicos e moderados (afunilamento) como métodos para aprimorar o armazenamento do glicogênio no fígado e nos músculos.

600–700 g (10 g/kg de peso corporal). A ingestão de até 10 g de carboidratos/kg de peso corporal ajudará a reabastecer as reservas de glicogênio, porém as quantidades superiores a essa não conseguirão qualquer aumento adicional nessas reservas. Isso é particularmente importante nos desportos em que existem dias repetidos com altíssimos níveis de dispêndio de energia, como ocorre no *Tour de France* (165).

Um ponto interessante a ser lembrado é que o carboidrato possui uma densidade energética menor que os lipídios. Conseqüentemente, uma dieta rica em carboidratos pode ser excessivamente volumosa, com demasiada freqüência é rica em fibras e pode implicar um esforço e um período de tempo consideráveis para ser preparada e ingerida. Os exemplos de alimentos ricos em carboidratos são as massas, as batatas (bem cozidas), o arroz, o pão e as frutas. Durante os últimos 2–3 dias antes de uma competição, devem ser evitados os alimentos ricos em fibras (por exemplo, saladas verdes/vegetais crus, pão de trigo integral, bananas cruas, arroz integral, as misturas de nozes, frutas secas e cereais), pois podem causar distúrbios gastrintestinais.

Refeições Pré-Competição

Durante as horas que precedem uma competição, recomenda-se com freqüência que a ingestão de carboidratos deve ser evitada a fim de se prevenir a hipoglicemia de rebote. O consumo de carboidratos 30–120 min antes do exercício eleva os níveis plasmáticos de glicose e de insulina, o que estimula a captação de glicose e inibe a mobilização e a oxidação de gorduras durante o exercício. Os primeiros estudos mostraram que, após um jejum, a ingestão de carboidratos 45–60 min antes de uma sessão aguda de exercício poderá resultar em uma queda na concentração sangüínea de glicose logo após o início do exercício. Durante o exercício intenso, foi mostrado que isso resulta em hipoglicemia assim como em uma redução no desempenho. Entretanto, estudos mais recentes que testaram os indivíduos fora do estado de jejum, que é como a maioria dos atletas costuma entrar em uma competição, não evidenciaram qualquer efeito deletério das refeições ricas em carboidratos feitas antes do exercício. Esses últimos estudos foram realizados com indivíduos que ingeriam diferentes tipos de refeições ricas em carboidratos. No entanto, por causa das grandes diferenças individuais na resposta, é sempre possível que um determinado indivíduo possa ser propenso a uma hipoglicemia de rebote induzida pelo exercício após consumir uma refeição sólida ou líquida rica em carboidratos.

Com base na informação atual, estabelecemos as seguintes diretrizes:

Diretrizes Nutricionais Pré-competição

1. Consumir uma carga de carboidratos utilizando uma dieta de supercompensação moderada (afunilamento).
2. Garantir uma ingestão de carboidratos de aproximadamente 600 g/dia durante os 3 dias que precedem a competição. Uma ingestão superior a tal quantidade pode não

acarretar qualquer aumento adicional no armazenamento de glicogênio, sendo, portanto, desnecessária.

3. Beber grandes quantidades de líquidos durante o dia que precede a competição, para ter certeza de que estará bem hidratado no início do evento. Quando são esperadas perdas substanciais de suor durante a competição (ver a seção sobre bebidas desportivas adiante), acrescentar uma pequena quantidade de cloreto de sódio (aproximadamente a ponta de uma colher de chá de sal de mesa por litro) nas bebidas.
4. Evitar os alimentos com alto conteúdo de fibras dietéticas durante os dias que precedem a competição a fim de prevenir os problemas gastrintestinais.
5. Fazer uma refeição pré-evento rica em carboidratos 2–4 h antes de uma competição para garantir níveis adequados de glicogênio no fígado. Antes das competições de curta duração, ingerir alimentos ricos em carboidratos facilmente digeríveis ou bebidas ricas em energia. Antes das competições de longa duração, comer alimentos semi-sólidos ou sólidos, tais como barras de chocolate ou pão com alto conteúdo energético, e reduzir a ingestão de gorduras e de proteínas.
6. Alguns indivíduos podem desenvolver hipoglicemia de rebote após uma refeição ou uma bebida rica em carboidratos ingerida antes de uma competição. Esses indivíduos devem protelar a ingestão de carboidratos até o aquecimento, ou dentro de poucos minutos do início da competição. Os atletas de elite devem ser submetidos a um teste com exercício para determinar a tolerância aos carboidratos a fim de definir sua resposta individual a uma alta ingestão de carboidratos.

NUTRIÇÃO DURANTE O EXERCÍCIO

Foi mostrado que a ingestão de carboidratos durante o exercício aprimora o desempenho nesse exercício nos eventos com duração de 60 min ou mais através da manutenção dos altos níveis plasmáticos de glicose e das altas taxas de oxidação dos carboidratos. Com base em numerosos estudos, parece que a maioria dos carboidratos solúveis é oxidada com velocidades semelhantes (isto é, glicose, maltose, sacarose, polímeros da glicose e amido passível de dispersão). As exceções são frutose, galactose e amido insolúvel, que são oxidados com ritmos ligeiramente mais lentos. Entretanto, é extremamente interessante o achado de um estudo em particular de que, quando 50 g de frutose e 50 g de glicose eram ingeridos juntos durante o exercício, a quantidade cumulativa de carboidrato oxidada era 21% maior em comparação com a ingestão de 100 g de glicose (409).

A quantidade de carboidrato ingerido é importante por sua contribuição para o dispêndio energético e a preservação de glicogênio hepático. Entretanto, a oxidação do carboidrato exógeno não ultrapassa 1,0–1,1 g/min, mesmo quando são ingeridas quantidades muito maiores. Esta observação sugere que a ingestão máxima de carboidrato durante o exercício não deveria ultrapassar os 60 g/h. Atualmente, as bebidas ricas em carboidratos e eletrólitos e as barras com um alto conteúdo energético, que são promovidas para proporcionar uma provisão rápida de carboidratos e líquidos, são os suplementos alimentares mais comuns nos desportos de *endurance*. Os indivíduos destreinados poderão ser tão beneficiados quanto os atletas treinados pelo suprimento de carboidratos e líquidos.

O ideal seria que os atletas ingerissem uma bebida rica em carboidratos-eletrólitos durante todo o período de exercício. Foi mostrado recentemente que a ingestão de carboidratos durante todo o período de exercício aprimora muito mais o desempenho que quando uma quantidade idêntica de carboidrato é consumida apenas no final do período de exercício.

Bebidas para os Desportos

A estratégia nutricional ideal durante o exercício deveria:

- proporcionar carboidratos suficientes para manter os níveis sangüíneos de glicose e a oxidação de carboidratos;
- proporcionar água e eletrólitos para prevenir qualquer desequilíbrio hídrico;
- não causar qualquer desconforto gastrintestinal;
- garantir um bom paladar.

As fontes ótimas de carboidratos já foram mencionadas e são abordadas também na seção sobre recuperação pós-exercício adiante.

A eficácia de uma bebida apropriada para o desporto (*sports drink*) no sentido de facilitar o equilíbrio hídrico depende de inúmeros fatores, entre os quais o conteúdo em carboidratos e sódio e a osmolalidade são muito importantes. A bebida ideal nos desportos para a reposição de carboidratos e líquidos deveria possuir um conteúdo em carboidratos relativamente pequeno, entre 40 e 80 g/l, possuir uma osmolalidade que seja moderadamente hipotônica a isotônica, e ter um conteúdo de sódio entre 400 e 1.200 mg/l. A perda individual de suor pode ser estimada com base na perda de peso. Pela monitoração regular do peso corporal despido, antes e após as sessões de treinamento e as competições, é possível prever a perda de líquido do indivíduo em uma determinada competição sob a maioria das condições ambientais. A perda de peso será devida não apenas à perda de líquido mas também à oxidação de glicogênio e de gordura; por exemplo, durante 90 min de exercício poderão ser oxidados 100–250 g de substratos. No entanto, levando-se em conta que a principal limitação para manter o equilíbrio hídrico parece ser o volume de bebida que pode ser tolerado pelo trato gastrintestinal, na maioria das situações é aconselhável beber o máximo possível. Nem sempre poderá ser possível restaurar completamente as perdas de suor pelo consumo de líquidos, pois essas perdas podem ultrapassar os 2 l/h e a ingestão dessas quantidades não costuma ser aceita pelo trato gastrintestinal. Portanto, o volume de bebida que pode ser tolerado pelo intestino em geral limita o consumo de líquidos e carboidratos. Isso realça a importância de transformar o hábito de "beber durante o exercício" em uma parte do programa de treinamento regular.

A palatabilidade de uma bebida é muito importante, pois estimula o consumo e, conseqüentemente, faz aumentar a ingestão de líquidos e de carboidratos. Além disso, o sabor e o aroma de uma bebida podem influenciar também o ritmo de esvaziamento gástrico. Os sabores e os aromas considerados desagradáveis podem tornar mais lento o esvaziamento gástrico e podem até causar náuseas.

DIRETRIZES PARA A NUTRIÇÃO DURANTE O EXERCÍCIO

1. Durante o exercício intenso com duração >45 min, deve ser ingerida uma bebida que contenha carboidratos. Isso pode melhorar o desempenho por reduzir/retardar a fadiga.
2. Consumir 60 g de carboidrato por hora de exercício. Isso deve ser combinado preferencialmente com líquidos em quantidades relacionados às necessidades determinadas pelas condições ambientais, pelas taxas individuais de transpiração e pela tolerância gastrintestinal.
3. Durante um exercício de <45 min de duração, parece haver pouca necessidade de se consumir carboidrato.
4. O tipo de carboidrato solúvel (glicose, sacarose, polímero da glicose etc.) ingerido não parece fazer muita diferença quando ingerido em quantidades pequenas a moderadas; frutose e galactose são menos efetivas. Entretanto, uma combinação de frutose e glicose pode comportar benefícios fisiológicos. As fontes insolúveis de carboidratos são absorvidas e oxidadas com relativa lentidão e, portanto, não são recomendadas para os eventos de alta intensidade.
5. Os atletas devem consumir bebidas que contenham carboidratos durante todo o período de exercício, em vez de consumirem água durante a parte inicial de uma sessão de exercício seguida por bebidas com carboidratos nos estágios subseqüentes do exercício.
6. Evitar as bebidas que tenham conteúdos extremamente altos de carboidratos (>20%) e aquelas com uma alta osmolalidade (>500 mosmol/kg), porque o fornecimento de líquidos poderá ser prejudicado e poderão ocorrer problemas gastrintestinais.
7. Tentar predizer a perda de líquidos durante os eventos de *endurance* de >90 min. O volume de líquido deve, pelo menos em princípio, ser igual à perda prevista de líquido. Quando se exercitam em um clima quente com baixa umidade, os atletas devem beber mais para repor a perda de suor, e as bebidas podem ser diluídas. Durante os eventos realizados em um clima frio, os atletas necessitam de um menor volume líquido para manter o equilíbrio hídrico mas ainda necessitarão de carboidratos para manter os níveis sangüíneos de glicose, razão pela qual o conteúdo em carboidratos das bebidas pode ser mais concentrado.
8. Os grandes volumes de uma bebida estimulam o esvaziamento gástrico mais que os pequenos volumes. Portanto, nós recomendamos aos atletas ingerirem um volume líquido de 6–8 ml/kg de peso corporal, 3–5 min antes do início para "aprontar" o estômago, seguido por quantidades menores (2–3 ml/kg de peso corporal) a cada ~15–20 min.
9. O volume de líquido que os atletas podem ingerir em geral é limitado. Os atletas devem praticar a ingestão de líquidos enquanto se exercitam, pois o treinamento poderá aumentar o volume que o trato gastrintestinal consegue tolerar.
10. Após beber uma grande quantidade, o estômago pode ter a sensação de estar vazio, o que é desconfortável. Se isso ocorre, poderá ser conveniente comer algum alimento sólido facilmente digerível. Durante as competições longas e de baixa intensidade, poderá ser ingerido um alimento sólido nos estágios iniciais do evento.

11. O conteúdo em fibras e proteínas, as altas concentrações de carboidratos e a osmolalidade elevada estão associados com o surgimento de sintomas gastrintestinais durante o exercício e, assim sendo, devem ser evitados.

Sugestões Acerca das Bananas

A banana é considerada muito rica em magnésio. Seria a banana uma melhor fonte de carboidratos para os atletas (Quadro 15)? A banana é uma fonte popular de carboidrato entre os atletas de *endurance*. Além da água, a banana possui um alto conteúdo de amido. Entretanto, as bananas verdes (casca verde ou amarela com ponta esverdeada) são em grande parte indigeríveis (elas possuem um alto conteúdo de amido resistente). Isso significa que o amido não poderá ser digerido pelas enzimas intestinais e que chegará ao cólon sem ter sido digerido. Subseqüentemente, será fermentado pelas bactérias, resultando na produção de uma quantidade substancial de gases assim como na formação de bioácidos, tais como os ácidos graxos de cadeia curta e o lactato. Durante o exercício, a formação de gases pode acarretar uma flatulência desagradável. Assim sendo, os atletas só devem consumir bananas realmente maduras (amarelas com pequenas manchas escuras) durante o exercício.

NUTRIÇÃO APÓS O EXERCÍCIO

A recuperação rápida é um aspecto extremamente importante do treinamento e das competições freqüentes. Durante os dias repetidos de treinamento pesado, é importante recuperar-se rapidamente, a fim de manter o nível e o volume de treinamento necessários para aprimorar o desempenho. Foi mostrado que algumas medidas dietéticas influenciam profundamente a recuperação. A restauração das reservas musculares de glicogênio e a renovação do equilíbrio hídrico após um treinamento pesado ou uma competição constituem provavelmente os dois fatores mais importantes que determinam o período de tempo necessário para a recuperação. O ritmo com que o glicogênio pode ser formado (sintetizado) depende de vários fatores:

1. A quantidade de carboidrato ingerido
2. O tipo de carboidrato
3. O momento da ingestão do carboidrato após o exercício.

A Quantidade de Carboidrato Ingerido

A quantidade de carboidrato é incontestavelmente o fator mais importante que determina o ritmo de ressíntese do glicogênio. Parece que uma ingestão de 50 g de carboidrato ingerido a cada 2 h duplica o ritmo de ressíntese do glicogênio muscular em comparação com metade dessa quantidade de carboidrato consumida a cada 2 h. Quando eram ingeridos mais de 50 g (100–225 g) no mesmo período, não havia qualquer aumento adicional no armazenamento de glicogênio muscular. Portanto, 50 g de carboidrato a cada 2 h (ou 25 g/h) parecem resultar no ritmo máximo de ressíntese do glicogênio muscular após o exercício. As refeições freqüentes e pequenas não parecem proporcionar qualquer vantagem em comparação com a ingestão de um menor número de grandes refeições.

Curiosamente, o acréscimo de fontes protéicas facilmente digeríveis ao carboidrato pode acelerar ainda mais os ritmos de ressíntese do glicogênio.

O Tipo de Carboidrato

Para garantir a restauração plena das reservas de glicogênio após o exercício, as fontes de carboidrato necessárias terão de ser

Quadro 15 Modificação na composição em carboidratos durante o amadurecimento das bananas

	0 dia	*2 dias*	*4 dias*	*6 dias*	*8 dias*
Aspecto	Verde com um pouquinho de amarelo	Amarelo com um pouquinho de verde	Amarelo	Amarelo com algumas manchas escuras	Amarelo com muitas manchas escuras
Carboidratos (g/100 g)	28	29	28	27	26
Amido resistente (%)	82	41	26	9	3
Açúcares (%)	7	48	63	81	88
Repouso (%)	11	11	11	10	9
Digestibilidade	precária	moderada	boa	boa	muito boa

digeridas e absorvidas facilmente. A velocidade de absorção de cada fonte de carboidrato é refletida em seu índice glicêmico. Nos Quadros 16–18, os alimentos são listados com índices glicêmicos altos, moderados e baixos, respectivamente.

Os alimentos com índices glicêmicos moderados a altos penetram na corrente sangüínea com relativa rapidez, resultando em ritmos semelhantes no armazenamento de glicogênio; os alimentos com um índice glicêmico baixo penetram na corrente sangüínea mais lentamente e resultam em ritmos mais lentos de ressíntese do glicogênio. Portanto, recomenda-se que os alimentos com um baixo índice glicêmico não devem constituir a principal fonte de ingestão de carboidrato após o exercício *quando é necessária uma recuperação rápida.*

Momento da Ingestão de Carboidrato

Durante as primeiras horas após um exercício, a ressíntese do glicogênio prossegue com um ritmo que é ligeiramente mais rápido que aquele observado nas fases subseqüentes. Portanto, quando os tempos de recuperação são necessariamente curtos, a ingestão de carboidrato deverá ocorrer imediatamente após o exercício. Apesar de tal conduta poder maximizar a velocidade de ressíntese do glicogênio na fase inicial da recuperação, o processo completo de armazenamento do glicogênio ainda requer um período de tempo considerável. Dependendo do grau de depleção do glicogênio e do tipo de refeições consumidas, poderão ter de transcorrer 10–36 h para que sejam restauradas as reservas corporais de carboidratos até os níveis pré-exercícios. Portanto, é impossível realizar duas ou mais sessões de tra-

Quadro 16 Alimentos contendo carboidratos com um alto índice glicêmico (alimentos listados à medida que são ingeridos). Quadro adaptado de Pennington. Valores alimentares das porções comumente usadas. Harper & Row editores. 15.ª edição New York

Grupo alimentar	Produto alimentar que fornece 50 g de carboidratos	Tamanho da porção (g ou ml)	Gordura por porção (g)
Cereais	Pão branco	201 g	2
	Pão de farinha integral	120 g	3
	Pão de centeio	104 g	4
	Arroz (grão integral)	196 g	1
	Arroz (branco)	169 g	0,5
Cereais para desjejum	Flocos de milho	59 g	1
	Mistura de nozes picadas, frutas secas e cereais, que se come adicionando-se leite ou iogurte	76 g	6
Biscoito	Biscoitos de trigo integral	76 g	16
Vegetais	Milho verde	219 g	5
	Favas	704 g	4
	Batata (instantânea)	310 g	0,5
	Batata (cozida)	254 g	traços
Fruta	Passas	78 g	traços
	Banana	260 g	1
Açúcares	Glicose	50 g	0
	Maltose	50 g	0
	Mel	67 g	3
	Sacarose	50 g	0
	Melado	63 g	0
Bebidas	Solução com 6% de sacarose	833 ml	0
	Maltodextrina a 7,5% e açúcar	666 ml	0
	Refrigerante 10% carbonatado	500 ml	0
	Maltodextrina a 20%	250 ml	0

Quadro 17 Alimentos contendo carboidratos com um índice glicêmico moderado (alimentos listados à medida que são ingeridos). Quadro adaptado de Pennington. Valores alimentares das porções comumente usadas. Harper & Row editores. 15.ª edição New York

Grupo alimentar	Produto alimentar que fornece 50 g de carboidratos	Tamanho da porção (g ou ml)	Gordura por porção (g)
Cereais	Espaguetes/macarrões	198	1
	Talharins (orientais)	370	14
Cereais para desjejum	Nuggets de farelo de trigo	232	13
	Farinha de aveia	69	1
Biscoitos	Biscoitos de farinha de aveia	79	15
	Pão-de-ló	93	6
Frutas	Uvas (pretas)	323	traços
	Uvas (verdes)	310	traços
	Laranja	420–600	traços

balho extenuante por dia sem depletar as reservas iniciais de glicogênio. Até mesmo quando a ingestão de carboidrato entre as sessões de treinamento ou as competições é alta, os níveis de glicogênio muscular não serão ótimos se a próxima atividade for iniciada dentro de 8–16 h após completar a primeira atividade. O ritmo com que o equilíbrio hídrico pode ser restaurado depende de: (i) a quantidade de líquido consumido; e (ii) a composição do líquido, especialmente o conteúdo de carboidrato-sódio.

Os estudos recentes mostraram que a retenção de líquido após o exercício é de aproximadamente apenas 50% do volume ingerido quando são consumidas bebidas pobres em sódio. Bebidas como as águas potáveis (de torneira) e minerais, e os sucos de frutas possuem um conteúdo de sódio insu-

Quadro 18 Alimentos contendo carboidratos com um índice glicêmico baixo (alimentos listados à medida que são ingeridos). Quadro adaptado de Pennington. Valores alimentares das porções comumente usadas. Harper & Row editores. 15.ª edição New York

Grupo alimentar	Produto alimentar que fornece 50 g de carboidratos	Tamanho da porção (g ou ml)	Gordura por porção (g)
Frutas	Maçãs	400 g	traços
	Molho de maçã	290 g	traços
	Cerejas	420 g	traços
	Tâmaras (secas)	78 g	traços
	Pêssegos	450–550 g	traços
	Ameixas	400–550 g	traços
Legumes	Vagens verdes do feijão	301 g	2
	Lentilhas vermelhas	294 g	2
Açúcares	Frutose	50 g	0
Produtos lácteos	Sorvete	202 g	13
	Leite (integral)	1,1 l	40
	Leite (desnatado)	1,0 l	1
	Iogurte (simples, pobre em gorduras)	800 g	8
	Iogurte (com frutas, pobre em gorduras)	280 g	3
Sopa	Sopa de tomates	734 ml	6

ficiente para funcionarem como líquidos de reidratação efetivos após o exercício. Após o consumo de soluções bem formuladas de carboidratos-eletrólitos contendo 40–80 g de carboidrato e 600–1.200 mg de sódio por litro, a quantidade de líquido ingerido que acaba sendo retida pode ser de até 70–80% do volume ingerido. Com base nesses estudos, pode-se concluir que, para se poder restaurar o equilíbrio hídrico, o volume de bebida consumida após o exercício deve ser consideravelmente maior (150–200%) que a quantidade de água perdida na forma de suor.

Considerações Práticas

Habitualmente, o apetite é suprimido após um exercício extenuante, e existe uma certa preferência por se beber em vez de comer alimentos sólidos. Portanto, deve-se dispor de bebidas que contenham quantidades suficientes (≥6 g/100 ml) de fontes de carboidratos com um alto índice glicêmico.

Se preferir, o atleta pode ingerir também alimentos sólidos ricos em carboidratos e facilmente digeridos, tais como bananas maduras, bolos de arroz ou doces. Quando retorna o desejo pelas refeições normais, deverão ser ingeridos dentro de 24 h cerca de 10g de carboidratos/kg de peso corporal de fontes de carboidratos com um índice glicêmico moderado a alto. Isso pode ser conseguido facilmente consumindo-se alimentos que sejam pobres em gordura. Por razões práticas, uma certa quantidade de carboidratos com um baixo índice glicêmico não pode ser excluída da dieta.

Levando-se em conta que o período de tempo gasto dormindo restringe o número de horas disponíveis para comer, recomenda-se que, antes de deitar, seja ingerida uma quantidade de carboidratos suficiente para suprir os 25 g necessários de carboidrato/hora (por exemplo, 250 g para um período de 10 h).

DIRETRIZES NUTRICIONAIS PÓS-EXERCÍCIO

1. Para maximizar o armazenamento de glicogênio, recomenda-se que, durante as primeiras 2 h após o exercício, sejam ingeridos 100 g de carboidratos na forma de líquidos ou de um alimento sólido ou semi-sólido facilmente digerível. Daí em diante, são recomendados 25 g/h. Um total de aproximadamente 10 g de carboidrato/kg de peso corporal deve ser ingerido em 24 h; preferencialmente, dois terços dessa quantidade devem consistir em alimentos com um alto índice glicêmico.
2. Recomenda-se ingerir fontes de carboidrato com um índice glicêmico moderado a alto (ver Quadros 16–18).
3. O acréscimo de proteína ao carboidrato consumido durante as primeiras horas após o exercício pode estimular os ritmos de recuperação do glicogênio.
4. Não existe qualquer benefício em consumir aminoácidos ou misturas de aminoácidos.
5. O acréscimo de 600–1.200 mg de sódio nas bebidas para reidratação pós-exercício aprimora a retenção de líquidos e a recuperação do equilíbrio hídrico.

APRIMORAMENTOS NO "TREINAMENTO NUTRICIONAL"

1. Os atletas devem considerar suas demandas específicas de energia e de líquidos para o treinamento e a competição e, diante de sua dieta habitual, adotar um padrão de "periodização nutricional" antes dos principais eventos.
2. A periodização nutricional para os eventos de *endurance* e, particularmente, de ultra-*endurance* (>4 h) deve visar ao aumento da contribuição da gordura para o metabolismo energético e, dessa forma, poupar as reservas corporais de carboidratos.
3. Os indivíduos deveriam tentar melhorar seus tempos de desempenho para os eventos de ultra-*endurance* treinando na maior parte do ano com uma "dieta normal adaptada aos desportos". Isso deve ser seguido pela adoção de um período de 7–10 dias com adaptação às gorduras, antes do período final com sobrecarga de carboidratos executado durante os últimos 2–3 dias antes de uma competição.
4. Os efeitos da adaptação a uma dieta rica em gorduras ou à ingestão de triglicerídios de cadeia média, sobre o metabolismo energético e o desempenho durante os eventos de ultra-*endurance*, dependem de uma pesquisa adicional antes de poderem ser feitas recomendações.
5. Os atletas devem praticar "a ingestão de maiores volumes" enquanto se exercitam durante o treinamento, pois isso pode resultar em um aumento substancial na quantidade de líquido que pode ser tolerada durante uma competição intensiva, sem causar problemas gastrintestinais.

FUNDAMENTOS PARA A INGESTÃO DE LÍQUIDOS DURANTE OS DESPORTOS

Momento Apropriado para a Ingestão de Líquidos

Para manter um desempenho ótimo nos desportos, recomenda-se evitar a desidratação causada por: (i) grandes perdas de suor; e (ii) depleção de carboidratos devida ao fracionamento das reservas de carboidratos no organismo para o suprimento de energia. A desidratação pode ser evitada pela ingestão de líquidos em quantidades que se aproximem da quantidade de peso corporal que é perdida durante o exercício. A depleção de carboidrato pode ser retardada ingerindo-se fontes de carboidratos que podem ser usadas para o fornecimento de combustível ao músculo. Isso tornará menos necessário o fracionamento das reservas locais de carboidratos ou permitirá seu reabastecimento no caso de terem sido esgotadas. O principal resultado desse suprimento de líquido combinado com carboidrato será um retardo no surgimento da fadiga e uma melhora global no desempenho.

Graças ao conhecimento dessa informação básica, torna-se fácil compreender que os atletas devem beber líquidos que contenham carboidratos em todas as circunstâncias nas quais a perda de suor e/ou o fracionamento de carboidratos *são significativos e limitam o desempenho*. Em geral, este é o caso em todas as circunstâncias nas quais a intensidade do exercício é alta e a duração do exercício é superior a 45 min. Com uma duração menor, na maioria dos casos as reservas de carboidratos não serão um fator limitante, e a perda de suor não será suficientemente grande para afetar o desempenho ou ameaçar a saúde. Além disso, com um exercício de curta duração, a alta intensidade e a hiperventilação correlata farão com que seja praticamente impossível beber. Um bom exemplo disso é uma corrida de 10 km na pista.

O que é Correto?

Afirma-se com freqüência que as reservas de carboidratos do organismo são suficientes para a realização de um exercício de 90 min. Portanto, não há necessidade de ingerir carboidratos para o exercício de menor duração.

O número de 90 min se baseia mais freqüentemente em duas observações diferentes. A primeira resulta de estudos realizados em atletas de *endurance*. Se, por exemplo, os corredores de longa distância, os ciclistas e os triatletas competem em eventos com duração de várias horas, a intensidade do exercício fará com que o ritmo de fracionamento dos carboidratos não seja máximo. Nesses casos, os sinais de depleção dos carboidratos tornam-se evidentes pela primeira vez após 1,5 h de exercício.

A segunda observação se baseia na quantidade total de carboidrato armazenado no corpo. Nos indivíduos destreinados, essa quantidade é de aproximadamente 400 g. Nos atletas treinados, essa quantidade pode aumentar para cerca de 500 g.

Se tomarmos este último número e multiplicarmos por quatro (o valor calórico para cada grama de carboidrato), teremos 2.000 kcal. Esta quantidade de energia é suficiente para se exercitar por 1,5 h com uma alta intensidade.

Entretanto, aqui está sendo feita uma interpretação imprópria, da fisiologia, pois admite-se que todo o carboidrato armazenado no organismo estará disponível para os músculos que são usados na execução do evento desportivo. Esse não é o caso! Se os músculos das pernas realizam a maior parte do trabalho e as reservas de carboidratos desses músculos acabam sendo depletadas, não é possível trazer o carboidrato, por exemplo, dos músculos dos braços para as pernas. Assim sendo, para o exercício de alta intensidade são as reservas locais de carboidratos musculares que limitam o desempenho. Estudos empreendidos em corredores de meia distância que executam sessões de treinamento intervalado ou corridas ritmadas, assim como os estudos realizados em atletas envolvidos em eventos do tipo intervalado (múltiplos piques), tais como futebol e hóquei no gelo, mostram que o ritmo de fracionamento do glicogênio nos músculos mais ativos pode ser tão alto que sua depleção de carboidratos poderá ocorrer em menos de 45 min. Em um estudo em particular, foi observado que um pique de 30 s reduzia em 25% o conteúdo de glicogênio nos músculos ativos.

Por essa razão, recomenda-se ingerir líquidos que contenham carboidratos para todos os eventos com uma duração superior a 45 min e caracterizados por uma alta intensidade do exercício. Um bom exemplo disso é proporcionado por um estudo escandinavo que mostrou que os jogadores de futebol que ingeriam uma quantidade extra de carboidratos jogavam muito melhor, quando avaliados pela distância total percorrida e pela quantidade de trabalho de velocidade realizado na segunda metade de uma competição.

Qual é a Composição Ótima de uma Bebida para o Desporto?

Se tomamos a informação apresentada como um ponto de partida, poderemos dizer que qualquer bebida ingerida para aprimorar o desempenho deve fornecer líquidos e carboidratos à circulação e às células, com um ritmo elevado. Isso somente poderá ser conseguido quando a bebida passa pelo estômago e acaba sendo absorvida no intestino com um ritmo acelerado. Deve-se reconhecer que a simples ingestão não garante que a bebida se tornará disponível para o organismo. O estômago é um tipo de tanque-reservatório. Depois que o líquido chega ao intestino, primeiro deverá ser absorvido para que possa circular através do organismo e alcançar as células musculares. Assim sendo, a composição ótima de uma bebida é determinada pelos fatores que afetam o ritmo de esvaziamento gástrico assim como a velocidade de absorção. Esses fatores são especialmente o conteúdo de carboidrato/energia, o conteúdo mineral e a osmolaridade da bebida.

O Que Significa Osmolaridade?

Osmolaridade é uma medida da pressão osmótica exercida por um líquido através de uma membrana biológica. Se duas soluções possuem a mesma pressão osmótica efetiva, essas soluções são consideradas isotônicas. Se duas soluções diferem em sua pressão osmótica, aquela com uma pressão osmótica mais alta é considerada hipertônica, em comparação com a solução de osmolaridade mais baixa. A última é considerada hipotônica.

A osmolaridade é determinada em geral pelo número de partículas osmoticamente ativas que estão "em solução", ou dissolvidas. A osmolaridade pode ser medida em um laboratório por um método denominado depressão de um ponto de congelamento. Mais partículas "em solução" dão origem a um período de tempo mais longo necessário para alcançar o ponto de congelamento e, portanto, a um valor osmótico mais alto.

Em um sistema biológico, a osmolaridade influencia a maneira pela qual um líquido se deslocará de um compartimento para o outro. Por exemplo, no intestino ocorre sempre um deslocamento do líquido em duas direções. Uma, denominada absorção, é da luz intestinal para as células intestinais e, a seguir, para o interior do sangue. A outra, do sangue e das células intestinais para a luz intestinal, é denominada secreção. Enquanto a absorção for maior que a secreção, haverá uma absorção bruta. Entretanto, quando a secreção for maior que a absorção, haverá secreção bruta. Esta última ocorre nas doenças ou nos distúrbios que resultam em diarréia.

Sabe-se que os líquidos hipertônicos fazem aumentar a secreção. Assim sendo, os líquidos hipertônicos reduzem o ritmo de absorção bruta dos líquidos. Portanto, as bebidas hipertônicas não devem ser fornecidas em uma situação na qual é necessário um alto ritmo de captação dos líquidos. Lamentavelmente, existem muitos fabricantes de bebidas que não mencionam a osmolaridade no rótulo do produto. Muitas das bebidas refrescantes consumidas comumente, tais como os sucos de frutas e os refrigerantes, possuem uma osmolaridade superior a 600 mosmol/kg.

Que Composição da Bebida Resulta em uma Disponibilidade Rápida do Líquido?

As bebidas que contêm 40–80 g de carboidratos por litro e possuem uma osmolaridade inferior a 400 mosmol/kg preferencialmente hipotônicas em geral se revelaram efetivas para eventos desportivos, em termos de um suprimento rápido de líquido. O ritmo com que o carboidrato ingerido durante o exercício pode ser usado pelo organismo é de aproximadamente 0,5–1,1 g/min, dependendo da intensidade do exercício e do grau de depleção de carboidrato no corpo. A quantidade máxima de líquido que pode ser consumida nos eventos de *endurance* é de aproximadamente 400–800 ml/h, dependendo do tamanho corporal do indivíduo e dos tipos de evento de *endurance*. Conseqüentemente, a fim de se conseguir uma combinação efetiva dos carboidratos com a água, recomenda-se ingerir bebidas que contenham 40–80 g de carboidrato por litro para que seja obtido um suprimento suficiente de carboidratos.

O Que Consumir Quando a Disponibilidade Rápida de Líquido não é Importante?

É desnecessário consumir uma grande quantidade de líquido quando, apesar da alta intensidade do exercício, a perda de suor é pequena como, por exemplo, quando o ar frio que circunda o atleta acarreta um esfriamento significativo do corpo. Em tal condição, é óbvio que a desidratação será pequena e não limitará o desempenho. Nesse caso, o principal fator limitante será a disponibilidade de carboidratos. Relembrando a utilização pelo corpo dos carboidratos orais, como abordado anteriormente, com um valor médio de aproximadamente 0,8 g/min, o atleta deverá ingerir uma quantidade suficiente de líquido que contém carboidratos, para satisfazer essa necessidade.

A fim de evitar o consumo excessivo de líquido e a conseqüente necessidade de urinar durante o exercício, o atleta é aconselhado a consumir uma bebida mais concentrada, isto é, que contenha cerca de 130–150 g/l. Essa bebida rica em energia pode possuir uma baixa osmolaridade quando o carboidrato usado é de natureza complexa, como as maltodextrinas (polímeros da glicose) ou o amido passível de dispersão. Com base no alto conteúdo de carboidratos/energia, essa bebida atravessará o estômago mais lentamente que uma bebida menos concentrada. Isso reduzirá o fornecimento de líquido ao intestino, resultando num ritmo mais lento de absorção do líquido e de sua transferência para a circulação. Entretanto, isso não preocupa, pois a disponibilidade de líquido não constitui um fator limitante nessa situação. É muito mais importante que o fornecimento de carboidrato ao intestino seja aumentado, resultando em uma absorção maior de carboidrato. Isso influenciará profundamente a disponibilidade de carboidratos e, portanto, poderá afetar o desempenho.

Ao consumir bebidas mais concentradas, o atleta pode reduzir a ingestão de líquidos para 300–500 ml/h sem comprometer a ingestão de carboidratos até um nível inferior a 0,8 g/min. À semelhança das bebidas para reposição de líquidos/energia, as bebidas para carboidratos/energia não devem ser de alta osmolaridade, isto é, não devem possuir > 400 mOsm/kg, preferencialmente hipotônicas a isotônicas.

Qual é a Melhor Temperatura da Bebida?

Quando a competição é realizada em condições ambientais quentes, é preferível consumir bebidas frias. Em geral, as pessoas gostam mais de bebidas frias, pois possuem um melhor paladar. Alguns atletas gostam de bebidas muito frias, isto é, a 5–10°C. Quanto mais fria for a bebida, mais calor removerá do corpo. Entretanto, a tolerância para consumir bebidas frias, especialmente em maiores quantidades, sem acarretar um distúrbio gastrintestinal, é diferente para cada indivíduo. Portanto, recomenda-se enfaticamente encontrar a temperatura mais apropriada da bebida nas sessões de treinamento. Um estudo mais antigo indicou que as bebidas frias atravessam o estômago com um ritmo mais alto que as bebidas quentes. No entanto, a pesquisa mais recente mostrou que isso não ocorre. Será que as bebidas a serem ingeridas durante o exercício em um clima frio podem ser aquecidas? A resposta a essa pergunta é sim! Desde que as bebidas aquecidas (a uma temperatura na qual a bebida possa ser consumida rapidamente) não retardem o esvaziamento gástrico, não afetem negativamente a termorregulação e possam trazer um benefício psicológico em um atleta fatigado em um clima frio, recomenda-se que as bebidas sejam aquecidas se os atletas assim o desejarem.

As Mulheres Precisam Beber mais que os Homens?

Não! Em geral as mulheres perdem menos suor que os homens. Admite-se que isso se deve a uma transpiração mais moderada. Um fator adicional é que as mulheres simplesmente possuem um menor peso corporal que a maioria dos homens, produzindo menos suor com a mesma carga de trabalho absoluta. As mulheres devem beber o suficiente para compensar suas perdas através do suor, tendo em mente que essas perdas são menores que nos homens. A melhor maneira de identificar as necessidades individuais de líquidos consiste em determinar com freqüência o peso corporal antes e após o exercício e fazer as correções necessárias para a ingestão de líquidos. Qualquer redução do peso corporal >1 kg significa um déficit real de líquido.

Como Beber Durante uma Competição de Futebol

Não é permitido consumir bebidas durante uma partida de futebol. Conhecendo os efeitos da desidratação sobre a função corporal e o desempenho, isso pode parecer estranho. Até agora a FIFA não estabeleceu regulamentos adequados acerca da ingestão de líquidos. Portanto, recomenda-se que sejam consumidos 300–500 ml imediatamente antes do início de uma competição e, a seguir, que se beba nos momentos em que o árbitro permite a ingestão de líquidos, apesar dos regulamentos oficiais. Durante o intervalo, os jogadores devem consumir novamente 300–500 ml.

Nas condições ambientais quentes, a bebida deve ser pobre em carboidratos (60–80 g/l). Nas condições ambientais frias, recomenda-se consumir uma bebida com carboidratos/energia em menores quantidades (200–300 ml). Essa bebida pode ser quente.

Um Esboço Resumido do Metabolismo 13

GLICOGÊNIO

O glicogênio é um polímero da glicose. É a forma de armazenamento da glicose no músculo e fígado humanos, aproximadamente comparável ao armazenamento da glicose nos amidos vegetais, tais como batata, arroz, cereais e banana. O glicogênio é sintetizado ou desintegrado por diferentes enzimas dentro do citoplasma. Quando é sintetizado, a glicose é fosforilada para glicose-1-fosfato. A glicose-1-fosfato é transformada em difosfato de uridina (UDP)-glicose, que se acumula dentro do glicogênio graças à ação da enzima glicogênio-sintetase. Quando a quantidade de glicose é insuficiente, o glicogênio é fracionado pela ação da enzima glicogênio fosforilase. O glicogênio é sintetizado principalmente nos períodos em que a quantidade de glicose presente nas células ultrapassa a quantidade necessária para a produção de energia. O metabolismo do glicogênio no fígado regula o nível sangüíneo de glicose. Após as refeições, a glicose e a frutose são captadas pelo fígado, resultando em armazenamento de glicogênio hepático. Durante a noite ou durante o jejum, o glicogênio hepático será desintegrado a fim de manter um nível sangüíneo normal de glicose. O glicogênio muscular destina-se principalmente a funcionar como uma fonte rápida de energia, que se tornará disponível em uma situação de trabalho muscular súbito e intensivo.

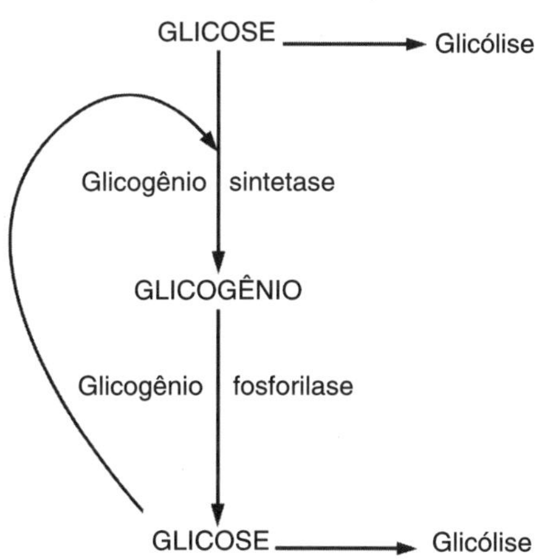

Fig. 49

METABOLISMO DO GLICOGÊNIO E DA GLICOSE

A síntese ou a degradação do glicogênio no fígado e no músculo é regulada por muitos fatores. Normalmente a síntese ocorrerá se o suprimento de "unidades formadoras" de glicose ultrapassa a necessidade de glicose para a produção de energia, isto é, se a quantidade de glicose dentro da célula aumenta. Esta situação é observada após as refeições, quando durante um estado de relaxamento físico a digestão e a absorção de carboidrato resultam em maiores níveis sangüíneos de glicose em um meio ambiente hormonal que favorece a síntese. Assim sendo, a insulina será alta enquanto o glucagon e os hormônios do estresse serão baixos. Nesta situação, as células captarão glicose e a enzima glicogênio sintetase será ativada (+), enquanto a glicogênio fosforilase será inibida (−).

No caso de necessidade rápida de energia, inúmeros sinais do sistema nervoso central e de origem hormonal acarretarão um aumento nos hormônios do estresse e no glucagon e uma redução na insulina. A enzima glicogênio sintetase será inibida (−) e a enzima responsável pela degradação de glicogênio fosforilase será ativada (+), resultando na liberação da glicose-1-fosfato a partir do reservatório de glicogênio.

Quando utilizada na produção de energia, a glicose penetra na via glicolítica, na qual é convertida para piruvato em um processo com inúmeras etapas. Dependendo da necessidade quantitativa de energia, o piruvato é convertido essencialmente em ácido lático, que é o caso durante uma estimulação intensiva da glicólise, como acontece durante

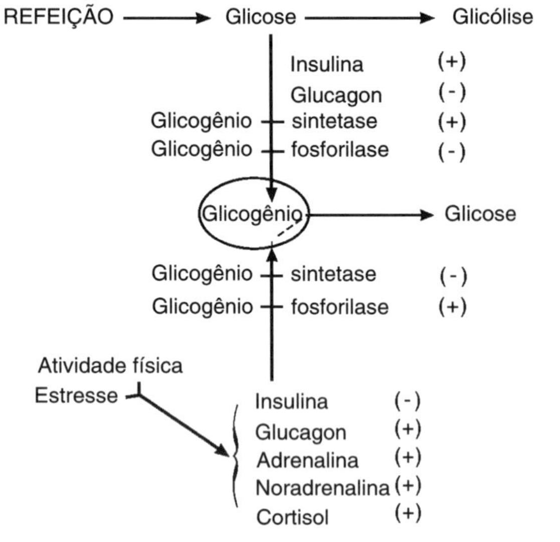

Fig. 50

as atividades desportivas supramáximas (0,5-3 min de duração), ou então o piruvato é captado na via energética oxidativa, o ciclo do ácido cítrico (de Krebs), que ocorre principalmente durante os eventos de *endurance*. A via de glicose → ácido lático é reversível, o que significa que um alto conteúdo de ácido lático no sangue após uma atividade desportiva intensiva poderá ser reduzido pela conversão do lactato novamente para glicose. Isso ocorre através de uma via metabólica diferente denominada gliconeogênese. O lactato também pode ser oxidado ou transformado em gordura. Durante a conversão de glicose para lactato, são produzidos dois moles de trifosfato de adenosina (ATP) para cada mol de glicose. Durante a oxidação completa da glicose dentro do ciclo do ácido cítrico, o piruvato é transformado em água e dióxido de carbono e será produzido um total de 36 moles de ATP.

TECIDO ADIPOSO/TRIACILGLICEROL

Os ácidos graxos são armazenados no organismo como triacilgliceróis (triglicerídios) nas células adiposas que constituem o tecido adiposo. A gordura também é armazenada no tecido muscular na forma de triglicerídio, presente em pequenas gotículas intramusculares de gordura. Após uma refeição, a gordura é absorvida e circula no sangue como triglicerídios na forma de partículas lipídicas circulantes (HDL, VLDL, LDL, quilomícrons) ou como ácidos graxos livres acoplados à albumina, denominados ácidos graxos não-esterificados (NEFA, de *non-esterified fatty acids*). Como acontece com o glicogênio, a síntese da gordura ou sua degradação dependem da concentração dos "blocos formadores", neste caso os ácidos graxos. Essa concentração é determinada principalmente pela captação dos ácidos graxos livres nos triacilgliceróis e a partir deles, e de sua velocidade de utilização para o metabolismo energético.

Assim sendo, quando a produção de energia é baixa, o suprimento de ácidos graxos após uma refeição acarretará um aumento na concentração de ácidos graxos dentro da célula. Isso estimulará a esterificação, e a quantidade de triacilglicerol dentro da célula adiposa aumentará. Esse processo é mediado por um grande número de interações, nas quais as influências hormonais e neurais desempenham um papel significativo. No caso de uma demanda maior de energia, os ácidos graxos serão usados na produção de energia. Isso resultará em uma queda na concentração dos ácidos graxos, o que estimulará o fracionamento dos triacilgliceróis e sua transformação em glicerol e ácidos graxos livres como mecanismo de compensação.

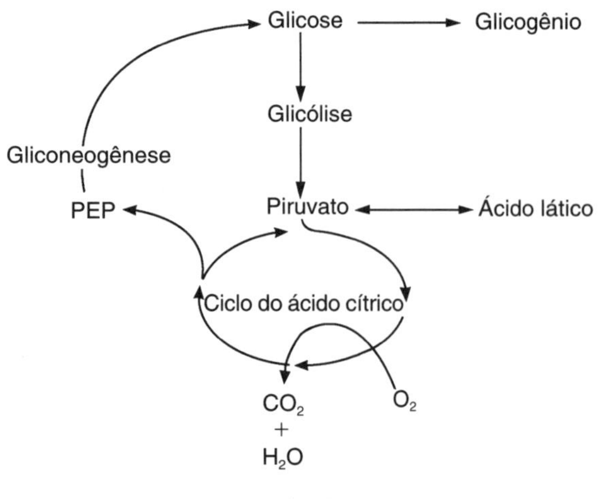

Fig. 51

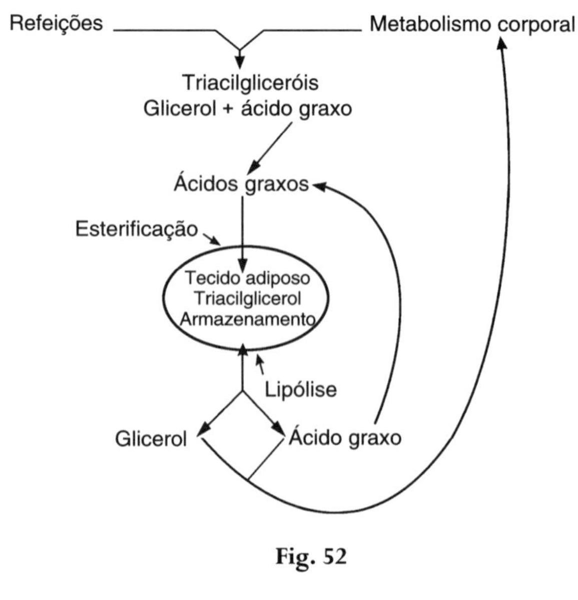

Fig. 52

METABOLISMO DOS TRIACILGLICERÓIS

O processo de fixação dos ácidos graxos (esterificação) na forma de triglicerídio e de sua liberação é denominado ciclo do triglicerídio/ácido graxo. A atividade desse ciclo é determinada pela necessidade metabólica de ácidos graxos para a produção de energia e pelo suprimento de ácidos graxos a partir de fontes externas. O glicerol necessário para a esterificação deriva da glicólise.

METABOLISMO DOS ÁCIDOS GRAXOS

Os ácidos graxos livres são metabolizados pelo metabolismo aeróbico dentro do ciclo do ácido cítrico.

Para essa cadeia de etapas metabólicas, os ácidos graxos são transformados em acil-CoA gordurosa. Esta pode penetrar no ciclo de Krebs, onde será transformada em acetil coenzima A. Quando a oxidação da gordura é alta, observa-se uma produção maior de acetil-CoA, que será transformada em citrato — o primeiro intermediário no ciclo do ácido cítrico. Sabe-se que a acetil-CoA inibe a conversão do piruvato para acetil-CoA. Além disso, o citrato inibirá a glicólise. Assim sendo, a maior oxidação de ácidos graxos inibe tanto o ritmo da glicólise quanto a primeira etapa de conversão do piruvato no ciclo do ácido cítrico. Como resultado, a oxidação total dos carboidratos será reduzida.

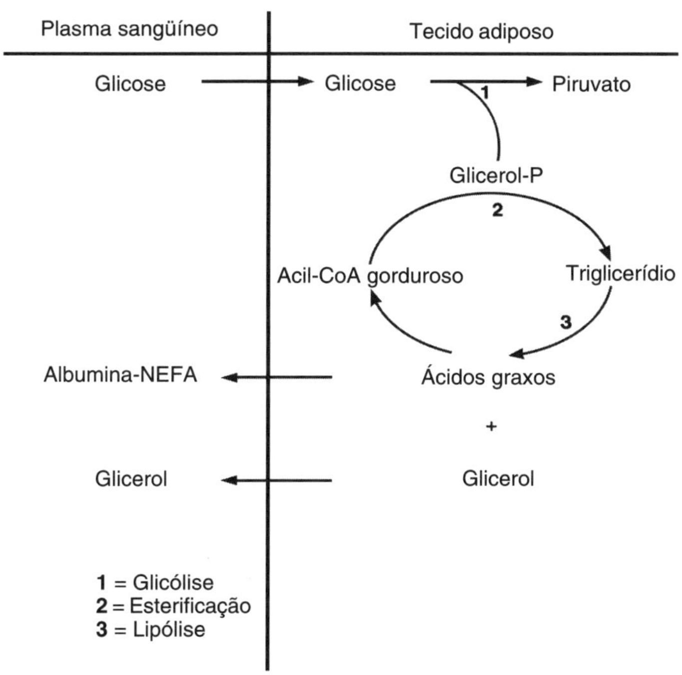

Fig. 53

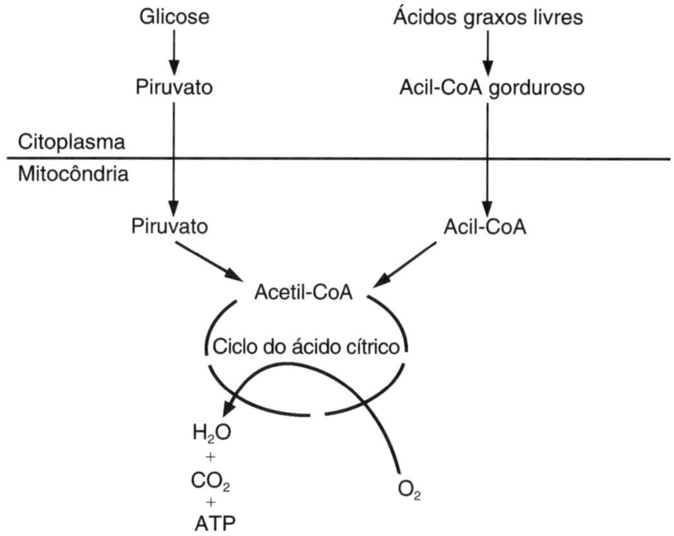

Fig. 54

Inversamente, o maior metabolismo dos carboidratos, por exemplo, após a ingestão de carboidratos orais, inibe a lipólise, reduz a disponibilidade de ácidos graxos e, portanto, sua oxidação. No metabolismo do exercício, esses processos de utilização dos carboidratos e das gorduras estão intimamente acoplados e são controlados por mecanismos neurais e hormonais. Eles podem ser influenciados pelo suprimento exógeno tanto de carboidratos quanto de gorduras, ou por substâncias que estimulam o metabolismo desses substratos.

PROTEÍNA

Toda a proteína no corpo é proteína *funcional*. Nós não temos uma reserva de proteína, como acontece com os carboidratos na forma de glicogênio ou com a gordura armazenada como triacilglicerol no tecido adiposo.

A quantidade de proteína funcional depende da função do órgão. O funcionamento aumentado, por exemplo, os estímulos do treinamento regular para o coração ou o músculo esquelético, resultará em acúmulo de mais proteína contrátil. Como resultado, o músculo se hipertrofia. Uma demanda metabólica maior dará origem a um maior número de enzimas e de mitocôndrias, etc.

Os aminoácidos são os blocos estruturais da proteína. O corpo não pode produzir aminoácidos essenciais. Portanto, são necessárias fontes apropriadas de proteínas para suprir esses aminoácidos. Os períodos de crescimento acelerado se caracterizam por uma síntese protéica maior e os períodos de enfermidade ou de inatividade são marcados por uma degradação maior das proteínas. Em ambos os casos, aumenta a quanti-

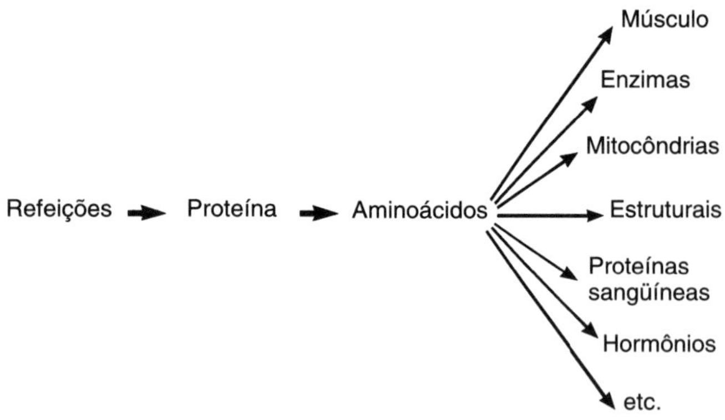

Fig. 55

dade necessária de aminoácidos e de nitrogênio. Portanto, uma ingestão diária apropriada de proteína é a chave para a manutenção do equilíbrio (balanço) nitrogenado.

METABOLISMO DA PROTEÍNA

As substâncias necessárias para a síntese protéica ou que resultam do fracionamento das proteínas são os aminoácidos, que formam um reservatório funcional e metabolicamente disponível de nitrogênio no sangue e nos líquidos corporais. A proteína que é fracionada, isto é, a proteína fornecida com as refeições ou existente dentro do próprio corpo, resulta em um suprimento de aminoácidos para o interior desse reservatório. Com o suprimento apropriado de aminoácido, logo após uma refeição, a síntese protéica poderá ser acelerada em virtude da combinação de alta concentração de insulina e suprimento apropriado de aminoácidos. Os aminoácidos que não são usados na síntese protéica serão oxidados ou transformados em carboidratos e gordura. O resultado desse processo é que a concentração de aminoácidos no sangue e nos líquidos teciduais é mantida dentro de uma estreita variação.

OXIDAÇÃO DOS AMINOÁCIDOS

A estratégia geral da degradação de aminoácidos consiste em produzir intermediários metabólicos que possam ser transformados em glicose e gordura, e que possam ser oxidados no ciclo do ácido cítrico (de Krebs). A maior parte dos aminoácidos é oxidada dentro do fígado e alguns deles — os aminoácidos de cadeia ramificada — também no músculo.

A oxidação dos aminoácidos ocorre nas mitocôndrias e aumenta sempre nos períodos de exercício físico. Essa oxidação aumentará quando a disponibilidade de carboidratos para os processos energéticos torna-se limitada, como acontece na depleção de glicogênio hepático. A evidência disponível sugere que, em tais circunstâncias, será necessária uma demanda maior de aminoácidos, de 1,2 a 1,8 g/kg de peso corporal, para manter o equilíbrio (balanço) nitrogenado, para os atletas de *endurance*.

METABOLISMO ENERGÉTICO

Durante o estágio inicial do exercício físico súbito, a quantidade extra de energia necessária é produzida principalmen-

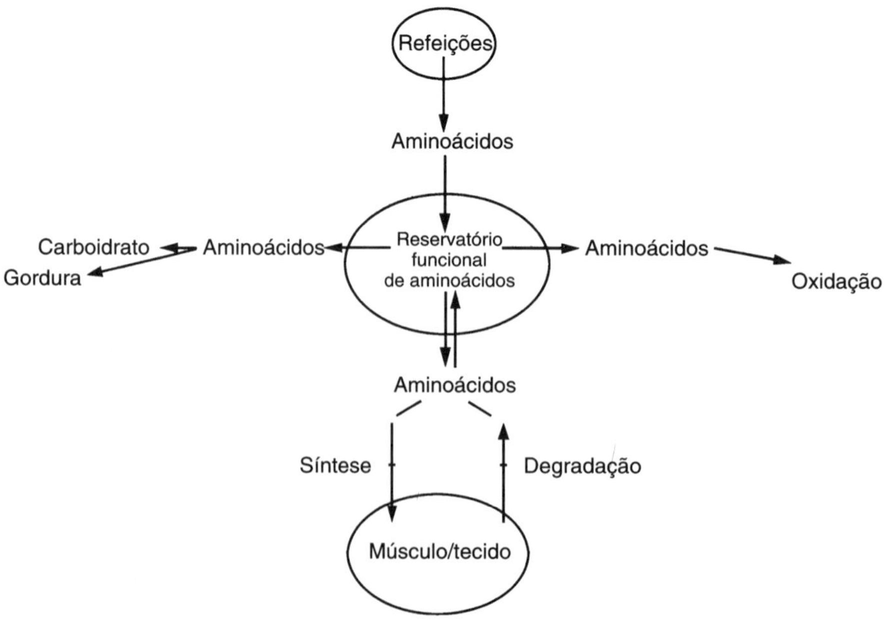

Fig. 56

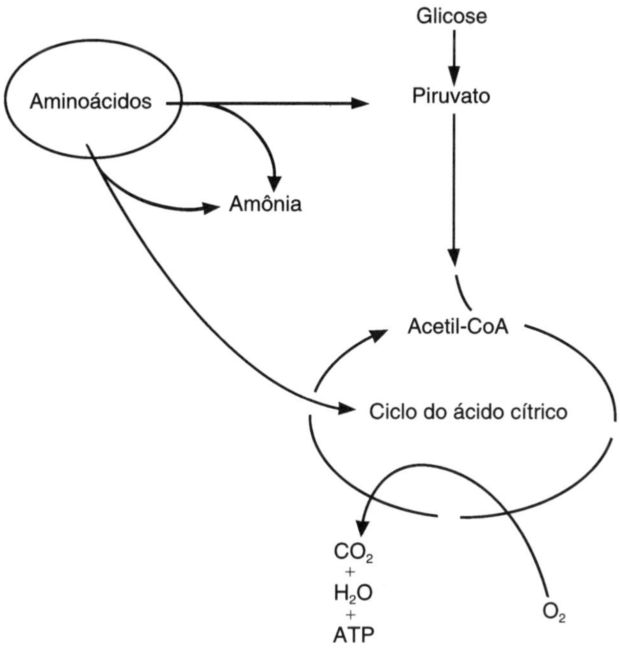

Fig. 57

te pelo fracionamento do glicogênio muscular para lactato. A glicose sangüínea não contribui substancialmente durante os primeiros minutos do exercício. O lactato formado é lançado na corrente sangüínea e será captado pelo fígado, pelo coração e pelo tecido muscular não-ativo, onde será oxidado ou ressintetizado para glicose. Em um estágio subseqüente, quando a produção de glicose pelo fígado passa a ser significativa, o músculo utilizará cada vez mais a glicose sangüínea para a produção de energia. Nesse estágio, a glicogenólise do fígado terá de aumentar.

Além disso, a lipólise nas células adiposas — no início um processo que aumenta gradualmente — terá dado origem a altos níveis sangüíneos de ácidos graxos, graças aos quais a contribuição dos ácidos graxos para a produção de energia aumenta. Os ácidos graxos são oxidados cada vez mais no músculo e no fígado. Os corpos cetônicos, que resultam da oxidação incompleta da gordura no fígado, são captados no corpo pelo coração e pelos músculos para sua oxidação final.

Com um estresse metabólico cada vez maior, especialmente nas condições com depleção de carboidratos, a síntese da proteína pode ser reduzida e a degradação dos aminoácidos aumenta. A degradação dos aminoácidos nos músculos e no fígado resulta finalmente na produção de uréia, que será excretada com a urina e o suor. Os esqueletos de carbono dos aminoácidos penetrarão no ciclo do ácido cítrico no fígado, onde serão usados para a gliconeogênese, e nos músculos, onde serão oxidados.

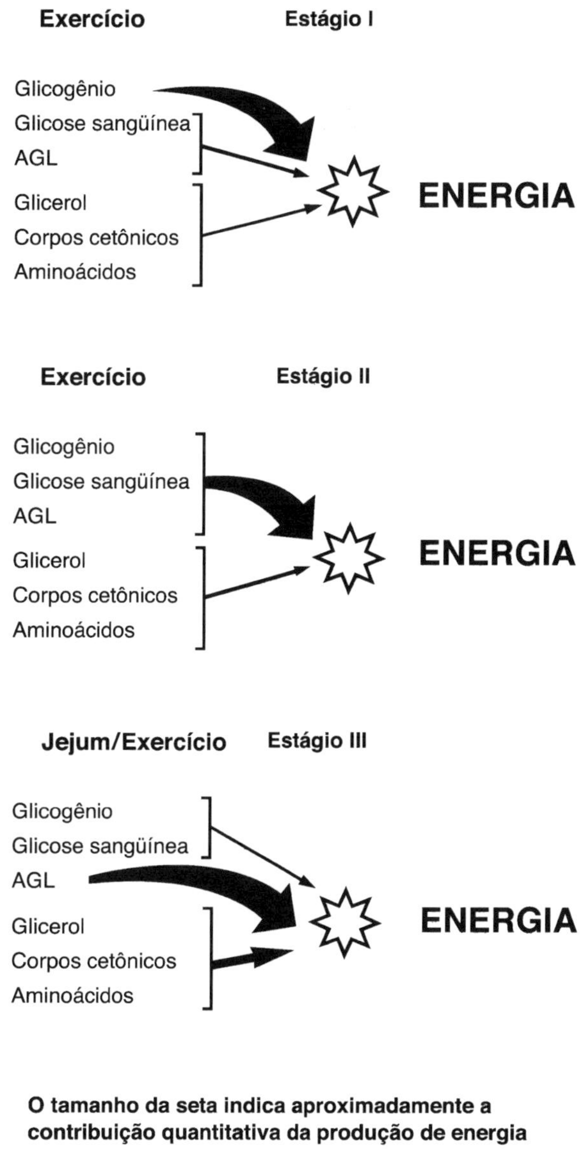

Fig. 58

Com o exercício contínuo e também durante o jejum, as reservas de carboidratos endógenos no fígado e nos músculos serão depletadas. Se nenhuma glicose fosse produzida a partir dos precursores gliconeogênicos no fígado e no rim, o nível sangüíneo de glicose sofreria uma queda acentuada. Os precursores gliconeogênicos são os aminoácidos, o glicerol e o lactato. Ao mesmo tempo, a oxidação das gorduras será maximizada, resultando em menor necessidade de carboidratos. Os corpos cetônicos, que resultam do metabolismo no fígado, serão metabolizados pelo coração, pelos músculos e, com um jejum prolongado, também no cérebro. Nessas circunstâncias, a capacidade de realizar um trabalho máximo cairá para aproximadamente 50%, por causa da falta de carboidratos.

Referências

1 Ahlborg G., Felig P., Hagenfeldt L., *et al*. Substrate turnover during prolonged exercise in man. *J Clin Lab Invest* 1974; **53**: 1080–1090

2 Alhadeff L., Gualtieri T., Lipton M. Toxic effects of water-soluble vitamins. *Nut Revs* 1984; **2**: 33–40

3 Anderson R.A., Polansky M.M., Bryden N.A. *et al*. Strenuous exercise may increase dietary needs for chromium and zinc. In Katch F.I. (ed.). *Sport, Health and Nutrition*. 1984 Olympic Sci Cong Proc, Vol. 2. Champaign, Human Kinetics Publishers, 1986, pp 83–88

4 Anderson R.A., Polanski M.M., Bryden A. *et al*. Trace minerals and exercise: in Terjung R., Horton E.S. (eds). *Exercise, Nutrition and Energy Metabolism*. New York, Macmillan, 1988, pp 180–195

5 Anderson R.A. New insights on the trace elements, chromium, copper and zinc, and exercise. In: Brouns F., Saris W.H.M., Newsholme E.A. (eds). *Advances in Nutrition and Top Sport. Med Sport Sci* 1991; **32**: 38–58, Karger, Basel

6 Armstrong R.B. Muscle damage and endurance events. *Sports Med* 1986; 3: 370–381

7 Auclair E., Sabatin P., Servan E., Guezennec C.Y. Metabolic effects of glucose, medium chain triglyceride and long chain triglyceride feeding before prolonged exercise in rats. *Eur J Appl Physiol* 1988; **57**: 126–131

8 Banister E.W., Cameron B.J. Exercise-induced hyperammonemia: peripheral and central effects. *Int J Sports Med* 1990; **11**(suppl 2): S129-S142

9 Barr S.I. Women, nutrition and exercise: a review of athletes' intakes and a discussion of energy balance in active women. *Prog Food Nutri Sci* 1987; **11**: 307–361

10 Beek van der E.J., Dokkum van W., Schrijver J. Marginal vitamin intake and physical performance in man. *Int J Sports Med* 1984; 5: 28–31

11 Beek van der E.J. Vitamins and endurance training: food for running or faddish claims? *Sports Med* 1985; **2**: 175–197

12 Beek van der E.J., Dokkum van W., Schrijver J. Controlled vitamin C restriction and physical performance in volunteers. *J Am Coll Nutr* 1990; **9**(4): 332–339

13 Beek van der E.J. Vitamin supplementation and physical exercise performance. *J Sports Sci* 1991; **9**: 77–89

14 Bendich A. Exercise and free radicals: effects of antioxidant vitamins. In: *Advances in Nutrition and Top Sport*. Brouns F., Saris W.H.M., Newsholme E.A. (eds). *Med Sport Sci* 1991; **32**: 59–78, Karger, Basel

15 Bergström J., Hultman E. The effect of exercise on muscle glycogen and electrolytes in normals. *Scand J Clin Lab Invest* 1966; **18**: 16–20

16 Bergström J., Hultman E. A study of the glycogen metabolism during exercise in man. *Scand J Clin Lab Invest* 1967; **19**: 218–228

17 Bergström J., Hultman E. Synthesis of muscle glycogen in man after glucose and fructose infusion. *Acta Med Scand* 1967; **182**: 93–107

18 Bergström J., Fürst P., Holström B. *et al*. Influence of injury and nutrition on muscle water and electrolytes. *Ann Surg* 1981; **193**: 810–816

19 Bjorntorp P. Importance of fat as a support nutrient for energy: metabolism of athletes. *J Sports Sci* 1991; **9**: 71–76

20 Boje O. Doping: a study of the means employed to raise the level of performance in sport. *League of Nations Bulletin of the Health Organization* 1939; **8**: 439–469

21 Braun B., Clarkson P., Freedson P. *et al*. The effect of coenzyme Q10 supplementation on exercise performance, VO_2max, and lipid peroxidation in trained cyclists. *Int J Sport Nutr* 1991; 1: 353–365.

22 Bremer J., Osmundsen H. Fatty acid oxidation and its regulation. In: Numa S.

(ed.): *Fatty Acid Metabolism and its Regulation.* Amsterdam, Elsevier, 1984, pp 113–154

23 Brouns F., Saris W.H.M., ten Hoor F. Dietary problems in the case of strenuous exercise: Part 1—A literature review, Part 2—The athletes diet: nutrient dense enough? *J Sports Med Phys Fitness* 1986; **26**: 306–319

24 Brouns F., Saris W.H.M., Rehrer N.J. Abdominal complaints and gastrointestinal function during long-lasting exercise. *Int J Sports Med* 1987; **8**: 175–189

25 Brouns F., Saris W.H.M., Beckers E. *et al.* Metabolic changes induced by sustained exhaustive cycling and diet manipulation. *Int J Sports Med* 1989; **10**(suppl 1): S49–S62

26 Brouns F., Rehrer N.J., Saris W.H.M. *et al.* Effect of carbohydrate intake during warming-up on the regulation of blood glucose during exercise. *Int J Sports Med* 1989; **10**(suppl 1): S68–S75

27 Brouns F., Rehrer N.J., Beckers E. *et al.* Reaktive Hypoglykämie. *Deutsche Zeitschr Sportmed* 1991; **42**(5): 188–200

28 Brouns F., Saris W.H.M. How vitamins affect performance. *J Sports Med Phys Fitness* 1989; 4: 400–404

29 Brouns F., Beckers E., Wagenmakers A.J.M., Saris W.H.M. Ammonia accumulation during highly intensive long-lasting cycling: individual observations. *Int J Sports Med* 1990; **11** (suppl 2): S78–S84

30 Brouns F. Gastrointestinal symptoms in athletes: physiological and nutritional aspects. In: *Advances in Nutrition and Top Sport.* Brouns F., Saris W.H.M., Newsholme E.A. (eds). *Med Sport Sci* 1991; **32**: 166–199, Karger, Basel

31 Brouns F. Etiology of gastrointestinal disturbances during endurance events. *Scand J Med Sci Sports* 1991; **1**: 66–77

32 Brouns F. Heat—sweat—dehydration—rehydration: a praxis oriented approach. *J Sports Sci* 1991; **9**: 143–152

33 Bucci L., Hickson J., Pivarnik J. *et al.* Growth hormone release in bodybuilders after oral ornithine administration. *FASEB Journal* 1990; **4**: A397 (abstract)

34 Bucci L. Nutritional ergogenic aids. In: Hickson J., Wolinsky I. (eds). CRC Press, Boca Raton, FL, 1989

35 Campbell W.W., Anderson R.A. Effects of aerobic exercise and training on the trace minerals, chromium, zinc and copper. *Sports Med* 1987; **4**: 9–18

36 Chandler J., Hawkins J. The effect of bee pollen on physiological performance. *Int J Biosoc Med Res* 1984; **6**: 107–114

37 Clarkson P.M. Minerals: exercise performance and supplementation in athletes. *J Sports Sci* 1991; **9**: 91–116

38 Clement D.B., Sawchuk I.L. Iron status and sports performance. *Sports Med* 1984; **1**: 65–74

39 Costill D.L. Carbohydrates for exercise: dietary demands for optimal performance. *Int J Sports Med* 1988; **9**: 1–18

40 Costill D.L. Gastric emptying of fluids during exercise. In: Gisolfi C.V., Lamb D.R. (eds). *Perspectives in Exercise Science and Sports Medicine, Vol. 3, Fluid Homeostatis During Exercise.* Benchmark Press, Carmel, Indiana, 1990, pp 97–127

41 Couzy F., Lafargue P., Guezennec C.Y. Zinc metabolism in the athlete: influence of training, nutrition and other factors. *Int J Sports Med* 1990; **11**: 263–266

42 Coyle E.F., Hamilton M. Fluid replacement during exercise: effects on physiological homeostasis and performance. In: Gisolfi C.V., Lamb D.R. (eds). *Perspectives in Exercise Science and Sports Medicine, Vol. 3, Fluid Homeostatis During Exercise.* Benchmark Press, Carmel, Indiana, 1990, pp 281–308

43 Coyle E.F., Coggan A.R. Effectiveness of carbohydrate feeding in delaying fatigue during prolonged exercise. *Sports Med* 1984; **1**: 446–458

44 Coyle E.F. Carbohydrate feedings: effects on metabolism, performance and recovery. In: *Advances in Nutrition and Top Sport.* Brouns F., Saris W.H.M., Newsholme E.A. (eds). *Med Sport Sci* 1991; **32**: 1–14, Karger, Basel

45 Coyle E.F. Timing and method of increased carbohydrate intake to cope with heavy training, competition and recovery. *J Sports Sci* 1991; **9**: 29–52

46 Corley G., Demarest-Litchford M., Bazzarre T.L. Nutrition knowledge and dietary practices of college coaches. *Am Diet Assoc* 1990; **90**: 705–709

47 Crapo P.A. Simple versus complex carbohydrate use in the diabetic diet. *Ann Rev Nutr* 1985; 5: 95–114

48 Décombaz J., Arnaud M.J., Milon H. *et al.* Energy metabolism of medium chain triglycerides versus carbohydrates during exercise. *Eur J Appl Physiol* 1983; **52**: 9–14

49 Décombaz J., Sartori D., Arnaud M.J. *et al*. Oxidation and metabolic effects of fructose and glucose ingested before exercise. *Int J Sports Med* 1985; **6**: 282–286

50 Décombaz J., Gmuender B., Sierro G., Cerretelli P. Muscle carnitine after strenuous endurance exercise. *J Appl Physiol* 1992; **72**(2): 423–427

51 Demopoulous H., Santomier J., Seligman M., *et al*. Free radical pathology: Rationale and toxicology of antioxidants and other supplements in sports medicine and exercise science. In: Katch F. (ed.). *Sport Health and Nutrition*, Human Kinetics Publishers. Champaign, IL, 1986

52 Deutsche Gesellschaft für Ernährung, 1991. Empfehlungen für die Nährstoffzufuhr, Umschau Verlag, Frankfurt

53 Dreher M.L., Dreher C.J., Berry J.W. Starch digestibility of foods: a nutritional perspective. *CRC Crit Rev* 1984; **20**: 47–71

54 Dunnet W., Crossen D. The bee pollen promise. *Runners World* 1980; **15**(8): 53–54

55 Dwyer J. Nutritional status and alternative life-style diets with special reference to vegetarianism in the US. In: Rechcigl M. (ed.). *CRC Handbook of Nutritional Supplements, vol 1, Human Use*. CRC Press, New York, 1983

56 Eichner E.R. The anemias of athletes. *Physician Sports Med* 1986; 14(9): 122–130

57 Eichner E.R. Other medical considerations in prolonged exercise. In: Lamb D.R., Murray R. (eds). *Perspectives in Exercise Science and Sports Medicine, Vol. 1, Prolonged Exercise*. Benchmark Press, Indianapolis, Indiana, 1988, pp 415–442

58 Erp-Baart van A.M.J., Saris W.H.M., Binkhorst R.A. *et al*. Nationwide survey on nutritional habits in elite athletes. Part I. Energy, carbohydrate, protein and fat intake. *Int J Sports Med* 1989; **10**(suppl 1): S3–S10

59 Erp-Baart van A.M.J., Saris W.H.M., Binkhorst R.A. *et al*. Nationwide survey on nutritional habits in elite athletes. Part II. Mineral and vitamin intake. *Int J Sports Med* 1989a; **10**(suppl 1): S11–S16

60 Erp-Baart van A.M.J. *Food Habits in Athletes*. Dissertation, University of Nijmegen, The Netherlands, 1992

61 Evans G.W. The effect of chromium picolinate on insulin controlled parameters in humans. *Int J Biosoc Med Res* 1989; **11**(2): 163–180

62 Faber M., Benadé A.J.S., van Eck M. Dietary intake, anthropometic measurements, and blood lipid values in weight training athletes (body builders). *Int J Sports Med* 1986; **7**(6): 342–346

63 Felig P., Wahren J. Fuel homeostasis in exercise. *New Engl J Med* 1975; **293**: 1078–1084

64 Felig P. Amino acid metabolism in exercise. *Ann NY Acad Sci* 1977; **301**: 56–63

65 Felig P. Hypoglycemia during prolonged exercise in normal man. *New Engl J Med* 1982; **306**: 895–910

66 Fern E.B., Bielinski R.N., Schutz Y. Effects of exaggerated amino acid and protein supply in man. *Experientia* 1991; **47**: 168–172

67 Galiano F. *et al*. Physiological, endocrine and performance effects of adding branched chain amino acids to a 6% carbohydrate-electrolyte beverage during prolonged cycling. *Med Sci Sports Exerc* 1991; **23**: S14 (abstract)

68 Gerster H. The role of vitamin C in athletic performance. *J Am Coll Nutr* 1989; **8**(6): 363–643

69 Gisolfi C.V., Summers R.W., Schedl H.P. Intestinal absorption of fluids during rest and exercise. In: Gisolfi C.V., Lamb D.R. (eds). *Perspectives in Exercise Science and Sports Medicine, Vol. 3, Fluid Homeostatis During Exercise*. Benchmark Press, Carmel, Indiana, 1990, pp 129–180

70 Gledhill N. Bicarbonate ingestion and anaerobic performance. *Sports Med* 1984; **1**: 177–180

71 Gollnick P.D. Energy metabolism and prolonged exercise. In: Lamb D.R., Murray R. (eds). *Perspectives in Exercise Science and Sports Medicine, Vol. 1, Prolonged Exercise*. Benchmark Press, Indianapolis, Indiana, 1988, pp 1–42

72 Grandjean A.C. The vegetarian athlete. *Physician Sports Med* 1987; **15**(5): 191–194

73 Greig C., Finch K., Jones D., *et al*. The effect of oral supplementation with L-carnitine on maximum and submaximum exercise capacity. *Eur J App Physiol* 1987; **56**: 457–460

74 Grossman S.B. (ed.). *Thirst and Sodium Appetite: Physiological Basis*. Academic Press, New York, 1990

75 Guezennec C.Y., Sabatin P., Duforez F. *et al*. Oxidation of corn starch, glucose and fructose ingested before exercise. *Med Sci Sports Exerc* 1989; **21**: 45–50

76 Guezennec C.Y., Sabatin P., Duforez F. *et al*. Role of starchy food type and structure on the metabolic response to physical exercise. *Med Sci Sports Exerc*, 1991

77 Guezennec C.Y., Léger C., Sabatin P. Lipid metabolism and performance. In: Atlan C., Béliveau L., Bouissou P. (eds). *Muscle Fatigue: Biochemical and Physiological Aspects*. Masson, Paris, 1991, pp 165–172

78 Hackman R.M., Keen C.L. Changes in serum zinc and copper levels after zinc supplementation in running and nonrunning men. In Katch F.I. (ed.). *Sport, Health and Nutrition*. 1984 Olympic Sci Cong Proc, Vol. 2. Human Kinetics Publishers, Champaign, IL, 1986, pp 89–100

79 Hargreaves M. Carbohydrates and exercise. *J Sport Sci* 1991; **9**: 18–28

80 Harper A.E., Zapalowski C. Metabolism of branched chain amino acids. In: Waterlow J.C., Stephen J.M.L. (eds). *Nitrogen Metabolism in Man*. Applied Science Publishers, London, 1981, pp 97–116

81 Hawkins C., *et al*. Oral arginine does not affect body composition or muscle function in male weight lifters. *Med Sci Sports Exerc* 1991; **23**: S15 (abstract)

82 Hawley J.A., Dennis S.C., Noakes T.D. Oxidation of carbohydrate ingested during prolonged endurance exercise. *Sports Med* 1992; 14: 27–42

83 Haymes E.M. The use of vitamin and mineral supplements by athletes. *J Drugs Issues* 1980; **3**: 361–370

84 Haymes E.M. Vitamin and mineral supplementation to athletes. *Int J Sport Nutr* 1991; **1**: 146–169

85 Heigenhauser G., Jones N. Bicarbonate loading. In: Lamb D., Williams M. (eds). *Ergogenics: Enhancement of Performance in Exercise and Sport*. Brown & Benchmark, Dubuque, IA, 1991

86 Herbert V., Colman N., Jacob E. Folic acid and vitamin B12. In: Goodhart R., Shils M. (eds). *Modern Nutrition in Health and Disease*. Lea and Febiger, Philadelphia, 1980, pp 229–258

87 Heany R.P., Recher R.R., Saville P.D. Menopausal changes in calcium balance performance. *J Lab Clin Med* 1978; **92**: 953–963

88 Hubbard R.W., Szlyk P.C., Armstrong L.E. Influence of thirst and fluid palatability on fluid ingestion during exercise. In: Gisolfi C.V., Lamb D.R. (eds). *Perspectives in Exercise Science and Sports Medicine, Vol. 3, Fluid Homeostatis During Exercise*. Benchmark Press, Carmel, Indiana, 1990, pp 39–96

89 Hultman E. Studies on metabolism of glycogen and active phosphate in man with special reference to exercise and diet. *Scand J Clin Lab Invest* 1967; **19**(suppl. 94)

90 Hultman E. Dietary manipulations as an aid to preparation for competition. In: *Proc World Conference on Sportsmedicine*, Melbourne, 1974, pp 239–265

91 Hultman E. Liver glycogen in man: effect of different diets and muscular exercise. In: Pernow B., Saltin B. (eds). *Muscle Metabolism During Exercise*. Plenum, New York, 1981, pp 143–152

92 Ivy J.L., Costill D.L., Fink W. *et al*. Contribution of medium and long chain triglyceride intake to energy metabolism during prolonged exercise. *Int J Sports Med* 1980; **1**: 15–20

93 Jacob R.A., Harold H., Sandstead M.D. *et al*. Whole body surface loss of trace metals in normal males. *Am J Clin Nutr* 1981; **34**: 1379–1383

94 Jacobson B. Effect of amino acids on growth hormone release. *Physician Sports Med* 1990; **18**: 63–70

95 Janssen G.M.E., Scholte H.R., Vaandrager-Verduin M.H.M., Ross J.D. Muscle carnitine level in endurance training and running a marathon. *Int J Sports Med* 1989; **10**: S153–S155

96 Keen C.L., Hackman R.M. Trace elements in athletic performance. In Katch F.I. (ed.). *Sport, Health and Nutrition*. 1984 Olympic Sci Cong Proc, Vol. 2. Champaign, Human Kinetics Publishers, 1986, pp 51–66

97 Kieffer F. Trace elements: their importance for health and physical performance. *Deutsche Zschr für Sportmed* 1986; **37**: 118–123 (in German)

98 Kiens B., Raben A.B., Valeur A.K., Richter E. Benefit of dietary simple carbohydrates on the early post exercise glycogen repletion in male athletes. *Med Sci Sports Exerc* 1990; **22**: 588 (abstract)

99 Kreider R., *et al*. Effects of amino acid supplementation on substrate usage during ultraendurance triathlon performance. *Med Sci Sports Exerc* 1991; **23**: S16 (abstract)

100 Kreider R.B., Miller G.W., Williams M.H., Somma C.T., Nasser T. Effects of phosphate loading on oxygen uptake, ventilatory anaerobic threshold, and run performance. *Med Sci Sports Exerc* 1990; **22**: 250–255

101 Lamb D.R., Snyder, A.C. Muscle glycogen loading with a liquid carbohydrate supplement. *Int J Sports Nutr* 1991; **1**: 52–60

102 Lampe J.W., Slavin J.L., Apple F.S. Elevated serum ferritin concentrations in master runners after a marathon race. *Int J Vitamin Nutr Res* 1986; **6**: 395–398

103 Lane H.W. Some trace elements related to physical activity: zinc, copper,

selenium, chromium and iodine. In: Hickson J.E, Wolinski I. (eds). *Nutrition in Exercise and Sport*. CRC Press, Florida, 1989, pp 301–307

104 Lau K. Phosphate disorders. In: Kokko J.P., Tannen R.L. (eds). *Fluids and Electrolytes*. WB Saunders, Philadelphia, 1986, pp 398–471

105 Lemon P.W.R. Nutrition for muscular development of young athletes. In: Gisolfi C.V., Lamb D.R. (eds). *Perspectives in Exercise Science and Sports Medicine, Vol. 2, Youth, Exercise, and Sport*. Benchmark Press, Indianapolis, Indiana, 1989, pp 369–400

106 Lemon P.W.R. Effect of exercise on protein requirements. *J Sports Sci* 1991; **9**: 53–70

107 Lemon P.W.R. Does exercise alter dietary protein requirements? In: *Advances in Nutrition and Top Sport*. Brouns F., Saris W.H.M., Newsholme E.A. (eds). *Med Sport Sci* 1991; **32**: 15–37, Karger, Basel

108 Lemon P.W.R. Protein and amino acid needs of the strength athlete. *Int J Sport Nutr* 1991; **1**: 127–145

109 Levander O.A., Cheng L. Micronutrient interactions; vitamins, minerals and hazardous elements. *Ann NY Acad Sci* 1980; **355**: 1–372

110 Mahalko J.R., Sandsted H.H., Johnson L.K., Milne D.B. Effect of a moderate increase in dietary protein on the retention and excretion of Ca, Cu, Fe, Mg, P and Zn by adult males. *Am J Clin Nutr* 1983; **37**: 8–14

111 Massicotte D., Péronnet F., Brisson G., Hillaire-Marcel C. Exogenous 13 C lipids and 13 C glucose oxidized during prolonged exercise in man. *Med Sci Sports Exerc* 1990; **2**: S52 (abstract)

112 Massicotte D., Péronnet F., Brisson G. *et al*. Oxidation of glucose polymer during exercise: comparison with glucose or fructose. *J Appl Physiol* 1989; **66**: 179–183

113 Maughan R.J. Effects of diet composition on the performance of high intensity exercise. In: Monod H (ed.). *Nutrition et Sport*. Masson, Paris, 1990, pp 201–211

114 Maughan R.J. Fluid and electrolyte loss and replacement in exercise. *J Sports Sci* 1991; **9**: 117–142

115 Maughan R.J. and Noakes T.D. Fluid replacement and exercise stress, a brief review of studies on fluid replacement and some guidelines for the athlete. *Sports Med* 1991a; **1**: 16–31

116 Maughan R.J., Sadler D. The effects of oral administration of salts of aspartic acid on the metabolic response to prolonged exhausting exercise in man. *Int J Sports Med* 1983; **4**: 119–123

117 Maughan R.J., Greenhaff P.L. High intensity exercise performance and acid-base balance: The influence of diet and induced metabolic alkalosis. In: Brouns F. (ed.). *Advances in Nutrition and Top Sport*, Med Sport Sci, Basel, Karger, 1991, vol 32, pp 147–165

117a Maughan R.J. Exercise-induced muscle cramp: a prospective biochemical study in marathon runners. *J Sports Sci* 1986; **4**: 31–34

118 McDonald R., Keen C.L. Iron, zinc and magnesium nutrition and athletic performance. *Sports Med* 1988; **5**: 171–184

119 McGilvery R.W. The use of fuels for muscular work. In: Howald H., Poortmans J.R. (eds). *Metabolic Adaptation to Prolonged Physical Exercise*. Proc. Second Int Symp on Biochemistry. Birkhäuser Verlag, Basel, 1973, pp 12–20

120 McNaughton L.R. Sodium citrate and anaerobic performance: implications of dosage. *Eur J Appl Physiol* 1990; **61**: 392–397

121 Medbo J.I., Serjested O. Plasma potassium changes with high intensity exercise. *J Physiol* 1990; **421**: 105–122

122 Mitchell M. *et al*. Effects of amino acid supplementation on metabolic responses to ultraendurance triathlon performance. *Med Sci Sports Exerc* 1991; **23**: S15 (abstract)

123 Moses F. The effect of exercise on the gastrointestinal tract. *Sports Med* 1990; **9**: 159–172

124 Mosora F., Lacroix M., Luyckx A.S. *et al*. Glucose oxidation in relation to the size of the oral glucose loading dose. *Metabolism* 1981; **30**: 1143–1149

125 Munro H.N. Metabolism and functions of amino acids in man—overview and synthesis. In: Blackburn G.L., Grant J.P., Vernon R.Y. (eds). *Amino Acids, Metabolism and Medical Applications*. John Wright, PSG Inc, Boston, 1983, pp 1–12

126 Murray R. The effects of consuming carbohydrate-electrolyte beverages on gastric emptying and fluid absorption during and following exercise. *Sports Med* 1987; **4**: 322–351

127 Murray R., Seifert J.G., Eddy D.E. *et al*. Carbohydrate feeding and exercise: effect of beverage carbohydrate content. *Eur J Appl Physiol* 1989; **59**: 152–158

128 Murray R., Paul L.P., Seifert J.G. *et al*. The effects of glucose, fructose and

sucrose ingestion during exercise. *Med Sci Sports Exerc* 1989; **3**: 275–282
129 Nadel E.R. Temperature regulation and prolonged exercise. In: Lamb D.R., Murray R. (eds). *Perspectives in Exercise Science and Sports Medicine, Vol. 1, Prolonged Exercise*. Benchmark Press, Indianapolis, Indiana, 1988, pp 125–151
130 Nadel E.R., Mack G.W., Nose H. Influence of fluid replacement beverages on body fluid homeostasis during exercise and recovery. In: Gisolfi C.V., Lamb D.R. (eds). *Perspectives in Exercise Science and Sports Medicine, Vol. 3, Fluid Homeostatis During Exercise*. Benchmark Press, Carmel, Indiana, 1990, pp 181–205
131 National Research Council. *Recommended Dietary Allowances*, 10th edn. National Academy Press, Washington, 1989
132 Newhouse I.J., Clement D.B. Iron status in athletes. An update. *Sports Med* 1988; **5**: 337–352
133 Newsholme E.A., Start C. (eds). Regulation of glycogen metabolism. In: *Regulation in Metabolism*. John Wiley, Chichester, 1973, pp 146–194
134 Newsholme E.A., Start C. (eds). Adipose tissue and the regulation of fat metabolism. In: *Regulation in Metabolism*. John Wiley, Chichester, 1973a, pp 195–246
135 Newsholme E.A., Start C. (eds). Regulation of carbohydrate metabolism in liver. In: *Regulation in Metabolism*. John Wiley, Chichester, 1973b, pp 247–323
136 Newsholme E.A., Leech A.R. (eds). Integration of carbohydrate and lipid metabolism. In: *Biochemistry for the Medical Sciences*. John Wiley, Chichester, 1983, pp 336–356
137 Newsholme E.A., Leech A.R. (eds). Metabolism in exercise. In: *Biochemistry for the Medical Sciences*. John Wiley, Chichester, 1983, pp 357–381
138 Newsholme E.A., Leech A.R. (eds). The integration of metabolism during starvation, refeeding, and injury. In: *Biochemistry for the Medical Sciences*. John Wiley, Chichester, 1983, pp 536–561
139 Newsholme E.A., Parry-Billings M., McAndrew N. *et al*. A biochemical mechanism to explain some characteristics of overtraining. In: Brouns F., Saris W.H.M., Newsholme E.A. (eds). *Advances in Nutrition and Top Sport, Med Sport Sci* 1991; **32**: 79–93, Karger, Basel
140 Newsholme E. Effects of exercise on aspects of carbohydrate, fat, and amino acid metabolism. In: Bouchard C., Shephard R., Stephens T. *et al*. (eds). *Exercise, Fitness and Health*. Human Kinetics, Champaign, IL., 1990
141 Nieman D.C. Vegetarian dietary practices and endurance performance. *Am J Clin Nutr* 1988; **48**: 754–761
142 Noakes T.D., Goodwin N., Rayner B.L. *et al*. Water intoxication: a possible complication during endurance exercise. *Med Sci Sports Exerc* 1985; **17**: 370–375
143 Noakes T.D., Adams B.A., Myburgh K.H. *et al*. The danger of an inadequate water intake during prolonged exercise. A novel concept re-visited. *Eur J Appl Physiol* 1988; **57**: 210–219
144 Noakes T.D., Normann R.J., Buck R.H. *et al*. The incidence of hyponatremia during prolonged ultraendurance exercise. *Med Sci Sports Exerc* 1990; **22**: 165–170
145 Oppenheimer S., Hendrickse R. The clinical effects of iron deficiency and iron supplementation. *Nutr Abs Rev* 1983; **53**: 585–598, series A
146 Otto R., Shores K., Wygard J. *et al*. The effects of L-carnitine supplementation on endurance exercise. *Med Sci Sports Exerc* 1987; **19**: S87 (abstract)
147 Oyono-Enguelle S., Freund H., Ott C. *et al*. Prolonged submaximal exercise and L-carnitine in humans. *Eur J Appl Physiol* 1988; **58**: 53–61
148 Pallikarakis N., Jandrain B., Pirnay F. *et al*. Remarkable metabolic availability of oral glucose during long duration exercise in humans. *J Appl Physiol* 1986; **60**: 1035–1042
149 Parr R.B., Porter M.A., Hodgson S.C. Nutrition knowledge and practice of coaches, trainers and athletes. *Phys Sportsmed* 1984; **12**: 127–138
150 Pate R.R. Sports anemia: a review of the current research literature. *Phys Sportsmed* 1983; **11**: 115–131
151 Pate R.R., Sargent R.G., Baldwin C., Burgess M.L. Dietary intake of women runners. *Int J Sports Med* 1990; **11**(6): 461–466
152 Puhl J.L., Handel van P.J., Williams L.L. *et al*. Iron status and training. In: Butts N.K., Gushiken T.T., Zarins B. (eds). *The Elite Athlete*. Champaign, IL, Life Enhancement Publications, 1985, pp 209–238
153 Rehrer N.J., Beckers E., Brouns F. *et al*. Exercise and training effects on gastric emptying of carbohydrate beverages. *Med Sci Sports Exerc* 1989; **21**: 540–549
154 Rehrer N.J., Beckers E.J., Brouns F., Saris W.H.M., ten Hoor F. Effects of electrolytes in carbohydrate beverages on gastric emptying and secretion. *Med*

Sci Sports Exerc 1993; **25(1)**: 42–51

155 Rehrer N.J. Aspects of dehydration and rehydration during exercise. In: *Advances in Nutrition and Top Sport*. Brouns F., Saris W.H.M., Newsholme E.A. (eds). *Med Sport Sci* 1991; **32**: 128–146, Karger, Basel

156 Rehrer N.J., van Kemenade M.C., Meester T.A. *et al.* Gastrointestinal complaints in relation to dietary intakes in triathletes. *Int J Sport Nutr* 1992; **2**: 48–59

157 Rennie M.J., Edwards R.H.T., Halliday D. *et al.* Protein metabolism during exercise. In: Waterlow J.C., Stephen J.M.L. (eds). *Nitrogen Metabolism in Man.* Applied Science Publishers, London, 1981, pp 509–524

158 Richter E.A., Sonne B., Plough T. *et al.* Regulation of carbohydrate metabolism in exercise. In: Saltin B. (ed.). *Biochemistry of Exercise,* Vol. 6. Champaign IL, Human Kinetics Publishers, 1986, pp 151–166

159 Roberts J. The effect of coenzyme Q10 on exercise performance. *Med Sci Sports Exerc* 1990; **22**: S87 (abstract)

160 Rumessen J.J., Gudmand-Hoyer E. Absorption capacity of fructose in healthy adults. Comparison with sucrose and its constituent monosaccharides. *Gut* 1986; **27**: 1161–1168

161 Russel McR. D., Jeejeeboy K.N. The assessment of the functional consequences of malnutrition. *Nutr Abstr and Rev in Clin Nutr*, series A, 1983; **53**(10): 863–877

162 Sabatin P., Portero P., Gilles D. *et al.* Metabolic and hormonal responses to lipid and carbohydrate diets during exercise in man. *Med Sci Sports Exerc* 1987; **19**(3): 218–223

163 Saris W.H.M., Brouns F. Nutritional concerns for the young athlete. In: Rutenfranz J., Mocellin R., Klinit F. (eds). *International Series on Sports Sciences. Vol 17, Children and Exercise XII.* Human Kinetics, Champaign, IL, 1986, pp 11–18

164 Saris W.H.M., Schrijver J., Erp Baart van M.A., Brouns F. (1989) Adequacy of vitamin supply under maximal sustained workloads: the Tour de France. In: Walter P., Brubacher, G.B., Stähelin H.B. (eds). *Elevated Dosages of Vitamins.* Huber Publishers, Toronto

165 Saris W.H.M, van Erp Baart M.A., Brouns F. *et al.* Study on food intake and energy expenditure during extreme sustained exercise: the Tour de France. *Int J Sports Med* 1989; **10**(suppl), S26–S31

166 Sawka M.N. Body fluid responses and hypohydration during exercise-heat stress. In: Pandolf K.B., Sawka M.N., Gonzalez R.R. (eds). *Human Performance Physiology and Environmental Medicine at Terrestrial Extremes.* Benchmark Press, Indianapolis, Indiana, 1988, pp 227–266

167 Sawka M.N., Wenger C.B. Physiological responses to acute exercise-heat stress. In: Pandolf K.B., Sawka M.N., Gonzalez R.R. (eds). *Human Performance Physiology and Environmental Medicine at Terrestrial Extremes.* Benchmark Press, Indianapolis, Indiana, 1988a, pp 97–151

168 Sawka M.N., Pandolf K.B. Effects of body water loss on physiological function and exercise performance. In: Gisolfi C.V., Lamb D.R. (eds). *Perspectives in Exercise Science and Sports Medicine, Vol 3, Fluid Homeostatis During Exercise.* Benchmark Press, Carmel, Indiana, 1990, pp 1–38

169 Schoutens A., Laurent E., Poortmans J.R. Effect of inactivity and exercise on bone. *Sports Med* 1989; **7**: 71–81

170 Segura R., Ventura J. Effect of L-tryptophan supplementation on exercise performance. *Int J Sports Med* 1988; **9**: 301–305

171 Shephard R.J. Vitamin E and athletic performance. *J Sports Med* 1983; **23**: 461–470

172 Sherman W.M. Carbohydrates, muscle glycogen, and muscle glycogen supercompensation. In: Williams M.H. (ed.). *Ergogenic Aids in Sport.* Human Kinetics Publishers, Champaign, IL, 1983, pp 3–26

173 Sherman W.M., Lamb D.R. Nutrition and prolonged exercise. In: Lamb D.R., Murray R. (eds). *Perspectives in Exercise Science and Sports Medicine, Vol. 1, Prolonged Exercise.* Benchmark Press, Indianapolis, Indiana, 1988, pp 213–280

174 Sherman W.M. and Wimer G.S. Insufficient dietary carbohydrate during training: does it impair performance? *Int J Sports Nutr* 1991; **1**: 28–44

175 Shores K., Otto R., Wygard J. *et al.* Effect of L-carnitine supplementation on maximal oxygen consumption and free fatty acid serum levels. *Med Sci Sports Exerc* 1987; **19**: S60 (abstract)

176 Short S.H., Short W.R. Four-year study of university athletes' dietary intake. *Am Diet Assoc* 1983; **82**(6): 632–645

177 Smith J.C., Morris E.R, Ellis R. Zinc requirements, bioavailabilities and recommended dietary allowances. In: Prasad A.A. (ed.). *Zinc Deficiency in Human Subjects.* Alan R Liss, New York, 1983, pp 147–169

178 Spencer H., Kramer L., Perakis E. *et al.* Plasma levels of zinc during starvation.

Fed Proc 1982; **41**: 347

179 Steben R., Wells J., Harless I. The effects of bee pollen tablets on the improvement of certain blood factors and performance of male collegiate swimmers. *J Natl Athletic Trainers Assoc* 1976; **11**: 124–126

180 Storlie J. Nutrition assessment of athletes: a model for integrating nutrition and physical performance indicators. *Int J Sport Nutr* 1991; **1**: 192–204

181 Sutton J.R. Clinical implications of fluid imbalance. In: Gisolfi C.V., Lamb D.R. (eds): *Perspectives in Exercise Science and Sports Medicine, Vol. 3, Fluid Homeostatis During Exercise*, Benchmark Press, Carmel, Indiana, 1990, pp 425–455

182 Tarnopolsky M.A., MacDougall J.D., Atkinson S.A. Influence of protein intake and training status on nitrogen balance and lean body mass. *J Appl Physiol* 1988; **64**(1): 187–193

183 Trichopoulou A., Vassilakos T. Recommended dietary intakes in the European Community member states. *Eur J Clin Nutr* 1990; suppl. 2: 51–101

184 Vandewalle L. *et al.* Effect of branched-chain amino acid supplements on exercise performance in glycogen depleted subjects. *Med Sci Sports Exerc* 1991; **23**: S116 (abstract)

185 Vollestad N.K, Serjested O.M. Plasma K+ shifts in muscle and blood during and after exercise. *Int J Sports Med* 1989; **10**(suppl 2): 101

186 Wade C.E., Freund B.J. Hormonal control of blood volume during and following exercise. In: Gisolfi C.V., Lamb D.R. (eds). *Perspectives in Exercise Science and Sports Medicine, Vol. 3, Fluid Homeostatis During Exercise*, Benchmark Press, Carmel, Indiana, 1990, pp 207–245

187 Wagenmakers A.J.M., Coakley J.H., Edwards R.H.T. Metabolism of branched-chain amino acids and ammonia during exercise: clues from McArdle's disease. *Int J Sports Med* 1990; **11**(suppl 2): S101–S113

188 Wagenmakers A.J.M., Beckers E.J., Brouns F. *et al.* Carbohydrate supplementation, glycogen depletion, and amino acid metabolism during exercise. *Am J Physiol* 1991; **260**: E883–E890

189 Wagenmakers A.J.M. A role of amino acids and ammonia in mechanisms of fatigue. In: Marconnet P., Saltin B., Komi P. (eds). *Local Fatigue in Exercise and Training*, 4th Int Symposium on Exercise and Sport Biology. *Med Sport Sci*, 1991; **34**.

190 Wagenmakers A.J.M. L-Carnitine supplementation and performance in man. In: Brouns F. (ed.). *Advances in Nutrition and Top Sport, Vol. 32*. Karger, Basel, 1991, pp 110–127

191 Walberg J.L., Leidy M.K., Sturgill D.J., *et al.* Macronutrient content of a hypoenergy diet affects nitrogen retention and muscle function in weight lifters. *Int J Sports Med* 1988; **9**(4): 261–266

192 Warren B., *et al.* The effect of amino acid supplementation on physiological responses of elite junior weightlifters. *Med Sci Sports Exerc* 1991; **23**: S15 (abstract)

193 Wassermann D.H., Geer R.J., Williams P.E. *et al.* Interaction of gut and liver in nitrogen metabolism during exercise. *Metabolism* 1991; **40**: 307–314

194 Waterlow J.C. Metabolic adaptation to low intakes of energy and protein. *Ann Rev Nutr* 1986; **6**: 495–526

195 Weight L.M., Myburgh K.M., Noakes T.D. Vitamin and mineral supplementation: effect on the running performance of trained athletes. *Am J Clin Nutr* 1988; **47**: 192–195

196 Wenger C.B. Human heat acclimatization. In: Pandolf K.B., Sawka M.N., Gonzalez R.R. (eds). *Human Performance Physiology and Environmental Medicine at Terrestrial Extremes*. Benchmark Press, Indianapolis, Indiana, 1988, pp 153–197

197 Wesson M., McNaughton L., Davies P. *et al.* Effects of oral administration of aspartic acid salts on the endurance capacity of trained athletes. *Res Quarterly Exerc Sport* 1988; **59**: 234–239

198 White S.L., Maloney S.K. Promoting healthy diets and active lives to hard-to-reach groups: market research study. *Public Health Reports* 1990; **105**(3): 224–231

199 Williams M.H. *Nutritional Aspects of Human Physical and Athletic Performance*, 2nd edn. Charles C. Thomas, Springfield, IL, 1985

200 Williams M., Kreider R., Hunter D., *et al.* Effect of oral inosine supplementation on 3-mile treadmill run performance and VO_2 peak. *Med Sci Sports Exerc* 1990; **22**: 517–522

201 Williams M. Ergogenic aids. In: Berning J., Steen S. (eds). *Sports Nutrition for the 90s: The Health Professional's Handbook*. Aspen Publishers, Gaithersburg, MD, 1991

202 Williams M.H. *Nutrition for Fitness and Sport*, 3rd edn. Wm. C. Brown Publishers, Dubuque, Iowa, 1992

203 Wilmore J., Freund B.J. Nutritional enhancement of physical performance. *Nutr Abs Rev Clin Nutr* 1984 series A; **54**(1): 1–16

204 Wolfe R.R., Richard D., Goodenough D. *et al.* Protein dynamics in stress. In: Blackburn G.L., Grant J.P., Vernon R.Y. (eds). *Amino Acids, Metabolism and Medical Applications.* John Wright, PSG Inc, Boston, 1983, pp 396–413

205 Woodhouse M., Williams M., Jackson C. The effects of varying doses of orally ingested bee pollen extract upon selected performance variables. *Athletic Training* 1987; **22**: 26–28

206 Wretlind A. Nutrition problems in healthy adults with low activity and low caloric consumption. In: Blix G. (ed.). *Nutrition and Physical Activity.* Almquist and Wiksels, 1976, pp 114–131

207 Wurtman R.J., Lewis M.C. Exercise, plasma composition and neurotransmission. In: Brouns F., Newsholme E.A., Saris W.H.M. (eds). *Advances in Nutrition and Topsport. Med Sport Sci,* Vol. 32. Karger, Basel, 1991, pp 94–109

208 Wyss V., *et al.* Effects of L-carnitine administration on VO_2max and the aerobic–anaerobic threshold in normoxia and acute hypoxia. *Eur J Appl Phys* 1990; **60**: 1–6

209 Yoshimura H., Inoue T., Yamada T., Shiraki K. Anemia during hard physical training (sports anemia) and its causal mechanisms with special reference to protein nutrition. *World Rev Nutr Diet* 1980; **35**: 1–86

210 Zuliani U., Bonetti A., Campana M. *et al.* The influence of ubiquinone (CoQ10) on the metabolic response to work. *J Sports Med Phys Fitness* 1989; **29**: 57–61

211 Maughan R.J. Exercise induced muscle cramp: a prospective biochemical study in marathon runners. *J Sports Sci* 1986; **4**: 31–34

212 Brouns F., Saris W.H.M., Schneider H. Rationale for upper limits of electrolyte replacement during exercise. *Int J Sports Nutr* 1992; **2**: 229–238.

213 Wagenmakers A.J.M., Brouns F., Saris W.H.M *et al.* Oxidation rates of oral carbohydrates during prolonged exercise in men. *J Appl Physiol* 1993; **75**(6): 2774–2780

214 Brouns F., Beckers E., Knopfli B., Villiger B. Rehydration during exercise: effect of electrolyte supplementation on selective blood parameters. *Med Sci Sports Exerc* **23**(2), suppl 584, 1991

215 Rehrer N., Brouns F., Beckers E.J., *et al.* The influence of beverage composition and gastrointestinal function on fluid and nutrient availability during exercise. *Scand J Sports Med* 1994; **4**: 159–172

216 Kazunori N., Clarckson P.M. Changes in plasma zinc following high force eccentric exercise. *Natl J Sport Nutr* 1992; **2**: 175–184

217 Chryssanthopoulos C.C., Williams W., Wilson *et al.* Comparison between carbohydrate feedings before and during exercise on running performance during a 30 km treadmill time trial. *Int J Sport Nutr* 1994; **4**: 374–386

218 Yaspelkis B.B., Ivy J.L. Effect of carbohydrate supplements and water on exercising metabolism in the heat. *J Appl Physiol* 1991; **71**: 680–687

219 Leijssen D.P.C., Saris W.H.M., Jeukendrup A.E., Wagenmakers A.J.M. Oxidation of exogenous [13C]galactose and [13C]glucose during exercise. *J Appl Physiol* 1995; **79**: 720–725

220 Brouns F., Van der Vusse G. Review article: Utilization of lipids during exercise in human subjects: metabolic and dietary constraints. *Brit J Nutr* 1998; **79**: 117–128

221 Hawley J.A., Brouns F., Jeukendrup A. Strategies to enhance fat utilization during exercise. *Sports Med* 1998; **25**(4): 241–257

222 Jeukendrup A., Wagenmakers A.J.M., Saris W.H.M. Fat metabolism during exercise: a review. Part 1, *Int J Sports Med* 1998; **19**: 231–244, Part 2, *Int J Sports Med* 1998; **19**: 1998, 293–302, Part 3, *Int J Sports Med* 1998; **19**: 371–379

223 Oostenbrug G., Mensink R.P., Hardeman M.R. *et al.* Exercise performance, red blood cell deformability and lipid peroxidation: effects of fish oil and vitamin E. *J Appl Physiol* 1997; **83**(3): 746–752.

224 Lemon, P.W.R. Do athletes need more dietary protein and amino acids? *Int J Sport Nutr* **5**: S39–S61

225 Lemon P.W.R. Protein metabolism during exercise. In: Garret W.W., Kirkendall D.T. (eds). *Exercise and Sport Science.* Lippincott Williams and Wilkins Publishers, Philadelphia, 2000, pp 19–27

226 Noakes T.D. Hyponatremia during endurance running: a physiological and clinical interpretation. *Med Sci Sports Exerc* 1993; **24**: 403–405

227 Brouns F., Kovacs E. Functional drinks for athletes, *Trends Food Sci Technol* 1997; **8**: 414–421

228 Terblanche S., Moakes T., Dennis S.C. *et al.* Failure of magnesium supplementation to influence marathon running performance as recovery in magnesium replete subjects. *Int J Sport Nutr* 1992; **2**: 154–164

229 Nosaka K., Clarkson P.M. Changes in plasma zinc following high force excentric exercise. *Int J Sport Nutr* 1992; 2: 175–184
230 Tipton K., Green N.R., Haynes E.M., Waller M. Zinc losses in sweat of athletes. Exercising in hot and neutral temperatures. *Int J Sport Nutr* 1993; **3**: 261–271
231 Dressendorfer R.H., Wade C.E., Keen C.L., Scaff H.J. Plasma mineral levels in marathon runners during a 20-day road race. *Phys. Sportsmed* 1982; **10**(6): 113–118
232 Couzy F., Lafargue P., Guezennec C.Y. Zinc metabolism in the athlete: influence of training, nutrition and other factors. *Int J Sport Nutr* 1990; **11**: 263–266
233 Ohno H., Sato Y., Ishikawa M. *et al*. Training effects of blood zinc levels in humans. *J Sportsmed Phys Fit* 1990; **30**: 247–253
234 Dressendorfer R.H. Sockolov R. Hypozincemia in runners. *Phys Sportsmed* 1980; **8**(4): 97–100
235 Haralambie G. Serum zinc in athletes in training. *Int J Sports Med* 1981; **2**: 135–138
236 Peters E.M., Goetsche J.M., Grobbelaar B, Noakes T.D. Vitamin C supplementation reduces the incidence of post race symptoms of upper respiratory tract infection in ultramarathon runners. *Am J Clin Nutr* 1993; **57**(2): 170–174
237 Brouns F. Functional foods for athletes. *Trends Food Sci Technol* 1997; **8**: 358–363
238 Craciun A.M., Knapen M.H.J., Brouns F., Vermeer C. Improved bone metabolism in female athletes after vitamin K supplementation. *Int J Sports Med* 1998; **19**: 479–484
239 Gross M., Kormann B., Zöllner N. Ribose administration during exercise: effects on substrates and products of energy metabolism in healthy subjects and a patient with myoadenylate deaminase deficiency. *Klin Wochenschr* 1991; **69**: 151–155
240 Gross M., Reiter S., Zöllner N. Metabolism of D-ribose administered continuously to healthy persons and to patients with myoadenylate deaminase deficiency. *Klin Wochenschr* 1989; **67**: 1205–1213
241 Hellsten-Westling Y., Norman B., Balsom P.D., Sjödin B. Decreased resting levels of adenine nucleotides in human skeletal muscle after high-intensity training. *J Appl Physiol* 1993; **74**: 2523–2528
242 Hellsten Y., Richter E.A., Kiens B., Bangsbo J. AMP deamination and purine exchange in human skeletal muscle during and after intense exercise. *J Physiol. (London)* 1999; **520**: 909–920
243 Ibel H., Zimmer H.-G. Metabolic recovery following temporary regional myocardial ischemia in the rat. *J Mol Cell Cardiol* 1986; **18**: 61–65
244 Mauser M., Hoffmeister H.M., Nienaber C., Schaper W. Influence of ribose, adenosine, and 'AICAR' on the rate of myocardial adenosine triphosphate synthesis during reperfusion after coronary artery occlusion in the dog. *Circ Res* 1985; **56**: 220–230
245 Pasque M.K., Spray T.L., Pellom G.L. *et al*. Ribose-enhanced myocardial recovery following ischemia in the isolated working rat heart. *J Thorac Cardiovasc Surg* 1982; **83**: 398
246 Segal S., Foley J. The metabolism of D-ribose in man. *J Clin Invest* 1958; **37**: 719–735
247 St Cyr J.A., Bianco R.W., Schneider J.R. *et al*. Enhanced high energy phosphate recovery with ribose infusion after global myocardial ischemia in a canine model. *J Surg Res* 1989; **46**: 157–162
248 Tan Z.T., Wang, X.W. Verapamil, ribose and adenine enhance resynthesis of postischemic myocardial ATP. *Life Sci* 1994; **55**: 345–349
249 Tullson P.C., Bangsbo J., Hellsten Y., Richter, E.A. IMP metabolism in human skeletal muscle after exhaustive exercise. *J Appl Physiol* 1995; **78**: 146–152
250 Tullson P.C., Terjung R.L. Adenine nucleotide synthesis in exercising and endurance-trained skeletal muscle. *Am J Physiol (Cell Physiol)* 1991; **261**: C342-C347
251 Ward H.B., St Cyr J.A., Cogordan J.A. *et al*. Recovery of adenine nucleotide levels after global myocardial ischemia in dogs. *Surgery* 1984; **96**: 248–255
252 Zimmer H.-G. Significance of the 5-phosphoribosyl-1-pyrophosphate pool for cardiac purine and pyrimidine nucleotide synthesis: studies with ribose, adenine, inosine, and orotic acid in rats. *Cardiovasc Drugs Ther* 1998; **12**: 179–187
253 Zimmer H.-G., Gerlach E. Stimulation of myocardial adenine nucleotide biosynthesis by pentoses and pentitols. *Pflügers Arch* 1978; **376**: 223–227
254 Zimmer H.-G., Martius P.A., Marschner G. Myocardial infarction in rats: effects of metabolic and pharmacologic interventions. *Basic Res Cardiol* 1989; **84**: 332–343

255 Op 't Eijnde B., van Leemputte M., Brouns F. *et al.* No effects of oral ribose supplementation on repeated maximal exercise and *de novo* ATP resynthesis. *J Appl Physiol* 2001; **91**: 2275–2281
256 Zimmer H.G., Ibel H. Ribose accelerates the repletion of the ATP pool during recovery from reversible ischemia of the rat myocardium. *J Mol Cel Cardiol* 1984; **16**: 863–866
257 Pliml W. *et al.* Ribose improves work tolerance in cardiac patients. *Lancet* 1992; 507–510
258 St Cyr J. *et al.* Ribose metabolism. *Adv Exp Med Biol* 1986; **194**: 471–481
259 Bangbo J., Gollnick P.D., Graham T.E. *et al.* Anaerobic energy production and O_2 deficit relationship during exhaustive exercise in humans. *J Physiol* 1990; **42**: 539–559
260 Bogdanis G.C., Nevill M.E., Boobis L.H., Lakomy H.K. Contribution of phosphocreatine and aerobic metabolism to energy supply during repeated sprint exercise. *J Appl Physiol* 1996; **80**(3): 876–884
261 Balsom P.D., Soderlund B., Ekblom B. Creatine in humans, with special reference to creatine supplementation. *Sports Med* 1994; **18**: 268–280
262 Greenhaff P.L. Creatine and its application as an ergogenic aid. *Int J Sports Nutr* 1995; **5**(suppl): S100–S110
263 Maughan R. Nutritional ergogenic aids and exercise performance. *Nut Res Rev* 1999; **12**(2): 255–276
264 Wagenmakers A.J.M. Nutritional supplements: effects on exercise performance and metabolism. In Lamb D.R. (ed.). *Perspectives in Exercise Science and Performance*, Vol. 12. Cooper Publishing Group, 1999, pp 207–259
265 Williams M.H., Kreider R.B., Branch J.D. *Creatine the Power Supplement*. Human Kinetics Publishing, Campaign, IL, 1999
266 Paoletti R., Poli A., Jackson A.S. *Creatine: From Basic Science to Clinical Application*. Kluwer Academic Publishers, Dordrecht, Netherlands, 2000
267 Maughan R. Creatine supplementation and exercise performance. *Int J Sports Nutr* 1995; **5**: 94–101
268 Mujika I., Padilla S. Creatine supplementation as an ergogenic aid for sports performance in highly trained athletes, a critical review. *Int J Sports Med* 1997; **18**: 491–496
269 Poortmans J. Long term oral creatine supplementation does not impair renal function in athletes. Letter to the editor: reply. *Med Sci Sports Exerc* 1999; 248–249
270 Nieuwenhoven van M.A., Brouns F., Brummer R.J. Exercise and gastrointestinal function. In: Garret W.E., Kirkendall D.T. (eds). *Exercise and Sport Science*. Lippincott Williams and Wilkins Publishers, Philadelphia, 2000, pp 191–216.
271 Kanter M. Free radicals, exercise and antioxidant supplementation. *Int J Sport Nutr* 1994; **4**: 205–220.
272 Jenkins R.R. Free radical chemistry: relationship to exercise. *Sports Med* 1988; **5**: 156–170
273 Halliwell B., Gutteridge J.M.C. *Free Radicals in Biology and Medicine*. Clarenden Press, Oxford, 1985
274 Sen C.K., Packer L., Hanninen O. *Exercise and Oxygen Toxicity*. Elsevier, Amsterdam, 1994
275 Karlsson J. *Antioxidants Exercise*. Human Kinetics Publishing, Champaign IL, 1997
276 Sen C.K., Sashwati R., Packer L. Exercise induced oxidative stress and antioxidant nutrients. In: *Nutrition in Sport: Encyclopaedia of Sports Medicine*. An IOC medical commission publication. Blackwell Science, Oxford
277 Li Li Ji. Free radicals and antioxidants in exercise and sports. In Garret W.E., Kirkendall D.T. (eds). *Exercise and Sport Science*. Lippincott Williams and Wilkins Publishers, Philadelphia, 2000, pp 299–317
278 Muggli R. (ed.). Free radical tissue damage: the protective role of antioxidant nutrients. *Free Radicals and Antioxidants in Nutrition*. Richelieu Press, London, 1993, pp 189–204
279 National Research Council, committee on diet and health. National Academy Press, Washington DC, 1989
280 Conning D. Antioxidant nutrients in health and disease. BNF Briefing Paper 1991; **25**: 2–15
281 Bendich A. Carotenoids and the immune response. *J Nutr* 1989; **119**: 112–115
282 Bendich A. Symposium conclusions: biological actions of carotenoids. *J Nutr* 1989; **119**: 135–136
283 Brady P.S., Brady L.J., Ullrey D.E. Selenium, vitamin E and the response to swimming stress in the rat. *J Nutr* 1979; **109**: 1103–1109
284 Burton G.W. Antioxidant action of carotenoids. *J Nutr* 1989; **119**: 109–111

285 Dillard C.J., Litov R.E. Savin W.M. *et al.* Effects of exercise, vitamin E and ozone on pulmonary function and lipid peroxidation. *J Appl Physiol: Respirat Environ Exerc Physiol* 1978; **45**: 927–932

286 Fellman J.H., Roth E.S. The biological oxidation of hypotaurine to taurine. *Taurine: Biological Actions and Clinical Perspectives*. 1985, pp 71–82

287 Frei B., England L., Ames B.N. Ascorbate is an outstanding antioxidant in human blood plasma. *Proc Natl Acad Sci* 1989; **86**: 6377–6381

288 Jackson M.J. Muscle damage during exercise: possible role of free radicals and protective effect of vitamin E. *Proc Nutr Soc* 1987; **46**: 77–80

289 Jenkins R.R. The role of superoxide dismutase and catalase in muscle fatigue. *Biochemistry of Exercise*. Human Kinetics Publishers, Champaign, 1983, pp 467–471

290 Jenkins R.R., Krause K., Schofield L.S. Influence of exercise on clearance of oxidant stress products and loosely bound iron. *Med Sci Sports Exerc*. 1993; **25**: 213–217.

291 Johnson M.A., Fischer J.A., Kays S.E. Is copper an antioxidant nutrient? *Crit Rev Food Sci Nutr* 1992; **32**: 1–31.

292 Lang J.K., Gohil K., Packer L., Burk R.F. Selenium deficiency, endurance exercise capacity, and antioxidant status in rats. *Am Physiol Soc* 1987; **63**: 2532–2535

293 Lemoyne M., Gossum van A., Kurian R. *et al.* Abstracts on vitamin metabolism. Breath pentane analysis as an index of lipid peroxidation: a functional test of vitamin E status. *Am J Clin Nutr* 1987; **46**: 257–272

294 Novelli G.P., Bracciotti G., Falsini S. Spin-trappers and vitamin E prolong endurance to muscle fatigue in mice. *Free Radical Biol Med* 1990; **8**: 9–13

295 Olson J.A. Biological actions of carotenoids. *J Nutr* 1989; **119**: 94–95.

296 Packer L. Vitamin E, physical exercise and tissue damage in animals. *Med Biol* 1984; **62**: 105–109

297 Packer L. Protective role of vitamin E in biological systems. *Am J Clin Nutr* 1991; **53**: 1050S–1055S

298 Parker R.S. Carotenoids in human blood and tissues. *J Nutr* 1989; **119**: 101–104

299 Robertson J.D., Maughan R.F., Duthie G.G., Morrice P.C. Increased blood antioxidant systems of runners in response to training load. *Clin Sci* 1991; **80**: 611–618

300 Shahidi F., Wanasundara P.K.J.D. Phenolic antioxidants. *Crit Rev Food Sci Nutr* 1992; **32**: 67–103

301 Bargossi A.M., Fiorella P.L., Grossi G, *et al.* Antioxidant effects of exogenous ubiquinone (Q10) in high level endurance runners. In *Free Radicals and Antioxidants in Nutrition*. Richelieu Press, London, 1993, pp 63–74

302 Karlsson J. *Coenzyme Q*. Vitaminex AB, Norrkoping, Sweden, 1993

303 Powers S.K., Leeuwenburg van C. Exercise induced alterations in skeletal muscle antioxidant capacity: a brief review. *Med Sci Sports Exerc* 1990; **31**(7): 987–997

304 Volek J.S., Duncan N.D., Mazetti S. *et al.* Performance and muscle fiber adaptations to creatine supplementation and heavy resistance training. *Med Sci Sports Exerc* 1999; **31**(8): 1147–1156

305 Poortmans J.R., Francaux M. Long term creatine supplementation does not impair renal function in healthy athletes. *Med Sci Sports Exerc* 1999; **31**(8): 1108–1110

306 Spector S.A., Jackman M.R., Sabounjian L.A. *et al.* Effect of choline supplementation on fatigue in trained cyclists. *Med Sci Sports Exerc* 1995; **27**: 668–673

307 Fogelholm G.M., Mäveri H.K., Kai T.K. *et al.* Low-dose amino acid supplementation: no effects on serum human growth hormone and insulin in male weight lifters. *Int J Sport Nutr* 1993; **3**: 290–297

308 Hultman E., Aderblad G., Harper P. Carnitine administration as a tool to modify energy metabolism during exercise. *Eur J Appl Physiol* 1990; **62**: 450

309 Vecchiet L., Di Lisa F., Pieralisi G., Ripari P. *et al.* Influence of L-carnitine administration on maximal physical exercise. *Eur J Appl Physiol* 1990; **61**: 486–490

310 Brazy P., Mandel J. Does the availability of inorganic phosphate regulate cellular oxidative metabolism? *N Physiol Sci* 1986; **1**: 100–103

311 Lictman M., Miller D. Erythrocyte glycolysis, adenosine triphosphate and 2,3-diphosphoglycerate concentration and adenosine hydrolysis in uremic patients: relationship to extra-cellular phosphate. *J Lab Clin Med* 1970; **76**: 267–279

312 Lictman M., Miller D., Freeman R. Erythrocyte adenosine triphosphate depletion during hypophosphatemia in a uremic patient. *N Engl J Med* 1969;

280: 240–244

313 Cade R., Conte M., Zauner C. *et al*. Effects of phosphate loading on 2,3-diglycerate and maximal oxygen uptake. *Med Sci Sport Exerc* 1984; **16**: 263–268

314 Kreider R.B., Miller G.W., Williams M.H. *et al*. Effects of phosphate loading on oxygen uptake, ventilatory anaerobic threshold, and run performance. *Med Sci Sports Exerc* 1990; **22**: 250–255

315 Chasiotis D. Role of cyclic AMP and inorganic phosphate in the regulation of muscle glycogenolysis during exercise. *Med Sci Sport Exercs*. 1988; **20**: 545–550

316 Chanutin A., Curnish R. Effect of organic and inorganic phosphate on oxygen equilibrium and human erythrocytes. *Arch Biochem Biophys* 1969; **121**: 96–102

317 Mannix E.T., Stager J.M., Harris A., Farber M.O. Oxygen delivery and cardiac output during exercise following oral phosphate-glucose. *Med Sci Sport Exerc* 1990; 22: 341–347

318 Kreider R.B., Miller G.T.W., Schenck D. *et al*. Effects of phosphate loading on metabolic and myocardial responses to maximal and endurance exercise. *Int J Sport Nutr* 1992; **2**: 20–47

319 Bredle D., Stager J., Brechue W., Farber M. Phosphate supplementation, cardiovascular function, and exercise performance in humans. *J Appl Physiol* 1988; **65**: 1821–1826

320 Farber M., Carlone S., Palange P. *et al*. Effect of inorganic phosphate in hypoxemic chronic obstructive lung disease patients during exercise. *Chest* 1987; **92**: 310–312

321 Farber M., Sullivan T., Finberg N. *et al*. Effects of decreased O2 affinity of hemoglobulin on work performance during exercise in healthy humans. *J Lab Clin Med* 1984; **104**: 166–175

322 Hommen N., Cade R., Privette M., Dippy J. Effect of PO4 and various fluid replacement regimens on blood volume (BV), cardiac output (Qc) and endurance during bicycle exercise. *Southeast Am C Sport Med Proc* 1953; **15**: 577–578

323 Stewart I., McNaughten L., Davies P., Tristam S. Phosphate loading and the effects on VO2max in trained cyclists. *Res Quarterly* 1990; **61**: 80–84

324 Duffy D., Conlee R. Effects of phosphate loading on leg power and high intensity treadmill exercise. *Med Sci Sport Exerc* 1986; **18**: 674–677

325 Johnson W., Black D. Comparison of effects of certain blood alkalinizers and glucose upon competitive endurance performance. *J Appl Physiol* 1953; **5**: 577–578

326 Powers S., Dodd S. Caffeine and endurance performance. *Sports Med* 1985; **2**: 165–174

327 Graham T., McLean C. Gender differences in the metabolic response to caffeine. In Tarnopolski M. (ed.). *Gender Differences in Metabolism*. CRC Press, Boca Raton, 1999, pp 301–329

328 Nehlig A., Debry G. Caffeine and sports activity: a review. *Int J Sports Med* 1994; **15**: 215–223

329 Spriet L.L. Caffeine and performance. *Int J Sports Nutr* 1995; 5: S84–S99

330 Dodd S.L., Herb R.A., Powers S.K. Caffeine and exercise performance: an update. *Sports Med* 1993; **15**(1): 14–23

331 Dews P.B. Caffeine. *Ann Rev Nutr* 1982; 2: 323–341

332 Brouns F. The effect of athletic training and dietary factors on the modulation of muscle glycogen. In: Reilly T., Orme M. (eds). *The Clinical Pharmacology of Sport and Exercise*. Elsevier, Amsterdam, 1997, pp 181–197

333 Berglund B., Hemmingsson P. Effects of caffeine ingestion on exercise performance at low and high altitudes in cross-country skiing. *Int J. Sports Med* 1982; **3**: 234–236

334 Melia P., Pipe A., Greenberg L. The use of anabolic-androgenic steroids by Canadian students. *Clinical J Sports Med* 1996; **6**: 9–14.

335 Anselme F., Collomp K., Mercier B. *et al*. Caffeine increases maximal anaerobic power and blood lactate concentration. *Eur J Appl Physiol* 1992; **65**: 188–191

336 Collomp K., Ahmaidi S., Audran M. *et al*. Effects of caffeine ingestion on performance and anaerobic metabolism during the Wingate test. *Int J Sports Med* 1991; 12(5): 439–443

337 Graham T.E. The possible actions of methylxanthines on various tissues. In: Reilly T., Orme M. (eds). *The Clinical Pharmacology of Sport and Exercise*. Amsterdam, Elsevier, 1997, pp 257–270

338 Collomp K., Callaud A., Uadran M. *et al*. Influence du prise aigue ou chronique de caffeine sur la performance et les catecholamines au cours d'un exercise maximal. *CR Soc Biol* 1990; **184**: 87

339 Greer F., Friars D., Graham T. The effect of theophylline on endurance exercise and muscle metabolism. JAP 89 2000; 1837–1844.
340 Ivy J.L., Costill D.L., Fink W.J., Lower R.W. Influence of caffeine and carbohydrate feedings on endurance performance. *Med Sci Sports* 1979; **11**: 6–11
341 Cohen B.S., Nelson A.G., Prevost G.D. *et al.* Effects of caffeine ingestion on endurance racing in heat and humidity. *Eur J Appl Physiol* 1966; **73**: 358–363.
342 Kovacs E.M., Stegen H.C.H., Brouns F. Effect of caffeinated drinks on substrate metabolism, caffeine excretion, and performance. *J Appl Physiol* 1998; **85**(2): 709–715
343 Clinton R.B., Anderson M.E., Fraser F.F. *et al.* Enhancement of 2000 m rowing performance after caffeine ingestion. *Med Sci Sports Exerc* 2000; **32**(11): 1958–1963
344 MacIntosh B.R., Wright B.M. Caffeine ingestion and performance of a 1500 meter swim. *Can J Appl Physiol* 1995; **20**: 168–177
345 Pasman W.J., van Baak M.A., Jeukendrup A.E., de Haan A. The effect of different dosages of caffeine on endurance performance time. *Int J Sports Med* 1995; **16**: 225–230
346 Spiller M.A. The chemical components of coffee. In: Spiller G.A. (ed.). *Caffeine*. CRC Press, 1998, pp 97–161.
347 Wemple R.D., Lamb D.R., McKeever K.H. Caffeine vs caffeine-free sports drinks: effects on urine production at rest and during prolonged exercise. *Int J Sports Med* 1997; **18**: 40–46
348 Wiles J.D., Bird S.R., Hopkins J., Riley M. Effect of caffeinated coffee on running speed, respiratory factors, blood lactate and perceived exertion during 1500-m treadmill running. *Br J Sp Med* 1992; **26**: 116–120
349 Sobal J., Marquart L.F. Vitamin/mineral supplements use among athletes. *Int J. Sport Nutr* 1994; **4**: 320–334
350 Barr S.I. Nutrition knowledge of female varsity athletes and university students. *J Am Diet Assoc* 1987; **87**: 1660–1664
351 Campbell M.L., MacFayden K.L. Nutrition knowledge, beliefs and dietary practices of competitive swimmers. *Can Home Econ J* 1984; **34**: 47–51
352 Faber M., Spinnlerbenade A.J. Nutrient intake and dietary supplementation in body builders. *S Afr Med J* 1987; **72**: 831–834
353 Frederick L., Hawkins S.T. A comparison of nutrition knowledge and attitudes, dieting practices, and bone densities of postmenopausal women, female college athletes, and non-athletic women. *J Am Diet Assoc* 1992; **92**: 299–305
354 Grandjean, A.C. Profile of nutritional beliefs and practices of the elite athletes. In: Butts N.K., Gushiiken T., Zarins B. (eds.). *The Elite Athlete*. Spectrum, New York, 1985, pp 239–247
355 Grandjean A.C. Vitamins, diet and the athlete. *Clin Sports Med* 1983; **2**: 105–114
356 Graves K.L., Farthing M.C., Smith S.A., Turchi J.M. Nutrition training, attitudes, knowledge, recommendations, responsibility and resource utilisation of high school coaches and trainers. *J Am Diet Assoc* 1991; **91**: 321–324
357 Parr R.B., Porter M.A., Hodgson S.C. Nutrition knowledge and practices of coaches, trainers, and athletes. *Phys Sportsmed* 1984; **12**: 127–138
358 Short S.H., Short W.R. Four year study of university athletes' dietary intake. *J Am Diet Assoc* 1983; **82**: 632–645
359 Soper J., Carpenter R.A., Shannon B.M. Nutrition knowledge of aerobic dance instructors. *J Nutr Educ* 1992; **24**: 59–66
360 Werblow J.T., Fox H.M., Henneman A. Nutritional knowledge, attitudes and food patterns of women athletes. *J Am Diet Assoc* 1978; **73**: 242–245
361 Worme J.D., Doubt T.J., Singh A. *et al.* Dietary patterns, gastrointestinal complaints, and nutrition knowledge of recreational athletes. *J Am Diet Assoc* 1990; **51**: 690–697
362 Brill J.B., Keane M.W. Supplementation patterns of competitive male and female body builders. *Int J Sport Nutr* 1994; **4**: 398–412
363 Kleiner S.M., Bazzarre T.L., Litchford M.D. Metabolic profiles, diet, and health practices of championship male and female bodybuilders. *J Am Diet Assoc* 1990; **90**: 962–967
364 Walberg-Rankin J., Eckstein Edmonds C., Gwazdauskas F.C. Diet and weight changes of female bodybuilders before and after competition. *Int J Sport Nutr* 1993; **3**: 87–102
365 Brooks-Gunn J., Warren M.P., Hamilton L.H. The relation of eating problems and amenorrhea in ballet dancers. *Med Sci Sports Exerc* 1987; **19**: 41–44
366 Davis C., Cowles M. A comparison of weight and diet concerns and

personality factors among female athletes and non-athletes. *J Psychom Res* 1989; **33**(5): 527–536

367 Pasman L., Thompson J.K. Body image and eating disturbance in obligatory runners, obligatory weightlifters and sedentary individuals. *Int J Eating Disorders* 1988; **7**(6): 759–769

368 Rosen L.W., McKeag D.B., Hough D.O., Curley V. Pathogenic weight control behaviour in female athletes. *Phys Sportsmed* 1986; **14**(1): 79–95

369 Rucinski A. Relationship of body image and dietary intake of competitive ice-skaters. *J Am Diet Assoc* 1989; **89**: 98–100

370 Sundgot-Borgen J., Corbin C.B. Eating disorders among female athletes. *Phys Sportsmed* 1987; **15**(2): 89–95

371 Walberg J.L., Johnston C.S. Menstrual function and eating behaviour in female recreational weight lifters and competitive body builders. *Med Sci Sports Exerc* 1991; **23**: 30–36

372 Evers C.C. Dietary intake and symptoms of anorexia nervosa in female university dancers. *J Am Diet Assoc* 1987; **87**: 66–68

373 Wilmore J.H. Eating and weight disorders in female athletes. *Int J Sport Nutr* 1991; **1**: 104–117

374 Sundgot-Borgen J. Prevalence of eating disorders in elite female athletes. *Int J Sport Nutr* 1993; **3**: 29–40

375 Campbell Sandri S. On dancers and diet. *Int J Sport Nutr* 1993; **3**: 334–342

376 Gordon S. *Off Balance: The Real World of Ballet*. McGraw Hill, New York, 1981

377 Gordon S. The demands of dance training. In: Peterson D., Lapenskie G., Taylor A.W. (eds). *The Medical Aspects of Dance*. Sports Dynamics, London, Ontario, 1986, pp 5–13

378 Hamilton L.H., Brooks-Gunn J., Warren M.P. Socio-cultural influences on eating disorders in professional female ballet dancers. *Int J Eating Disorders* 1985; **5**: 465–477

379 Hamilton L.H., Brooks-Gunn J., Warren M.P., Hamilton W.G. The role of selectivity in the pathogenesis of eating problems in ballet dancers. *Med Sci Sports Exerc* 1988; **20**: 560–565

380 Beals K.A., Manore M.M. Prevalence and consequences of subclinical eating disorders in female athletes. *Int J Sport Nutr* 1994; **4**: 175–195

381 Brownell K.D., Steen S.N., Wilmore J.H. Weight regulation practices in athletes: analysis of metabolic and health effects. *Med Sci Sports Exerc* 1987; **19**: 546–556

382 Horswill G.A. Weight loss and weight cycling in amateur wrestlers: implications for performance and resting metabolic rate. *Int J Sport Nutr* 1993; **3**: 245–260

383 Lakin J.A., Steen S.N., Opplinger R.A. Eating behaviours, weight loss methods and nutritional practices among school wrestlers. *J Comm Health Nurs* 1990; **7**: 59–67

384 Steen S.N., Brownell K.D. Patterns of weight loss and regain in wrestlers: has the tradition changed? *Med Sci Sports Exerc* 1990; **22**: 762–768

385 Tipton CM., Tcheng T.K. Iowa wrestling study: weight loss in high school students. *J Am Med Assoc* 1970; **214**: 1269–1274

386 Weissinger E., Housh T.J., Johnson G.O., Evans S.A. Weight loss in high school wrestling: Wrestler and parent perceptions. *Ped Exerc Sci* 1991; **3**: 64–73

387 Clark N. How to help the athlete with bulimia: practical tips and a case study. *Int J Sport Nutr* 1993; **3**: 450–460

388 Blomstrand E. *et al*. Brached chain amino acids during exercise: effects on performance and plasma concentration of some amino acids. *Eur J Physiol* 1991; **63**: 83–88

389 Van Hall G. *et al*. Ingestion of brached chain amino acids and tryptophan during sustained exercise in man: failure to affect performance. *J Physiol* 1996; **494**: 899–905

390 Blomstrand E., Hassmen P., Ek S., Ekblom B. *et al*. Influence of ingesting a solution of branched chain amino acids on perceived exertion during exercise. *Acta Physiol Scand* 1997; **159**: 41–49

391 Madsen K. *et al*. Effect of glucose, glucose plus branched chain amino acids or placebo on 100 km cycling performance. *J Appl Physiol* 1996; 2644–2650

392 Vukovich M.D. *et al*. Carnitine supplementation: effect on muscle carnitine and glycogen content during exercise. *Med Sci Sports Exerc* 1994; **26**(9): 1122–1129

393 Trappe S. *et al*. The effects of L-carnitine supplementation and performance in man. *Int J Sports Med* 1994; **15**(4): 181–185

394 Lambert M. *et al*. Failure of commercial oral aminoacid supplements to

increase serum growth hormone secretions in male body builders. *Int Sports Nutr* 1993; **3**: 298–305

395 Anderson R.A., Brantner J.H., Polansky M.M. An improved assay for biologically active chromium. *J Agric Food Chem* 1978; **26**: 1219–1221

396 Evans G.W., Bowman T.D. Chromium picolinate increases membrane fluidity and rate of insulin internalisation. *J Inorgan Biochem* 1992; **46**: 243–250

397 Evans G.W., Pouchnik D.K. Composition and biological activity of chromium-pyridine carboxylate complexes. *J Inorgan Biochem* 1993; **49**: 177–187

398 Kaats G.R., Fisher J.A., Blum K., Adelman J.A. The effects of chromium picolinate supplementation on body composition in different age groups. *Am Aging Assoc Abstracts* 1991; **21**: 10

399 Toepfer E.W., Mertz W., Polansky M.M., *et al.* Preparation of chromium-containing material of glucose tolerance factor activity form Brewer's yeast extracts and synthesis. *J Agric Food Chem* 1977; **25**: 162–165

400 Clarkson P.M. Nutritional ergogenic aids: chromium, exercise and muscle mass. *Int. J. Sport Nutr* 1991; **1**: 289–293

401 Moore R.J., Friedl K.E. Physiology of nutritional supplements: chromium picolinate and vanadyl sulfate. *Nat Strength Cond Assoc J* 1992; **14**(3): 47–51

402 Whitmire D. Vitamins and minerals: a perspective in physical performance. In: Berning J.R., Steen S.N. (eds). *Sports Nutrition for the 90's*. Aspen, MD, Gaithersbury, 1991, pp 129–151

403 Lefavi R.G., Anderson R.A., Keith R.E. *et al.* Efficacy of chromium supplementation in athletes: emphasis on anabolism. *Int J Sport Nutr* 1992; **2**: 111–122

404 Clancy S.P., Clarckson P.M., Decheke M.E. *et al.* Effects of chromium picolinate supplementation on body composition, strength and urinary chromium losses in football players. *Int J Sport Nutr* 1994; **4**: 142–153

405 Anderson R.A., Bryden N.A., Polansky M.M., Thorp J.W. Effects of carbohydrate loading and underwater exercise on circulating cortisol and urinary losses of chromium and zinc. *Eur J Appl Physiol* 1991; **63**: 146–150

406 Parry Billings M. *et al.* Plasma aminoacid concentrations in the overtraining syndrome: possible effects on the immune system. *Med Sci Sports Exerc* 1992; **24**: 1353–1358

407 Castell L.M. *et al.* Does glutamine have a role in reducing infections in athletes? *Eur J Appl Physiol* 1996; **73**: 488–490

408 Pedersen B.K. and Rohde T. (1997) Exercise, glutamine and the immune system. In Pedersen B.K. (ed.). *Exercise Immunology*. Springer-Verlag, Heidelberg, 1997, pp 75–87

409 Adopo E., Peronnet F., Massicotte D. *et al.* Respective oxidation of exogenous glucose and fructose given in the same drink during exercise. *J Appl Physiol* 1994; **76**: 1014–1019

410 Wurtman R.J., Hirsch M., Growdon J.H. Lecithin consumption raises serum free choline levels. *Lancet* 1977; **ii**: 68–69

411 Blusztajn J.K. *et al.* Phosphatidylcholine as precursor of choline for acetylcholine synthesis. *J Neurol Transm Suppl* 1987; **24**: 247–259

412 Allworden von H.N. *et al.* The influence of lecithin on plasma choline concentrations in triathletes and adolescent runners during exercise. *Eur J Appl Physiol* 1993; **67**: 87–91

413 Wurtman R.J., Lewis M.C. Exercise, plasma composition and neurotransmission. In: Brouns F. (ed.). *Advances in Nutrition and Topsport. Med Sportsci* Vol 32. Karger, Basel, 1991, pp 94–109

414 Zeisel S.H., Growdon J.H., Wurtman R.J. Normal plasma choline response to ingested lecithin. *Neurology* 1980; **30**: 1226–1229

415 Blusztajn J.K., Wurtman R.J. Choline and cholinergic neurons. *Science* 1983; **221**: 614–620

416 Maire J.-C., Wurtman R.J. Effects of electrical stimulation and choline availability on release and contents of acetylcholine and choline in superfused slices from rat striatum. *J Physiologie* 1985; **80**: 189–195

417 Bierkamper G.G., Goldberg A.M. Release of acetylcholine from the vascular perfused rat phrenic nerve-hemidiaphragm. *Brain Res* 1980; **202**: 234

418 Freeman J. Plasma choline: its turnover and exchange with brain choline. *J Neurochem* 1975; **24**: 729–734

419 Tucek S. *Acetylcholine Synthesis in Neurons*. Chapman & Hall, London, 1978.

420 MacIntosh F.C., Collier, B. *The Neurochemistry of Cholinergic Terminals. Handbook of Experimental Pharmocology of Neuromuscular Junction*. Springer Verlag, Berlin, 1976, pp 99–228

421 Wurtman R.J. Alzheimer's disease. *Sci American* 1985; **252**: 62–75

422 Xia N. *Effects of Dietary Choline Levels on Human Muscle Function*. Boston University College of Engineering, 1991

423 Krnjevic K., Miledi R. Presynaptic failure of neuromuscular propagation in rats. *J Physiol* 1959; **149**: 1–22

424 Pagala M.K.D., Namba T. Failure of neuromuscular transmission and contractility during muscle fatigue. *Muscle Nerve* 1984; **7**: 454–464

425 Liley A.W., North K.A.K. An electrical investigation of effects of repetitive stimulation on mammalian neuromuscular junction. *J Neurophysiol* 1952; **16**: 509–527

426 Conlay L., Wurtman R.J., Blusztajn J.K. *et al.* Marathon running decreases plasma choline concentration. *N Engl J Med* 1986; **315**: 892

427 Sandage B.W., Sabounjian L., White R., Wurtman R.J. Choline citrate may enhance athletic performance. *Physiologist* 1992; **35**: 236

428 Harless S.J., Turbes C.C. Choline-loading: specific dietary supplementation for modifying neurologic and behavioral disorders in dogs and cats. *Vet Med/Small Anim Clin* 1982; 1223–1231

429 Hirsch M.J., Wurtman R.J. Lecithin consumption elevates acetylcholine concentrations in rat brain and adrenal gland. *Science* 1978; **202**: 223–235

430 Arner P.E., Kriegholm E., Engfeldt P., Bolinder J. Adrenergic regulation of lipolysis *in situ* at rest and during exercise. *J Clin Invest* 1990; **85**: 893–898

431 Bergström J., Hultman E., Jorfeldt L., *et al.* Effect of nicotinic acid on physical work capacity and on metabolism of muscle glycogen in man. *J Appl Physiol* 1969; **26**: 170–176

432 Douglas B.R., Jansen J.B.M.J., Jong de A.J.L., Lamers L.B.H.W. Effects of various triglycerides on plasma cholecystokinin levels in rats. *J Nutr* 1990; **120**: 686–690

433 Engel A.G., Rebouche C.J. Carnitine metabolism and inborn errors. *J Inherit Metabol Dis* 1984; **7**: 38–43

434 Fritz I.B. The metabolic consequences of the effects of carnitine on long-chain fatty acid oxidation. In: Gran F.C. (ed.). *Cellular Compartmentalization and Control of Fatty Acid Metabolism*. Academic Press, New York, pp 39–63

435 Geser C.A., Müller-Hess R., Jéquier E., Felber J.P. Oxidation rate of carbohydrates and lipids, measured by indirect calorimetry, after administration of long-chain (LCT) and medium-chain triglycerides (MCT) in healthy subjects. *Ernährung in der Medizin* 1974; **1**: 71–72

436 Gollnick P.D., Ianuzzo C.D., King D.W. Ultrastructural and enzyme changes in muscles with exercise. In: Pernow B., Saltin B. (eds). *Advances in Experimental Medicine and Biology*, Vol 11. Plenum Press, New York/London, 1971, pp 69–86

437 Gollnick P.D., Saltin B. Significance of skeletal muscle oxidative enzyme enhancement with endurance training. *Clin Physiol* 1982; **2**: 1–12

438 Gollnick P.D., Saltin B. Fuel for muscular exercise: role of fat. In: *Exercise, Nutrition and Energy Metabolism*. Macmillan, New York, 1988, pp 71–88

439 Green H.J., Houston M.E., Thomson J.A. *et al.* Metabolic consequences of supramaximal arm work performed during prolonged submaximal leg work. *J Appl Physiol* 1979; **46**: 249–255

440 Helge J.W., Richter E.A., Kiens B. Interaction of training and diet on metabolism and endurance during exercise in man. *J Physiol* 1996; **492**: 293–306

441 Helge J.W., Kiens B. Muscle enzyme activity in man: role of substrate availability and training. *Am J Physiol* 1997; **272**: R1620–R1624

442 Hoppel C.L., Davis A.T. Inter-tissue relationship in the synthesis and distribution of carnitine. *Biochem Soc Trans* 1986; **14**: 673–674

443 Hoppeler H., Lüthi P., Claassen H. *et al.* The ultrastructure of the normal human skeletal muscle. A morphometric analysis on untrained men, women and well-trained orienteers. *Pflügers Archives* 1973; **344**: 217–232

444 Jansson E., Kaijser L. Effect of diet on the utilization of blood-borne and intramuscular substrates during exercise in man. *Acta Physiol Scand* 1982; **115**: 19–30

445 Jansson E., Kaijser L. Leg citrate metabolism at rest and during exercise in relation to diet and substrate utilization in man. *Acta Physiol Scand* 1984; **122**: 145–153

446 Jeukendrup A.E., Saris W.H.M., Schrauwen P. *et al.* Metabolic availability of medium-chain triglycerides coingested with carbohydrates during prolonged exercise. *J Appl Physiol* 1995; **79**: 756–762

447 Jeukendrup A.E., Saris W.H.M., Diesen van R. *et al.* Effect of endogenous carbohydrate availability on oral medium-chain triglyceride oxidation during prolonged exercise. *J Appl Physiol* 1996; **80**: 949–954

448 Jeukendrup A., Saris W., Brouns F. *et al.* Effects of carbohydrate (CHO) and fat supplementation on CHO metabolism during prolonged exercise. *Metabolism*

1996; **45**: 915–921

449 Jeukendrup A.E., Thielen J.J.H.C., Wagenmakers A.J.M. *et al*. Effect of MCT and carbohydrate ingestion on substrate utilization and cycling performance. *Am J Clin Nutr*, 1998; **67**: 397–404.

450 Johannessen A., Hagen C., Galbo H. Prolactin, growth hormone, thyrotropin, 3,5,3′ triiodothyronine, and thyroxine responses to exercise after fat- and carbohydrate-enriched diet. *J Clin Endocrinol Metabol* 1981; **52**: 56–61

451 Kiens B., Éssen-Gustavsson B., Christensen N.J., Saltin B. Skeletal muscle substrate utilization during submaximal exercise in man: effect of endurance training. *J Physiol* 1993; **469**: 459–478

452 Kiens B., Kristiansen S., Jensen P. *et al*. Membrane associated fatty acid binding protein (FABPpm) in human skeletal muscle is increased by endurance training. *Biochem Biophys Res Comm* 1997; **231**: 463–465

453 Lambert E.V., Speechly D.P., Dennis S.C., Noakes T.D. Enhanced endurance in trained cyclists during moderate intensity exercise following 2 weeks' adaptation to a high fat diet. *Eur J Appl Physiol* 1994; **69**: 287–293

454 Leddy J., Horvath P., Rowland J., Pendergast D. Effect of a high or a low fat diet on cardiovascular risk factors in male and female runners. *Med Sci Sports Exerc* 1997; **29**: 17–25

455 Massicotte D., Péronnet F., Brisson G.R. Oxidation of exogenous medium-chain free fatty acids during prolonged exercise: comparison with glucose. *J Appl Physiol* 1992; **73**: 1334–1339

456 Miller W.C., Bryce G.R., Conlee R.K. Adaptations to a high-fat diet that increase exercise endurance in male rats. *J Appl Physiol* 1984; **56**: 78–83

457 Morgan T.E., Cobb L.A., Short F.A. *et al*. Effects of long-term exercise on human muscle mitochondria. In: Pernow B., Saltin B. (eds). *Advances in Experimental Medicine and Biology*, Vol 11. Plenum Press, New York/London, 1971, pp 87–95

458 Muoio D.M., Leddy J.J., Horvath P.J. *et al*. Effect of dietary fat on metabolic adjustments to maximal VO2 and endurance in runners. *Med Sci Sports Exerc* 1994; **26**: 81–88

459 Phinney S.D., Bistrian B.R., Evans W.J. *et al*. The human metabolic response to chronic ketosis without caloric restriction: preservation of submaximal exercise capability with reduced carbohydrate oxidation. *Metabolism* 1983; **32**: 769–777

460 Pratt C.A. Lipoprotein lipase and triglyceride in skeletal and cardiac muscles of rats fed lard or glycose. *Nutr Res* 1989; **9**: 47–55

461 Romijn J.A., Coyle E.F., Sidossis L.S. *et al*. Regulation of endogenous fat and carbohydrate metabolism in relation to exercise intensity and duration. *Am J Physiol* 1993; **265**: E380–E391.

462 Soop M., Björkman O., Cederblad G., Hagenfeldt L. Influence of carnitine supplementation on muscle substrate and carnitine metabolism during exercise. *J Appl Physiol* 1988; **64**: 2394–2399.

463 Van der Vusse G.J., Reneman R.S. Lipid metabolism in muscle. In: Rowell L.B., Shepherd J.T. (eds). *Handbook of Physiology, Section 12: Exercise: Regulation and Integration of Multiple Systems*. Oxford University Press, New York, 1996, pp 952–994

464 Van Zyl C.G., Lambert E.V., Hawley J.A. *et al*. Effects of medium-chain triglyceride ingestion on carbohydrate metabolism and cycling performance. *J Appl Physiol*, 1996; **80**(6): 2217–2225

465 Lambert E.V., Goedecke J., Zyl C., Murphy K., Hawley J.A., Noakes T.D., Dennis S.C. High fat diet versus habitual diet prior to carbohydrate loading: effect of exercise metabolism and cycling performance. *Int J Sport Nutr Exerc Metab* 2001; **11**(2): 209–225

466 Vukovich M.D., Costill D.L., Hickey M.S. *et al* Effect of fat emulsion and fat feeding on muscle glycogen utilization during cycle exercise. *J Appl Physiol* 1993; **75**: 1513–1518

467 Wahrenberg H., Engfeldt P., Bolinder J., Arner P. Acute adaptation in adrenergic control of lipolysis during physical exercise in humans. *Am J Physiol* 1987; **253**: E383–E390

468 Björkman O. Fuel utilization during exercise. In: Benzi G., Packer L., Siliprandi N. (ed). *Biochemical Aspects of Physical Exercise*. Elsevier, Amsterdam, 1986, pp 245–260

469 Newsholme E.A. Basic aspects of metabolic regulation and their application to provision of energy in exercise. In: Poortmans J.R. (ed.). *Principles of Exercise Biochemistry. Med Sport Sci*. Karger, Basel, 1988, pp 40–77

470 Newsholme E.A. Application of knowledge of metabolic integration to the problem of metabolic limitations in sprints, middle distance and marathon

running. In: Poortmans J.R. (ed.). *Principles of Exercise Biochemistry. Med Sports Sci.* Karger, Basel, 1988, pp 194–211

471 Beckers E.J., Jeukendrup A.E., Brouns F. *et al.* Gastric emptying of carbohydrate–medium chain triglyceride suspensions at rest. *Int J Sports Med* 1992; **13**: 581–584

472 Janssen G.M.E., Scholte H.R., Vaaandrager-Verduin M.H.M., Ross J.D. Muscle carnitine level in endurance training and running a marathon. *Int J Sports Med* 1989; **10**: S153–S155

473 Vukovich M.D., Costill D.L., Fink W.J. L-Carnitine supplementation: effect on muscle carnitine content and glycogen utilization during exercise (abstract). *Med Sci Sports and Exerc* 1994; **26**: S8

474 Maassen N., Schröder P., Schneider G. Carnitine does not enhance maximum oxygen uptake and does not increase performance in endurance exercise in the range of one hour (abstract). *Int J Sports Med* 1995; **15**: 375

475 Trappe S.W., Costill D.L., Goodpaster B. *et al.* The effects of L-carnitine supplementation on performance during interval swimming. *Int J Sports Med* 1994; **15**: 181–185

476 Jeukendrup A., Brouns F. Nutrition for endurance sports: from theory to practice. In: Jeukendrup A., Brouns M., Brouns F. *Advances in Training and Nutrition for Endurance Sports.* Isostar Sports Nutrition Foundation Conference Proceedings

477 Freeman J.J., Jenden D.J. The source of choline for acetyl choline synthesis in brain. *Life Sci* 1976; **19**(7): 949–961

478 Heinonen O.J. Carnitine and physical exercise. *Sports Med* 1996; Aug 22(2): 109–132

479 Singh A., Moses F.M., Deuster P.A. Chronic multivitamin-mineral supplementation does not enhance physical performance. *Med Sci Sports Exercise* 1992; **24**(6): 726–732

480 Weight I.M., Myburgh K.H., Noakes T.D. Vitamin and mineral supplementation: effect on the running performance of trained athletes. *Am J Clin Nutr* 1988; **47**: 192–195

481 American College of Sports Medicine. Roundtable: The physiological and health effects of oral creatine supplementation. *Med Sci Sports Exercise* 1999; **32**(93): 707–717

482 Davis J.M., Welsh R.S., De Volve K.L., Alderson N.A. Effects of branched chain amino acids and carbohydrate on fatigue during intermittent high intensity running. *Int J Sports Med* 1999; **20**: 309–314

483 Weller E., Bachert P., Meinck H.M. *et al.* Lack of effect of oral magnesium supplementation on Mg in serum blood cells and calf muscle. *Med Sci Sports Exercise* 1997; **30**(11): 1584–1591

484 Burke L.M., Hawley J.A., Angus D.J. *et al* Adaptions to short-term high fat diet persist during exercise despite high carbohydrate availability. *Med Sci Sports Exercise* 2002; **34**(1): 83–91

485 Hoppeler H., Billeter R., Horvath P.J., Leddy J.J., Pendergast D.R. Muscle structure with low and high fat diets in well trained male runners. *Int J Sports Med* 1999; **20**: 522–526

486 Whitley H.E., Humphreys S.M., Campbell I.T. *et al.* Metabolic and performance responses during endurance exercise after high-fat and high-carbohydrate meals. *J Appl Physiol* 1998; **85**(2): 418–424

487 Burke L.M., Claassen A., Hawley J.A., Noakes T.D. Carbohydrate intake during prolonged cycling minimizes effect of glycemic index of preexercise meal. *J Appl Physiol* 1998; **85**(6): 2220–2226

488 Balsom P.D., Wood K., Olsson P., Ekblom B. Carbohydrate intake and multiple sprint sports: with special reference to football (soccer) *Int J Sports Med* 1999; **20**: 48–52

489 Tsintzas K. and Williams C. Human muscle glycogen metabolism during exercise: effect of carbohydrate supplementation. *Sports Med* 1998; Jan 25(1): 7–23

490 Pitsiladis Y.P., Smith I., Maughan R.J. Increased fat availability enhances the capacity of trained individual to perform prolonged exercise. *Med Sci Sports Exercise* 1999; **31**(11): 1570–1579

491 Gisolfi C.V., Summers R.W., Lambert G.P., Xia T. Effect of beverage osmobility on intestinal fluid absorption during exercise. *J Appl Physiol* 1998; **85**(5): 1941–1948

492 Jeukendrup A.E., Wagenmakers A.J.M., Stegen J.H. *et al.* Carbohydrate ingestion can completely suppress endogenous glucose production during exercise. *Am J Physiol* 1999; 276 (endocrinol metab 39) E672–E683.

493 Graham T. Caffeine and Coffee: A useful supplement? Insider News on Sports Nutrition, Isostar Sport Nutrition Foundation. 1998; **6**(2): 1–8

Índice Alfabético

A

α-amilase, 11
Absorção
- de cálcio, 60, 61
- de cromo, 70
- de ferro, 63
- de fosfato, 62
- de magnésio, 59
- de potássio, 57
- de ribose, 89
- de zinco, 66
Acetilcolina, 92, 93
Ácido(s)
- ascórbico (vitamina C), 74, 84
- graxo(s) (AG)
- - captação dos, pelo músculo, 23, 24
- - livre (AGL), 31
- - ômega-3, 31-33
- - oxidação dos, 10, 25-33
- - - pelo músculo, 24, 25
- - poliinsaturados, 31-33
- lático (lactato), 24, 45
- - intracelular, 44
- - produção, 99
Acidose, 62, 91
Acil-CoA sintetase gordurosa, 26
Adenilato ciclase, 28
Adenina nucleotídio total (TAN), 89
Adenosina
- difosfato (ADP), 81
- monofosfato (AMP), 28, 89
- trifosfato (ATP), 8, 24, 81, 122
α-dextrinase, 11
Adipócito, 22
Adrenalina, 21
Adrenocorticotrófico, hormônio (ACTH), 23
Aeróbica, 3
Água
- compartimentos, 43-45
- conteúdo, 43
- perda de, 45, 47
- renovação energética (*turnover*), diária total, 47
Alanina, 36
Albumina, 22, 34, 84
Alcalose, 62
Ameixas, 116
Amido, 7, 11
- em suspensão, 15
- hidrolisado, 17
Amenorréia, 75
Aminoácido(s) (AA), 34, 35, 93-96, 124
- arginina, 94
- de cadeia ramificada (AACR), 35, 94-96, 124
- - suplementação dos, 95
- degradação de, 124
- essencial, 34, 35
- glutamina, 96
- - influência dos exercícios, 96
- - plasmática, 96
- - suplementação com, 96
- individuais, 93-96
- influência do exercício, 35
- ornitina, 94
- oxidação dos, 124
- plasmáticos, 34, 35
- reservatório de, 34
- suplementação, 93, 94
- triptofano, 94-96
- - cerebral, 95
- - plasmático, 95
- - suplementação de, 95
Amônia, fadiga e, 96
3'5'-AMP, 28
Anemia
- por deficiência de ferro, 63
- pseudo, 63
Angústia gastrintestinal, 18
Anorexia, 107-109
Antioxidante(s), 81-86
- classes de compostos nutricionais, 85
- co-fatores, 83, 84
- com baixa pressão do oxigênio, 84
- definição, 85
- hidrossolúvel, 83
- lipossolúvel, 83
- mecanismos de defesa nos sistemas biológicos, 83
Apo A1/Apo B, relação, 31
Apolipoproteína B, 31
Arginina, 90, 94
Arroz, 111, 115
- branco, 115
- integral, 111, 115
Aspartato, 96
- de magnésio, 96
- de potássio, 96
- efeito estimulante, 96
- suplementação, 96
Aspecto(s) nutricional(ais)
- dos macronutrientes, 5-40
- - carboidratos, 7-20
- - - ingestão, durante o exercício, 13-17
- - - ingestão, em repouso, 17-19
- - - medidas para modulação do glicogênio, 19
- - - reservas de, 7-13
- - gordura, 21-33
- - - oxidação dos ácidos graxos, 25-33
- - - reservas de, 22-25
- - proteína, 34-40
- - - ingestão de, 37-39
- - - reservas de, 34-37
- - - suplementação com, 39
- dos micronutrientes, 55-86
- - antioxidantes, induzidos pelo exercício, 81-86
- - - compostos que agem como, 85
- - - defesas, nos sistemas biológicos, 84
- - - definição de, 85
- - - moléculas não-enzimáticas, 84, 85
- - minerais, 57-67
- - - reposição de, 66
- - - reservas, 57
- - - suplementação de, 66
- - oligoelementos, 68-71
- - - estado dos, 68
- - - reposição, 71
- - - suplementação, 71
- - radicais livres, induzidos pelo exercício, 81-86
- - - descrição de, 82
- - - no desporto, 85, 86
- - - produção de, 82, 83
- - - sistemas enzimáticos, 83, 84
- - - sistemas proteináceos não-enzimáticos, 84
- - vitaminas, 72-80
- - - estado das, 72
- - - influência do exercício e, 72-75
- - - restauração, 75-77
- - - suplementação de, 75-77
- - - utilização de, e minerais pelos atletas, 77-79
Atleta(s)
- distúrbios alimentares em, 107-109
- - anorexia, 107, 108
- - bulemia, 107, 108
- - controle do peso
- - - comportamento obsessivo, 107
- - - hábitos alimentares, 108
- - - perda rápida de peso, 108
- - métodos patogênicos de controle ponderal, 107
- - osteoporose, 107
- - tendinites crônicas, 107
- vegetariano, 3
- - ingestão de vitamina, 76
α-tocoferol (vitamina E), 74, 75, 84, 85

B

β-adrenérgica, atividade, 26
β-adrenorreceptor, 26
Balé, 3
Bananas, 114, 115
- amadurecimento das, 114
- - modificação na composição, 114
- cruas, 111
- verdes, 114
Batata(s)
- cozidas, 111, 115
- instantânea, 115
β-caroteno (provitamina A), 84, 85
Bebida(s)
- aromatizada, 52
- "desportivas" energizantes, 53
- hipertônica, 53
- hipotônica, 53
- isotônica, 53
- "para desenhista", 53

- para o desportos, 112, 113
- - palatabilidade da, 113
- para reidratação, 53
β-Hidroxiacil-CoA desidrogenase, 31, 32
Biatlo, 46
Bicarbonato de sódio, 99
- angústia gastrintestinal, 99
- efeito ergogênico, 99
- função, 99
- ingestão de, 99
- suplementação com, 99
Bilirrubina, 84
Biotina, 74
Biscoito
- de farinha de aveia, 116
- de trigo integral, 115
Bolo, de chocolate, 100
Boxe, 3
Bulimia, 107-109

C

Café, 99, 100
Cafeína (CAF), 26, 28, 32, 99-105
- consumo, 99
- conteúdo em, 100
- efeitos, 99
- - colaterais da, 104, 105
- - ergogênico, 100-102
- - sobre o balanço hídrico, 104
- - sobre o desempenho de *endurance*, 102, 103
- - sobre o sistema nervoso central, 101, 102
- - viciantes, 102, 103
- eventos
- - de alta velocidade, 103
- - de força e de potência, 103
- momento apropriado para ingestão, 103, 104
- níveis de detecção da, 104
Cãibra, 59
Cálcio, 60-62
- absorção, 60
- excreção urinária, 61
- fontes de, 61
- fosfato e, 62
- influência do exercício, 61
- ingestão de, 61, 62
- na mulher, 60, 61
- no homem, 60
- perdas através do suor, 61
- plasmático, 60, 61
- quantidade dietética recomendada, 60, 62
- renovação óssea, 60, 61
- secreção, 60
Calor
- aclimatação ao, 74
- exaustão induzida pelo, 1
- transferência do, 1
Carboidrato, 7-20
- ciclo do ácido cítrico e, 10
- desjejum pré-jogo, 15
- fontes de, 14, 15
- ingestão de
- - durante o exercício, 13-17
- - em repouso, 17-19
- liberado durante exercício muscular, 7-13
- medidas para modulação do glicogênio, 19
- momento da ingestão de, 115-117
- oral, 13
- oxidação do, durante o exercício, 15
- quantidade ingerida após o exercício, 114
- quantidade necessária antes do exercício, 110, 111
- relação gordura-carboidrato, 29
- reservas de, 7-13
- tipos de, 114-116
- utilização de, 13, 14, 21
Carbono, dióxido de, 16
Cardiomiopatia, 70
Carnitina-acil-transferase, 26
Catalase, 83
Catecolamina, 23
Cerejas, 116
Ceruloplasmina, 68, 84
Chá, 99, 100
Chocolate, 100
Cianocobalamina, 73
Ciclo do ácido cítrico, 10, 21, 73, 122, 124
Cicloergômetro, 96
Cloro
- em homeostasia do líquido, 44
- quantidade dietética recomendada, 60
Cobre, 68, 69
- deficiência, 68
- estado, 69
- fonte, 69
- influência do exercício, 68, 69
- ingestão de, 69
- perda, 69
- quantidade dietética recomendada, 69
Colecistocinina (CCK), 28
Colesterol
- HDL, 31
- LDL, 31
Colina, 92, 93
- cloreto de, 93
- livre, 93
- plasmática, 93
- renovação da, 92, 93
- suplementação com, 93
CoQ10 (ubiqüinona), 97, 98
- finalidade, 97
- suplementação com, 97, 98
Creatina, 90-92
- cinase, 91
- efeitos sobre o desempenho, 91, 92
- fosfato de, 8, 91
- - transporte bidirecional do, 91
- função da, 90, 91
- ingestão de, 90, 92
- - efeitos colaterais, 92
- livre, 91
- monoidrato de, 91
- muscular, 91
- síntese, 90
- suplementação com, 92
- total, 91
Cromo, 69, 70
- absorção do, 70
- dietético, 70
- estado do, 69
- fonte, 70
- influência do exercício, 69, 70
- ingestão de, 70
- insulina e, 69, 70
- perda, 69
- picolinato de (Cr-pic), 70
- quantidade dietética recomendada, 69
- suplementação do, 70

D

Dança, 3
- no gelo, 3
Desidratação, 1, 41, 43-45
- celular, 43
- evitar a, 118
- extracelular, 44
- intracelular, 44, 45
Desporto(s)
- aspectos nutricionais dos macronutrientes nos, 5-40
- - carboidratos, 7-20
- - - ingestão, durante o exercício, 13-17
- - - ingestão, em repouso, 17-19
- - - medidas para modulação do glicogênio, 19
- - - reservas de, 7-13
- - gordura, 21-33
- - - oxidação dos ácidos graxos, 25-33
- - - reservas de, 22-25
- - proteína, 34-40
- - - ingestão de, 37-39
- - - reservas de, 34-37
- - - suplementação com, 39
- aspectos nutricionais dos micronutrientes nos, 55-86
- - antioxidantes, induzidos pelo exercício, 81-86
- - - compostos que agem como, 85
- - - defesas, nos sistemas biológicos, 84
- - - definição de, 85
- - - moléculas não-enzimáticas, 84, 85
- - minerais, 57-67
- - - reposição de, 66
- - - reservas, 57
- - - suplementação de, 66
- - oligoelementos, 68-71
- - - estado dos, 68
- - - reposição, 71
- - - suplementação, 71
- - radicais livres, induzidos pelo exercício, 81-86
- - - descrição de, 82
- - - sistemas enzimáticos, 83, 84
- - - sistemas proteináceos não-enzimáticos, 84
- - - no desporto, 85, 86
- - - produção de, 82, 83
- - vitaminas, 72-80
- - - estado das, 72
- - - influência do exercício e, 72-75
- - - restauração, 75-77
- - - suplementação de, 75-77
- - - utilização de, e minerais pelos atletas, 77-79
- ingestão de líquidos durante os, 118-120
- - como beber durante uma competição de futebol, 120
- - composição da bebida
- - - com resultado de disponibilidade rápida, 119
- - - considerada ótima, 118, 119
- - forma correta, 118
- - melhor temperatura, 120
- - momento apropriado, 118
- - mulher precisa beber mais que o homem, 120
- - o que consumir quando a disponibilidade rápida não importa, 119, 120
- - osmolaridade, 119
Diabetes, 32, 69
Diarréia
- cafeína e, 104
- perda de água, 47
- perdas de potássio, 58
Dieta, rica em gordura, 29-32
Difosfato
- de adenosina (ADP), 81
- de uridina (UDP), 121
Difosfoglicerato (DPG), 98
Dimetilxantina, 100
Dissacarídio, 15, 53
Distúrbio alimentar, em atletas, 107-109
- anorexia, 107, 108
- bulimia, 107, 108
- controle do peso
- - comportamento obsessivo, 107
- - hábitos alimentares, 108
- - perda rápida de peso, 108
- métodos patogênicos de controle ponderal, 107
- osteoporose, 107
- tendinites crônicas, 107
Diurético, 107, 108

E

Eletrólito
- extracelular, 45-47

- influência dos exercícios, 44-47
- ingestão de, 47
- intracelular, 44, 45
Energia, dispêndio de
- diariamente, 1, 2
- durante dias de treinamento, 1
- durante eventos atléticos, 1
Energia, metabolismo, 107, 124, 125
Epinefrina, 21
Ergogênica nutricional, 89-106
- aminoácidos, 93-96
- - arginina, 94
- - de cadeia ramificada (AACR), 94-96
- - - suplementação dos, 95
- - glutamina, 96
- - - influência dos exercícios, 96
- - - plasmática, 96
- - - suplementação com, 96
- - ornitina, 94
- - suplementação com, 94
- - triptofano, 94-96
- - - cerebral, 95
- - - plasmático, 95
- - - suplementação de, 95
- aspartato
- - de magnésio, 96
- - de potássio, 96
- - efeito estimulante, 96
- - suplementação, 96
- bicarbonato de sódio, 99
- - angústia gastrintestinal, 99
- - efeito ergogênico, 99
- - função, 99
- - ingestão de, 99
- - suplementação com, 99
- cafeína (CAF), 99-105
- - consumo, 99
- - conteúdo em, 100
- - efeitos, 99
- - - balanço hídrico, sobre o, 104
- - - colaterais da, 104, 105
- - - desempenho de *endurance*, sobre o, 102, 103
- - - ergogênico, 100-102
- - - sistema nervoso central, sobre o, 101, 102
- - - viciantes, 102, 103
- - eventos
- - - de alta velocidade, 103
- - - de força e de potência, 103
- - momento apropriado para ingestão, 103, 104
- - níveis de detecção da, 104
- colina, 92, 93
- - cloreto de, 93
- - livre, 93
- - plasmática, 93
- - renovação (*turnover*) da, 92, 93
- - suplementação com, 93
- CoQ10 (ubiqüinona), 97, 98
- - finalidade, 97
- - suplementação com, 97, 98
- creatina, 90-92
- - cinase, 91
- - efeitos sobre o desempenho, 91, 92
- - fosfato de, 8, 91
- - - transporte bidirecional do, 91
- - função da, 90, 91
- - ingestão de, 90, 92
- - - efeitos colaterais, 92
- - livre, 91
- - monoidrato de, 91
- - muscular, 91
- - síntese, 90
- - suplementação com, 92
- - total, 91
- inosina, 98
- - efeitos, 98
- - função, 98
- L-carnitina, 96, 97
- - biodisponibilidade da, 97
- - conteúdo de, 97
- - oral, 97
- - suplementação com, 97
- lecitina, 92, 93
- - absorção, 93
- - suplementação com, 93
- pólen de abelha, 98
- - efeito ergogênico, 98
- ribose, 70, 89
- - absorção, 89
- - concentrações suprafisiológicas, 89
- - ingestão, 90
- - oral, 90
- - suplementação com, 90
- - transporte, 89
- sais de fosfato, 98, 99
- - efeitos sobre o atleta, 98, 99
- - ingestão diária, 99
- - suplementação com, 98, 99
Espaguete, 116
Esterificação, 122, 123
Estresse
- hormônios do, 121, 122
- metabólico oxidativo, 83
- termogênico, 47
Estrogênio, 61
Exaustão, 1, 3
- induzida pelo calor, 1
Exercício(s)
- nutrição antes do, 110-112
- - diretrizes nutricionais pré-competição, 111, 112
- - quantidade necessária de carboidrato, 110, 111
- - refeições pré-competição, 111
- - sobrecarga com glicogênio, 110
- nutrição após o, 114-117
- - considerações práticas, 117
- - diretrizes nutricionais, 117
- - momento da ingestão de carboidrato, 115-117
- - quantidade de carboidrato ingerido, 114
- - tipo de carboidratos, 114, 115
- nutrição durante o, 112-114
- - bebidas para os desportos, 112, 113
- - diretrizes para a nutrição, 113, 114
- - sugestões sobre bananas, 114

F

Fadiga
- amônia e, 96
- central, 1, 7
- glicogênio e, 7
Farinha de aveia, 116
- biscoitos de, 116
Favas, 115
Fenol, 84, 85
Ferritina, 63
Ferro, 63-65
- absorção, vitamina C e, 63
- anemia, 63
- armazenamento, 63
- estado do, 63
- fontes de, 63
- influência de exercício, 63
- ingestão de, 63-65
- perdas de, 63
- quantidade dietética recomendada, 60
- vitamina C e, 63
Ferro-heme, 63
Fibra(s) dietética(s)
- efeitos sobre a absorção do zinco, 66
- efeitos sobre o esvaziamento gástrico, 14
Fisiculturismo, 3
- suplementação para, 105, 106
Fitato, 66
Flavóide, 84
Flocos de milho, 115
Folato, 74
Fosfatidilcolina purificada (v. Lecitina)
Fosfato, 62, 63
- absorção de, 62
- cálcio e, 62
- fontes de, 62
- influência do exercício, 62
- ingestão de, 62, 63
- perdas de, 62
- sais de, 98, 99
- - efeitos sobre o atleta, 98, 99
- - ingestão diária, 99
- - suplementação com, 98, 99
Fosfocreatina, 89
Fosfodiesterase, 28
Fosfolipídio, 92
Fósforo
- excreção de, 62
- fontes de, 62
- influência do exercício, 98, 99
- quantidade dietética recomendada, 60, 62
Fosforribosil-pirofosfato, 89
Frutose, 16, 116
Futebol, 92

G

Galactose, 17, 112
Gástrico, esvaziamento
- efeitos das fibras dietéticas sobre o, 14
- ritmo de, após a ingestão de solução isotônica, 48
Ginástica, 3
- rítmica, 3
Glicerol, 122
Glicina, 90
Glicogênio
- depleção de, 10-13
- duração do exercício, 10, 11
- estado de treinamento, 11-13
- fosforilase, 121
- hepático, 1, 7
- influência do exercício, 7-9
- intensidade do exercício, 10, 11
- metabolismo do, 121, 122
- modulação do, medidas para, 19
- muscular, 1, 8-10, 121
- - depleção, 110
- quantidade armazenada, 7, 8
- reserva de, 7-13
- síntese de, 7
- sintetase, 121
- sobrecarga, 110
Gliconeogênese, 7, 10, 122
Glicose, 15, 84
- armazenamento da, 121
- metabolismo da, 121, 122
Glicose-1-fosfato, 121
Glucagon, 121
Glutamina, 96
- influência dos exercícios, 96
- plasmática, 96
- suplementação com, 96
Glutationa (GSH), 83, 84
- peroxidase, 83, 84
- redutase, 83, 84
- S-transferase (GST), 83
- transferase, 84
Gordura, 21-33
- como combustível para o músculo, 23
- conteúdo corporal de, 22
- dieta rica em, 29-32
- emulsões de, 27, 28
- gotículas de, 25
- influência do exercício, 24
- infusões de, 27, 28

- ingestão de, 32, 33
- intramuscular, 23, 25
- liberação durante exercício muscular, 23
- mobilização da, 21, 24
- oral, 27, 28
- relação gordura-carboidrato, 29
- reservas de, 22-25
- tecido adiposo subcutâneo, 22
- transporte da, 21, 24
- utilização da, 24, 33

H

Haptoglobina, 84
HDL, colesterol, 31
Hélio, técnica de diluição do, 22
Hemoconcentração, 21
- secundária, 44
Hemoglobina, 63
Hemopexina, 84
Hemossiderina, 63
Hexoquinase, 16
Hidroperóxido, 82
3-Hidroxiacil-CoA desidrogenase, 26
Hidroxila, 82
Hipertônica, 44
- perfusão, 51
- solução, 53, 119
Hipoglicemia, 1, 7
- de rebote, 15
Hiponatremia, 46, 47
Hipotônica
- bebida, 53
- perfusão, 51
- solução, 119
Hipoxantina, 85, 89
Homeostasia hidreletrolítica, regulação, 45
Hóquei, no gelo, 92
Hormônio do crescimento humano, 94

I

Índice glicêmico, 17-19
Indol, 84, 85
Ingesta energética, 2, 3
Ingestão de líquido, durante os desportos, 118-120
- como beber durante uma competição de futebol, 120
- composição da bebida
- - com resultado de disponibilidade rápida, 119
- - considerada ótima, 118, 119
- forma correta, 118
- melhor temperatura, 120
- momento apropriado, 118
- mulher precisa beber mais que o homem, 120
- o que consumir quando a disponibilidade rápida não importa, 119, 120
- osmolaridade, 119
Inosina, 98
- efeitos, 98
- função, 98
- monofosfato (IMP), 89
Insônia, 103, 105
Insulina, 15, 23, 70
- carboidrato-energia, 69
- cromo e, 69, 70
- níveis sangüíneos, 15
Interstício, 43-45
Intestinal, motilidade, 104, 105
Intracelular
- ácido lático, 44
- compartimento, 43
- líquido, 44, 45
- potássio, 57
Iogurte
- com frutas, 116
- simples, 116
Isoleucina, 35
Isotônica, 48
- perfusão, 51
Isquemia, 70, 83
- do miocárdio, 89, 90
- intestinal, 83

J

Jejum, 23, 107, 108
Jóqueis, 3
Judô, 3

K

Kreb, ciclo de (v. Ciclo do ácido cítrico)

L

Laranja, 116
Lático, ácido, (lactato), 24, 45
- intracelular, 44
- produção, 99
Laxativo, 107, 108
L-carnitina, 24, 26, 28, 29, 96, 97
- biodisponibilidade da, 97
- conteúdo de, 97
- oral, 97
- suplementação com, 97
LDL, colesterol, 31
Lecitina, 92, 93
- absorção, 93
- suplementação com, 93
Leite
- desnatado, 116
- integral, 116
- proteína do, 39
- - hidrolisados da, 39
Lentilha, 116
Leucina, 35
Licopeno, 84, 85
Lipase, 23
Lipólise, 23
Lipoproteína
- de densidade baixa (VLDL), 23
- lipase (LPL), 23
Líquido(s)
- corporal, conteúdo de minerais, 46
- extracelular, 45-47
- homeostasia dos, 43, 45, 52
- influência do exercício, 44-47
- ingestão diária, 46, 47
- ingestão durante os desportos, 118-120
- - como beber durante uma competição de futebol, 120
- - composição da bebida
- - - com resultado de disponibilidade rápida, 119
- - - considerada ótima, 118, 119
- - forma correta, 118
- - melhor temperatura, 120
- - momento apropriado, 118
- - mulher precisa beber mais que o homem, 120
- - o que consumir quando a disponibilidade rápida não importa, 119, 120
- - osmolaridade, 119
- intracelular, 44, 45
- perda de, 44-46
- reservas de, 43, 47
- retenção de, 44
Lutas, 3
Luteína, 84

M

Maçã, 116
- molho de, 116
Macarrão, 116
Macronutriente(s), aspecto(s) nutricional(ais) do(s), 5-40
- carboidratos, 7-20
- - ciclo do ácido cítrico e, 10
- - desjejum pré-jogo, 15
- - fontes de, 14, 15
- - ingestão de
- - - durante o exercício, 13-17
- - - em repouso, 17-19
- - liberado durante exercício muscular, 7-13
- - medidas para modulação do glicogênio, 19
- - momento da ingestão de, 115-117
- - oral, 13
- - oxidação do, durante o exercício, 15
- - quantidade ingerida após o exercício, 114
- - quantidade necessária antes do exercício, 110, 111
- - relação gordura-carboidrato, 29
- - reservas de, 7-13
- - tipos de, 114-116
- - utilização de, 13, 14, 21
- gordura, 21-33
- - como combustível para o músculo, 23
- - conteúdo corporal de, 22
- - dieta rica em, 29-32
- - emulsões de, 27, 28
- - gotículas de, 25
- - influência do exercício, 24
- - infusões de, 27, 28
- - ingestão de, 32, 33
- - intramuscular, 23, 25
- - liberação durante exercício muscular, 23
- - mobilização da, 21, 24
- - oral, 27, 28
- - relação gordura-carboidrato, 29
- - reservas de, 22-25
- - tecido adiposo subcutâneo, 22
- - transporte da, 21, 24
- - utilização da, 24, 33
- proteína, 34-40, 123-125
- - da soja, 37
- - do leite, 39
- - do soro do leite, 39
- - fixadora
- - - do retinol, 34
- - - dos ácidos graxos (PFAG), 25
- - fontes de, 39
- - funcional, 123
- - influência do exercício, 35-37
- - ingestão de, 37-39
- - metabolismo da, 124
- - - energético, 124
- - muscular, 35, 36
- - plasmática, 34, 35
- - recomendação diária, 37
- - requisitos para atletas de *endurance*, 39
- - reservas de, 34-37
- - síntese da, 124, 125
- - suplementação com, 39
- - visceral, 36, 37
Magnésio, 58-61
- aspartato, 96
- estado do, 59
- fontes de, 60
- influência do exercício, 59, 60
- ingestão de, 60, 61
- perda através do suor, 59
- quantidade dietética recomendada, 60
- recuperação, 60
Maltodextrina, 15, 17, 115
Maltose, 15, 115
Maratona, corredor(es) de
- ação dos radicais livres nos, 85, 86
- dispêndio de energia, 1
- ingestão de cafeína, 103
Megadose, de vitaminas, 73, 76
Mel, 115

Melado, 115
Membrana
- permeabilidade da, 43
- plasticidade, 32
Menopausa, 62
Metabolismo e ergogênica nutricional, 89-106
- aminoácidos, 93-96
- - arginina, 94
- - de cadeia ramificada (AACR), 94-96
- - - suplementação dos, 95
- - glutamina, 96
- - - influência dos exercícios, 96
- - - plasmática, 96
- - - suplementação com, 96
- - ornitina, 94
- - suplementação com, 94
- - triptofano, 94-96
- - - cerebral, 95
- - - plasmático, 95
- - - suplementação de, 95
- aspartato
- - de magnésio, 96
- - de potássio, 96
- - efeito estimulante, 96
- - suplementação, 96
- bicarbonato de sódio, 99
- - angústia gastrintestinal, 99
- - efeito ergogênico, 99
- - função, 99
- - ingestão de, 99
- - suplementação com, 99
- cafeína (CAF), 99-105
- - consumo, 99
- - conteúdo em, 100
- - efeitos, 99
- - - balanço hídrico, sobre o, 104
- - - colaterais da, 104, 105
- - - desempenho de *endurance*, sobre o, 102, 103
- - - ergogênico, 100-102
- - - sistema nervoso central, sobre o, 101, 102
- - - viciantes, 102, 103
- - eventos
- - - de alta velocidade, 103
- - - de força e de potência, 103
- - momento apropriado para ingestão, 103, 104
- - níveis de detecção da, 104
- CoQ10 (ubiqüinona), 97, 98
- - finalidade, 97
- - suplementação com, 97, 98
- creatina, 90-92
- - cinase, 91
- - efeitos sobre o desempenho, 91, 92
- - fosfato de, 8, 91
- - - transporte bidirecional do, 91
- - função da, 90, 91
- - ingestão de, 90, 92
- - - efeitos colaterais, 92
- - livre, 91
- - monoidrato de, 91
- - muscular, 91
- - síntese, 90
- - suplementação com, 92
- - total, 91
- inosina, 98
- - efeitos, 98
- - função, 98
- L-carnitina, 96, 97
- - biodisponibilidade da, 97
- - conteúdo de, 97
- - oral, 97
- - suplementação com, 97
- colina, 92, 93
- - cloreto de, 93
- - livre, 93
- - plasmática, 93
- - renovação (*turnover*) da, 92, 93
- - suplementação com, 93
- lecitina, 92, 93
- - absorção, 93
- - suplementação com, 93
- pólen de abelha, 98
- - efeito ergogênico, 98
- ribose, 70, 89
- - absorção, 89
- - concentrações suprafisiológicas, 89
- - ingestão, 90
- - oral, 90
- - suplementação com, 90
- - transporte, 89
- sais de fosfato, 98, 99
- - efeitos sobre o atleta, 98, 99
- - ingestão diária, 99
- - suplementação com, 98, 99
Metabolismo energético, 107, 124, 125
Metionina, 90
Micronutriente(s), aspecto(s) nutricional(ais) do(s), 55-86
- antioxidantes, induzidos pelo exercício, 81-86
- - compostos que agem como, 85
- - defesas, nos sistemas biológicos, 84
- - definição de, 85
- - moléculas não-enzimáticas, 84, 85
- minerais, 57-67
- - reposição de, 66
- - reservas, 57
- - suplementação de, 66
- oligoelementos, 68-71
- - estado dos, 68
- - reposição, 71
- - suplementação, 71
- radicais livres, induzidos pelo exercício, 81-86
- - descrição de, 82
- - sistemas enzimáticos, 83, 84
- - sistemas proteináceos não-enzimáticos, 84
- - no desporto, 85, 86
- - produção de, 82, 83
- vitaminas, 72-80
- - estado das, 72
- - influência do exercício e, 72-75
- - restauração, 75-77
- - suplementação de, 75-77
- - utilização de, e minerais pelos atletas, 77-79
Milho
- flocos de, 115
- verde, 115
Mineral(ais), 57-67
- cálcio, 60-62
- - absorção, 60
- - excreção urinária, 61
- - fontes de, 61
- - fosfato e, 62
- - influência do exercício, 61
- - ingestão de, 61, 62
- - na mulher, 60, 61
- - no homem, 60
- - perdas através do suor, 61
- - plasmático, 60, 61
- - quantidade dietética recomendada, 60, 62
- - renovação óssea, 60, 61
- - secreção, 60
- ferro, 63, 64
- - absorção, vitamina C e, 63
- - anemia, 63
- - armazenamento, 63
- - estado do, 63
- - fontes de, 63
- - influência de exercício, 63
- - ingestão de, 63-65
- - perdas de, 63
- - quantidade dietética recomendada, 60
- - vitamina C e, 63
- fosfato, 62, 63
- - absorção de, 62
- - cálcio e, 62
- - fontes de, 62
- - influência do exercício, 62
- - ingestão de, 62, 63
- - perdas de, 62
- magnésio, 58-61
- - aspartato, 96
- - estado do, 59
- - fontes de, 60
- - influência do exercício, 59, 60
- - ingestão de, 60, 61
- - perda através do suor, 59
- - quantidade dietética recomendada, 60
- - recuperação, 60
- potássio, 57, 58
- - aspartato, 96
- - demanda diária mínima recomendada, 47, 58
- - em homeostasia do líquido, 45, 58
- - fontes de, 58
- - influência do exercício, 58
- - ingestão de, 58
- - intracelular, 57
- - perdas de, 58
- reposição de, 66
- reservas, 57-66
- suplementação de, 66
- zinco, 64-66
- - absorção, 66
- - estado do, 64
- - fontes de, 66
- - influência do exercício, 64-66
- - ingestão de, 65, 66
- - perda, 64
- - quantidade dietética recomendada, 60
- - sérico, 64, 65
Mioglobina, 63
Mitocôndria(s)
- atividade enzimática nas, 83
- membrana, 23, 29
- produção de energia oxidativa, 91
Monossacarídio, 15
Mulher(es)
- ingestão
- - de cálcio, 60, 61
- - de ferro, 79
- - de mineral, 79
- - de proteína, 37
- osteoporose atlética em, 107
- uso de vitaminas por, 79
Multivitaminas, 79
Músculo(s)
- captação dos ácidos graxos pelo, 23
- conteúdo de gordura no, 23-25
- conteúdo de mineral 57-60
- contração do, papel do cálcio, 61
- desconforto do, 70
- fibras do, 86
- fraqueza do, 70
- glicogênio, 8-10
- gordura como combustível para o, 23
- hipertrofia, 34, 123
- processo inflamatório, 86
- proteína, 35, 36

N

Não-esterificado, ácido graxo (NEFA), 122
Neurotransmissor, 35, 92
Niacina, 73
Nicotínico, ácido, 28
Nitrogênio
- balanceado, proteína e, 34
- perda de, durante exercício, 35, 36
Noradrenalina (norepinefrina), 21, 23
Nozes, misturas de, 115
Nuggets de farelo de trigo, 116
Nutrição
- antes do exercício, 110-112

- - diretrizes nutricionais pré-competição, 111, 112
- - quantidade necessária de carboidrato, 110, 111
- - refeições pré-competição, 111
- - sobrecarga com glicogênio, 110
- após o exercício, 114-117
- - considerações práticas, 117
- - diretrizes nutricionais, 117
- - momento da ingestão de carboidrato, 115-117
- - quantidade de carboidrato ingerido, 114
- - tipos de carboidratos, 114, 115
- durante o exercício, 112-114
- - bebidas para os desportos, 112, 113
- - diretrizes para a nutrição, 113, 114
- - sugestões sobre bananas, 114
Nutricional(ais), aspecto(s)
- dos macronutrientes, 5-40
- - carboidratos, 7-20
- - - ingestão, durante o exercício, 13-17
- - - ingestão, em repouso, 17-19
- - - medidas para modulação do glicogênio, 19
- - - reservas de, 7-13
- - gordura, 21-33
- - - oxidação dos ácidos graxos, 25-33
- - - reservas de, 22-25
- - proteína, 34-40
- - - ingestão de, 37-39
- - - reservas de, 34-37
- - - suplementação com, 39
- dos micronutrientes, 55-86
- - antioxidantes, induzidos pelo exercício, 81-86
- - - compostos que agem como, 85
- - - defesas, nos sistemas biológicos, 84
- - - definição de, 85
- - - moléculas não-enzimáticas, 84, 85
- - minerais, 57-67
- - - reposição de, 66
- - - reservas, 57
- - - suplementação de, 66
- - oligoelementos, 68-71
- - - estado dos, 68
- - - reposição, 71
- - - suplementação, 71
- - radicais livres, induzidos pelo exercício, 81-86
- - - descrição de, 82
- - - no desporto, 85, 86
- - - produção de, 82, 83
- - - sistemas enzimáticos, 83, 84
- - - sistemas proteináceos não-enzimáticos, 84
- - vitaminas, 72-80
- - - estado das, 72
- - - influência do exercício e, 72-75
- - - restauração, 75-77
- - - suplementação de, 75-77
- - - utilização de, e minerais pelos atletas, 77-79

O

Obsessão, controle de peso, 107
Óleo de peixe, 33
Oligoelemento(s), 68-71
- cobre, 68, 69
- - deficiência, 68
- - estado, 69
- - fonte, 69
- - influência do exercício, 68, 69
- - ingestão de, 69
- - perda, 69
- - quantidade dietética recomendada, 69
- cromo, 69, 70
- - absorção do, 70
- - dietético, 70
- - estado do, 69
- - fonte, 70
- - influência do exercício, 69, 70
- - ingestão de, 70
- - insulina e, 69, 70
- - perda, 69
- - picolinato de (Cr-pic), 70
- - quantidade dietética recomendada, 69
- - suplementação do, 70
- estado dos, 68
- reposição, 71
- selênio, 70, 71
- - déficits de, 70
- - fonte, 71
- - influência do exercício, 70, 71
- - ingestão de, 71
- - perda, 71
- - quantidade dietética recomendada, 69
- suplementação, 71
Ômega-3, ácidos graxos, 31-33
Organossulfurosos, compostos, 85
"Orgias alimentares", 107
Ornitina, 94
Osmolalidade, 43, 50
- de bebidas, 53
Osmolaridade, 119
Osmose, 43
Osso
- cálcio no, 60, 61
- teor de mineral, 57
- vitamina K no, 75
Osteoporose, 75
- atlética, 61, 107
Oxigênio
- capacidade de transporte, 63
- consumo de, 85
- consumo máximo
- - com aumento na intensidade do exercício, 11, 12
- - ingestão de ácidos graxos ômega-3 e, 32, 33
- - $VO_{2máx}$ (captação máxima de oxigênio), 11
- radicais livres, 82, 83
Ozônio, 86

P

Pantotênico, ácido (AP), 73, 74
Pão, 111, 115
- branco, 115
- de centeio, 115
- de farinha integral, 111, 115
Pão-de-ló, 116
Paraxantina, 100
Passas, 115
Pentose, fosfato de, via do, 89
Peptídio, 35
Periodização nutricional, 117
Peroxidase, glutationa, 83
Pêssego, 116
Picolinato de cromo (Cr-pic), 70
Piridoxina, 73
Piruvato, 36
Plasmática(o)
- aminoácidos, 34, 35
- cálcio, 60, 61
- colina, 93
- glutamina, 96
- proteínas, 34, 35
Pólen de abelha, 98
- efeito ergogênico, 98
Poliinsaturados, ácidos graxos, 31-33
Polímeros de glicose, 15, 121
Potássio, 57, 58
- aspartato, 96
- demanda diária mínima recomendada, 47, 58
- em homeostasia do líquido, 45, 58
- fontes de, 58
- influência do exercício, 58
- ingestão de, 58
- intracelular, 57
- perdas de, 58
Produtos alimentares, regulamentação, 3, 4
Proteína, 34-40, 123-125 (v.tb. Aminoácidos)
- da soja, 37
- do leite, 39
- do soro do leite, 39
- fixadora
- - do retinol, 34
- - dos ácidos graxos (PFAG), 25
- fontes de, 39
- funcional, 123
- influência do exercício, 35-37
- ingestão de, 37-39
- metabolismo da, 124
- - energético, 124
- muscular, 35, 36
- plasmática, 34, 35
- recomendação diária, 37
- requisitos para atletas de *endurance*, 39
- reservas de, 34-37
- síntese da, 124, 125
- suplementação com, 39
- visceral, 36, 37
Protoporfirina, 63
Provitamina A (β-caroteno), 85
Pseudoanemia, 63
Purina, 39

Q

Q10, vitamina, 83-85
Quilomícrons, 23

R

Radical(ais) livre(s)
- descrição de, 82
- espécies reativas de oxigênio, 82
- induzidos pelo exercício, 81-86
- mecanismos de formação dos, 83
- no desporto, 85, 86
- pequenas moléculas não-enzimáticas, 84, 85
- produção de, 82, 83
- sistemas enzimáticos, 83, 84
- - co-fatores antioxidantes, 83, 84
- sistemas proteináceos não-enzimáticos, 84
R-dioxil, 82
Reação em cadeia, dos radicais livres, 82
Redox, 83
Refluxo ácido-gástrico, 104
Refosforilação, 91
Reidratação, soluções para, 47-53
- bebida(s), 52, 53
- - aromatizada, 52
- - "desportivas" energizantes, 53
- - hipertônica, 53
- - hipotônica, 53
- - isotônica, 53
- - "para desenhista", 53
- - para reidratação, 53
- ingestão de, 48
- oral, 50
- ritmo de esvaziamento gástrico, 48
Remo, 3
Retinol, 34
Riboflavina, 72, 73
Ribose, 89, 70
- absorção, 89
- concentrações suprafisiológicas, 89
- ingestão, 90
- oral, 90
- suplementação com, 90
- transporte, 89
R-il, 82
Risco das perdas, de suor, 1
R-oxila, 82
R-peroxil, 82
Rúgbi, 92

S

Sacarose, 15, 115
Saltos com esqui, 5
Sarcolema, 26
Selênio, 70, 71
- déficits de, 70
- fonte, 71
- influência do exercício, 70, 71
- ingestão de, 71
- perda, 71
- quantidade dietética recomendada, 69
Serotonina (5-hidroxitriptamina)
- cerebral, 95
- formação de, 94
Sistema(s)
- enzimáticos, 83, 84
- - catalase, 83
- - co-fatores antioxidantes, 83, 84
- - superóxido dismutase (SOD), 83
- - tióis, 83
- nervoso central, 101, 102
- proteináceos não-enzimáticos, 84
- - albumina, 84
- - ceruloplasmina, 84
- - haptoglobina, 84
- - hemopexina, 84
- - transferrina, 84
Sódio
- bicarbonato de, 99
- - angústia gastrintestinal, 99
- - efeito ergogênico, 99
- - função, 99
- - ingestão de, 99
- - suplementação com, 99
- citrato de, 99
- em homeostasia do líquido, 45
- em solução de reidratação, 50
Soluções para reidratação, 47-53
- bebida(s), 52, 53
- - aromatizada, 52
- - "desportivas" energizantes, 53
- - hipertônica, 53
- - hipotônica, 53
- - isotônica, 53
- - "para desenhista", 53
- - para reidratação, 53
- ingestão de, 48
- oral, 50
- ritmo de esvaziamento gástrico, 48
Soja, proteína de, 37
Sopa de tomates, 116
Sorvete, 116
Suor
- concentração dos eletrólitos no, 46
- conteúdo de eletrólitos no, 46
- cromo no, 69
- perda
- - de água através do, 44
- - de cálcio, 61
- - de cobre através de, 69
- - de cromo no, 69
- - de eletrólitos, 1
- - de ferro através de, 63
- - de magnésio, 59
- - de potássio através de, 58
- - de selênio através de, 71
- - de vitamina através de, 76
- restauração das perdas, 112
- risco das perdas, 1
Superóxido dismutase, 83

T

Talharim, 116
Tâmaras, 116
Taurina, 84
Tecido adiposo, 22, 122, 123
- subcutâneo, 22
Técnica de diluição do hélio, 22
Tendinite, 107
Teobromina, 100
Teofilina, 100
Testosterona-cortisol, relação, 75
Tiamina, 72
Tiol, 83, 84
"Tour de France"
- dispêndio de energia, 1, 2, 111
- folato no, 74
- ingestão de proteína, 38
- níveis de zinco, 64
Transferrina, 63, 84
Treinamento
- físico, 26
- nutricional, 117
Triacilglicerol, 122, 123
- de cadeias médias (TCM), 26, 27
- metabolismo, 123
Triatlon, 95
Triglicerídio (TG), 22-25, 122, 123
Trimetilxantina (v. Cafeína)
Triptofano, 73, 94-96
- cerebral, 95
- efeito ergogênico, 94
- plasmático, 95
- suplementação de, 95

U

Ubiquinol-10, 84
Ubiqüinona, 84, 97, 98
Ultra-*endurance*, eventos
- ingestão
- - de gordura, 32
- - de líquidos, 47
- suplementação de proteína, 39
Uréia-N, 36
Úrico, ácido, 84
Uridina, difosfato de (UDP), 121
Urina, no zinco, 65
Uvas
- pretas, 116
- verdes, 116

V

Vagem, verde do feijão, 116
Valina, 35
Vásculo, 43, 45
Vegetariano(s)
- ingestão de vitamina, 76
Vitamina(s), 72-80
- A, 75
- - quantidade dietética recomendada, 78
- B_1 (tiamina), 72
- - quantidade dietética recomendada, 72, 78
- - suplementação, 72
- B_2 (riboflavina), 72, 73
- - ingestão diária recomendada, 72
- - suplementação, 73
- B_6 (piridoxina), 73
- - quantidade dietética recomendada, 73, 78
- - suplementação, 73
- B_{12} (cianocobalamina), 73
- - efeito analgésico, 73
- - fonte de, 73
- - quantidade dietética recomendada, 73, 78
- - suplementação, 73
- C (ácido ascórbico), 74, 84, 85
- - quantidade dietética recomendada, 78
- - suplementação, 74
- D, 75
- - quantidade dietética recomendada, 78
- E (α-tocoferol), 74, 75, 84, 85
- - função da, 74
- - quantidade dietética recomendada, 78
- - suplementação, 75
- estado das, 72
- fontes de, 75
- influência do exercício e, 72-75
- ingestão de, 75
- K, 75
- - no osso, 75
- - quantidade dietética recomendada, 78
- megadoses, 76
- quantidades dietéticas recomendadas para, 78
- restauração, 75-77
- suplementação de, 75-77
- utilização de, e minerais pelos atletas, 77-79
Vômito, 107

X

Xantina, 85
Xantina-oxidase (XO), 85

Y

Yoghurt (v. Iogurte)

Z

Zeaxantina, 84
Zinco, 60, 64-66
- absorção, 66
- estado do, 64
- fontes de, 66
- influência do exercício, 64-66
- ingestão de, 65, 66
- perda, 64
- quantidade dietética recomendada, 60
- sérico, 64, 65

Serviços de impressão e acabamento
executados, a partir de arquivos digitais fornecidos,
nas oficinas gráficas da EDITORA SANTUÁRIO
Fone: (0XX12) 3104-2000 - Fax (0XX12) 3104-2016
http://www.redemptor.com.br - Aparecida-SP

1 2 3 4 5 6 7 8 9 10